L'URINE

NORMALE ET PATHOLOGIQUE

LES CALCULS URINAIRES

DU MÊME AUTEUR

TRAITÉ PRATIQUE ET ÉLÉMENTAIRE DE CHIMIE MÉDICALE APPLIQUÉE AUX RECHERCHES CLINIQUES. 1 vol. in-18 de 600 pages, 2ᵉ édition. Paris, 1878.

DE LA FOUDRE, de ses formes, de ses effets sur les hommes, les animaux, les végétaux, les corps bruts. Des moyens de s'en préserver et des paratonnerres. 2 vol. in-8. Paris, 1866. (En collaboration avec M. SESTIER.)

ANNUAIRE PHARMACEUTIQUE, années 1871 1872, 1873, 1874.

ANNUAIRE DE LA PHARMACIE FRANÇAISE ET ÉTRANGÈRE, 1875.

8427-79. — CORBEIL. Typ. et stér. CRÉTE.

L'URINE

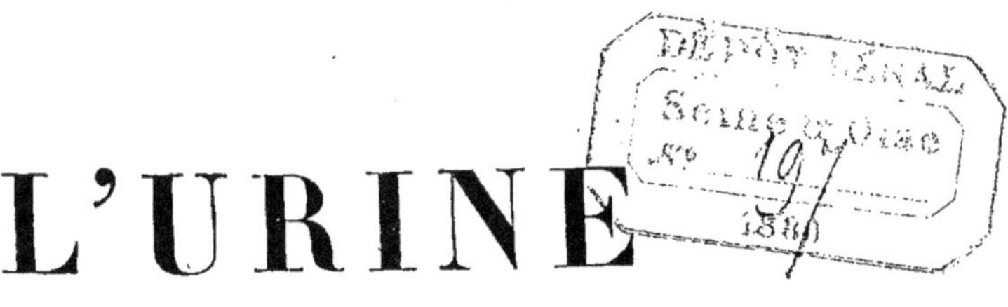

NORMALE ET PATHOLOGIQUE

LES CALCULS URINAIRES

HISTOIRE MÉDICALE

ANALYSE CHIMIQUE

PAR

Le Dr C. MÉHU

PHARMACIEN DE L'HOPITAL NECKER
LICENCIÉ ÈS SCIENCES PHYSIQUES
LAURÉAT DE L'INSTITUT (ACADÉMIE DES SCIENCES)

Avec 74 figures dans le texte.

PARIS

ASSELIN ET Cie, LIBRAIRES DE LA FACULTÉ DE MÉDECINE
PLACE DE L'ÉCOLE-DE-MÉDECINE

—

1880

PRÉFACE

Bien que le chapitre *Urine* de la deuxième édition de mon *Traité de chimie médicale appliquée aux recherches cliniques* occupe près de la moitié de l'ouvrage, je n'y ai guère considéré ce liquide qu'au point de vue de son analyse; aussi des points nombreux de l'histoire de l'urine, pleins d'intérêt pour le médecin, y ont été nécessairement omis.

On m'a conseillé de faire de ce chapitre un traité spécial, sans en étendre le programme bien au delà des besoins de la pathologie.

Le livre que je publie aujourd'hui a été entrepris pour satisfaire à ce désir. Il n'est pas exclusivement un recueil de connaissances chimiques; car il comprend un grand nombre de faits d'observation générale concernant les variations de composition de l'urine dans divers états pathologiques.

J'ai fait imprimer en petits caractères les sujets d'une moindre importance pratique et les extraits de publications récentes contenant des résultats qui n'ont guère été utilisés jusqu'à présent dans la clinique. Des indications bibliographiques rappellent les sources où j'ai puisé ces documents, la plupart empruntés à des recueils étrangers.

Nous sommes encore loin du jour où nous posséderons des moyens d'analyse qui nous permettront de caractériser tous les éléments qui entrent dans la composition de l'urine et d'en déterminer exactement les proportions. J'ai dû faire un choix entre les diverses méthodes mises en pratique, sans condamner celles que j'ai laissées de côté ; aussi je mettrai à profit toutes les observations que l'on voudra bien m'adresser sur les *desiderata* de ce volume.

C. Méhu.

Paris, le 20 décembre 1879.

L'URINE
NORMALE ET PATHOLOGIQUE

GÉNÉRALITÉS

1. L'urine est un produit excrémentitiel séparé du sang par les reins. Elle contient les mêmes éléments minéraux que le sang et des produits azotés provenant de la désassimilation de nos tissus. L'urée en est l'élément le plus abondant et le plus caractéristique.

Ce liquide subit des modifications considérables dans sa composition dans les divers états pathologiques. Tantôt les proportions de ses principes constituants normaux sont simplement altérées, plus souvent aussi à ses éléments normaux viennent s'ajouter des corps nouveaux (chimiques ou organisés) parfois en quantités considérables, qui servent à caractériser certaines affections pathologiques. Le dosage de ces éléments anormaux est d'un précieux secours pour suivre la marche de la maladie.

Depuis un demi-siècle nos connaissances sur l'urine ont beaucoup gagné en étendue et en précision ; il reste encore beaucoup à faire pour rendre d'une application facile autant que rigoureuse les méthodes de recherche et de dosage dont nous disposons aujourd'hui. C'est surtout quand il s'agit d'extraire et de doser les corps que les urines normales ou pathologiques ne renferment qu'en minimes quantités que l'on apprécie toute leur insuffisance.

Parmi *les éléments les plus constants de l'urine normale*, il faut ranger : l'eau, l'urée, l'acide urique, la créatine, la créatinine, les chlorures, les sulfates et les phosphates alcalins, les phosphates de chaux et de magnésie. On trouve en moindre quantité : les acides hippurique, oxalique, oxalurique, sulfocyanique, succinique et azotique en combinaison avec les bases, des sels ammoniacaux, des traces de fer, de silice, d'allantoïne, de matières colorantes, des détritus épithéliaux provenant de la vessie, des uretères, de l'urèthre, enfin des gaz (acide carbonique, azote, oxygène).

Les *substances que l'on rencontre dans les urines pathologiques* sont : l'eau, l'albumine, la fibrine, la glycose, l'inosite, la lactose (?), les éléments du sang et du pus, des matières colorantes (indigotine, indirubine, urobiline, pigments biliaires divers), des matières grasses, la cystine, la xanthine, la leucine, la tyrosine, la cholestérine, les acides biliaires, les poisons minéraux et organiques, les ferments divers, les entozoaires, enfin des détritus organisés provenant des diverses productions pathologiques dont les organes urinaires peuvent devenir le siège.

Ce tableau est loin d'être complet ; il n'est même pas rigoureusement exact, car quelques-uns des éléments pathologiques existent probablement à l'état de traces dans l'urine de l'homme en parfait état de santé, et échappent à l'imperfection de nos moyens de recherche.

La simple altération des proportions des éléments normaux suffit à constituer un état pathologique grave. Dans la polyurie, par exemple, l'eau vient seule s'ajouter aux éléments normaux, et cette apparition de l'eau en grande proportion coïncide avec des phénomènes morbides des plus marqués.

CARACTÈRES GÉNÉRAUX DE L'URINE.

2. Consistance. — La consistance de l'urine normale ne diffère apparemment pas de celle de l'eau. Agitée dans un flacon à demi rempli, l'urine normale donne une mousse à grosses bulles peu persistantes.

L'urine chargée de sang, de pus, d'albumine donne une mousse à bulles plus fines, abondantes et longtemps persistantes. Les urines alcalines, putréfiées, moussent abondamment ; cette mousse peut persister pendant plusieurs heures si le liquide contient en dissolution des matières albumineuses.

Le pus communique aux urines putréfiées une consistance visqueuse, parfois tellement épaisse que le liquide ne peut plus couler goutte à goutte et qu'il s'échappe *en bloc* du vase qui le contient, à la façon du blanc d'œuf.

Je reviendrai sur ce point en traitant des urines chargées de pus.

3. ODEUR. — L'odeur de l'urine d'un individu en bonne santé n'est pas constamment la même ; elle subit des modifications très appréciables avec le changement d'aliments. Diverses odeurs passent dans l'urine ; d'autres fois des substances odorantes communiquent à l'urine une odeur différente de la leur ; c'est ainsi que l'essence de térébenthine, et, d'une façon générale, les produits térébenthinés donnent à l'urine une odeur de violette. Un court séjour dans une salle chargée de vapeurs d'essence de térébenthine produit le même résultat. Une seule asperge donne à l'urine une odeur fétide particulière.

L'urine putréfiée a une odeur fétide repoussante, indépendante de celle de l'ammoniaque qui s'en dégage. Quand le rein ou la vessie contient du pus, des calculs, des produits cancéreux, cette odeur est des plus insupportables si l'urine est devenue putride.

4. TRANSPARENCE. — L'urine d'un homme en parfait état de santé, et surtout d'un jeune homme, est d'une limpidité presque parfaite. Pendant les quelques heures qui suivent la miction, il s'en sépare un léger nuage, formé par les débris épithéliaux des divers points des voies urinaires. C'est à ce léger dépôt que l'on a bien à tort donné le nom de *mucus*. En parlant des sédiments urinaires, j'en ferai un examen complet.

L'urine des vieillards est rarement aussi limpide que celle des jeunes gens ; elle dépose ordinairement une plus grande quantité de détritus épithéliaux.

Pendant son refroidissement et dans les heures suivantes, l'urine dépose aussi des cristaux d'acide urique, d'oxalate de chaux, des matières colorantes.

L'urine est parfois très trouble au moment même de sa sortie de la vessie ; tel est le cas des urines chargées de pus, de matières grasses, de phosphate de chaux, de détritus sanguins et épithéliaux.

L'urine des herbivores est généralement trouble au moment où elle est rendue, elle dépose bientôt du carbonate de chaux et parfois aussi du phosphate bibasique de chaux et de l'oxalate de chaux. On appelle urine *jumenteuse* l'urine trouble des herbivores.

5. DENSITÉ. — Pour apprécier la densité de l'urine, on se sert généralement d'un densimètre de petites dimensions ou *uromètre* indiquant les densités 1,000 à 1,045, portant 45 divisions ou degrés. Ordinairement les deux derniers chiffres de la densité sont seuls indiqués, à cause de la petitesse de l'instrument, et ils ne sont inscrits que tous les cinq ou tous les dix degrés.

Une éprouvette cylindrique ou mieux encore un verre à vin de Champagne ou de forme conique comme celui qui est figuré ci contre (fig. 1) sert à contenir l'urine. Le vase doit être parfaitement propre pour que le liquide en mouille bien les bords. Quand l'aréomètre ou densimètre est plongé dans le liquide, celui-ci ne doit pas s'élever à plus d'un demi-centimètre du bord. Lo liquide doit mouiller le densimètre dont la surface est exactement libre de toute trace de matières grasses. L'uromètre ne doit pas être en contact avec la paroi du verre, ce qui gênerait ses mouvements et fausserait ses indications. La surface du liquide doit être assez grande pour que l'on puisse la considérer comme plane sur une notable partie de son étendue. Elle doit être exempte de mousse ; on l'en débarrassera par absorption avec du papier à filtrer.

Le densimètre doit flotter librement dans la masse liquide. Par un effet de capillarité, le liquide s'élève sur les parois du verre et sur l'uromètre. C'est le niveau plan (a, b de la fig. 1) qu'il faut observer, et la ligne où il coupe l'uromètre est le niveau précis qu'il faut noter. Afin d'être assuré qu'aucune cause n'a gêné l'observation, on imprime au densimètre quelques mouvements de haut en bas, et l'on s'assure, après un repos suffisant, qu'il a bien repris sa position première.

Quand l'urine putride mousse abondamment, le densimètre s'y déplace peu à peu à cause des bulles de gaz nombreuses qui viennent adhérer à sa surface. Il ne faut

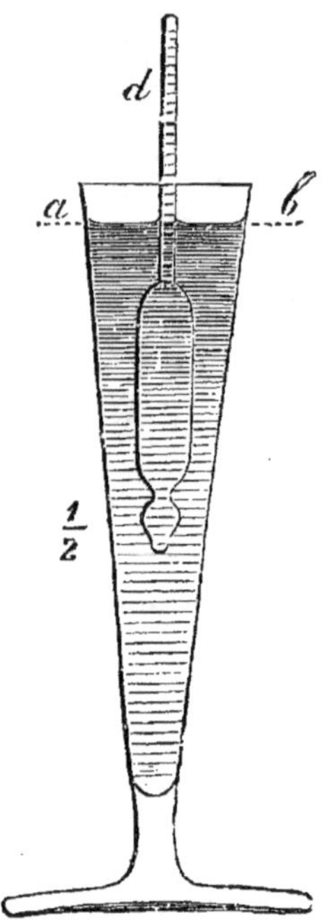

Fig. 1. — Le densimètre et son éprouvette.

donc pas tenir compte des indications d'un uromètre qui a longtemps séjourné dans une urine ; il faut le nettoyer et le remettre dans le liquide récemment agité.

Dans toutes les observations de densités, on notera la température, car une différence de 3 degrés dans la température peut amener une différence d'un degré dans la densité de l'urine normale.

L'urine des polyuriques peut être si peu chargée de matières fixes à 100°, que sa densité s'abaisse à 1,001. Celle des diabétiques très chargée de glycose peut dépasser 1,050. La densité de l'urine normale oscille ordinairement entre 1,014 et 1,028. Mais, pendant l'été principalement, l'urine est rendue en minime quantité (tandis que la sueur abonde à la surface de la peau), et sa densité peut s'élever à 1,035, sans qu'elle contienne de sucre ni aucun autre produit pathologique. Dans ce cas, le poids des sels minéraux anhydres est voisin de 20 grammes par kilogramme d'urine.

6. QUANTITÉ D'URINE. — Un adulte en bonne santé rejette chaque jour 800 à 1,500 grammes d'urine ; ce chiffre varie avec le poids de l'individu, son âge, l'alimentation dont il fait usage, l'exercice auquel il se livre, la température extérieure. Dans l'état de maladie les différences sont bien autrement grandes.

Chez les malades atteints d'affections des voies urinaires, les quantités d'urines rendues chaque jour sont très-variables ; c'est surtout pendant la nuit que ces malades en rendent la plus grande partie.

Chez les polyuriques (diabète non sucré) la quantité d'urine rendue chaque jour peut s'élever à 30 kilogrammes.

On désigne quelquefois sous le nom d'*oligurie* le cas où l'urine est rendue en faible quantité.

La balance donne exactement le poids de l'urine recueillie toutes les vingt-quatre heures. Le plus ordinairement on se contente de mesurer ce liquide dans des vases gradués dont les indications sont d'autant plus inexactes qu'ils sont d'un plus grand diamètre. C'est le matin qu'il convient de faire rendre au malade encore à jeûn les dernières portions de son urine et de les joindre à celles déjà recueillies la veille avant d'opérer cette pesée ou cette mesure. On est parfois trompé sur la quantité d'urine que rend le malade par le malade lui-même, surtout si ce malade ne garde pas le lit d'une façon continue.

7. Détermination approximative de la quantité d'urine rendue par un malade dans l'espace de vingt-quatre heures. — On peut fixer approximativement la quantité d'urine rendue par un malade adulte en déterminant le poids des sels minéraux que contient un kilogramme de son urine. En admettant, ce qui est à peu près exact, qu'une urine normale contienne 10 grammes de sels minéraux anhydres par kilogr. et si l'on ne constate que 2 gr. de sels, on conclura que l'urine est rendue en quantité $\frac{10}{2}$ ou cinq fois plus considérable que dans l'état normal. Si l'on obtient 6 grammes de sels anhydres, le rapport $\frac{10}{6}$ indique qu'il faut multiplier le volume normal de l'urine (1,500 gr.) par le rapport $\frac{10}{6}$. Et ainsi de suite multiplier le poids de 1,500 grammes par le rapport du nombre 10 au poids des sels minéraux constatés par l'analyse. L'urine ne renfermant qu'un gramme de sels par litre correspond alors à 15 litres par jour.

Ce mode d'appréciation est encore bon quand l'urine, très chargée de sels minéraux, est rendue en beaucoup plus faible quantité par jour que dans l'état normal. L'urine d'un malade renferme-t-elle 18 grammes de sels minéraux par kilogramme, le rapport $\frac{10}{18}$ ou $\frac{5}{9}$ indique que la quantité d'urine par jour est $1,500^{gr} \times \frac{5}{9}$ ou 830 grammes environ.

Ce mode d'appréciation n'a pas évidemment une valeur mathématique, car il faudrait tenir compte aussi du poids de la personne; mais je ne saurais trop le recommander pour la pratique courante, car j'en ai vérifié la valeur dans des centaines de cas, aussi bien de polyurie simple que dans ceux de diabète avec ou sans polyurie et dans les affections les plus diverses.

Depuis plusieurs années que mon attention est fixée sur ce sujet, je n'ai rencontré que deux exceptions bien nettes à cette règle. Dans ces deux cas, il s'agissait de dames depuis longtemps albuminuriques, profondément anémiées, dont l'urine contenait jusqu'à 6 grammes d'albumine, des leucocytes et des tubes urinaires nombreux, et qui ne renfermait plus que 3 à 4 grammes de sels minéraux anhydres par kilogramme, bien qu'il n'y eût pas polyurie évidente, et que le poids des sels minéraux eût pu s'élever au double. Cette diminution dans le poids des sels ne s'est d'ailleurs accusée chez l'une des malades que dans les derniers temps de la maladie.

La comparaison des densités des urines conduit à une appréciation de la quantité d'urine des vingt-quatre heures bien moins exacte que celle des sels anhydres.

On a très souvent rapporté la quantité d'urine rendue par vingt-quatre heures ou par heure au nombre de kilogrammes exprimant le poids de l'individu, et l'on est arrivé à reconnaître qu'un kilogramme d'homme adulte rendait dans l'état de santé 1 centimètre cube d'urine par heure environ. A ce compte, un homme de 60 kilogrammes doit rendre 1,440 grammes d'urine par vingt-quatre heures, ce qui est à peu près exact.

8. **Quantité d'eau. — Matières solides. — Incinération.** — Certaines urines contiennent à peine un centième de leur poids de résidu solide (polyurie) et 990 à 998 parties d'eau sur 1,000 ; d'autres urines (diabète sucré) contiennent jusqu'à 125 grammes de résidu sec et même davantage par kilogramme, et seulement 900 à 875 parties d'eau. Dans ces dernières, le résidu solide atteint donc $\frac{1}{8}$ du poids de l'urine brute.

Dans l'état normal, un homme adulte émet une urine qui contient 40 à 65 grammes de résidu sec par kilogramme ; en moyenne 50 grammes.

L'urine du matin est ordinairement plus chargée de matières solides que l'urine du jour, aussi *l'analyse d'une urine doit toujours être faite sur la masse liquide rendue dans l'espace de vingt-quatre heures.*

La densité de l'urine des malades des hôpitaux et des convalescents est généralement plus faible que celle des individus en pleine santé. Il en est de même du poids du résidu sec fourni par un même volume d'urine dans les deux cas. Ce résultat ne doit pas surprendre, quand on considère combien la nature et la quantité des aliments d'une part, l'exercice du corps et les conditions climatériques font varier la composition générale de l'urine. Deux urines de même densité peuvent fournir des résidus secs très différents par leurs poids, suivant que l'une est chargée plus exclusivement de sels minéraux, et l'autre plus riche en matières organiques, urée, sucre, albumine et matières extractives. Les sels minéraux donnent, à poids égal, une densité bien plus élevée que les substances organiques. Il n'est donc pas étonnant que le mode d'alimentation exerce sur la densité de l'urine et sur le poids du résidu sec une immense influence.

Pendant l'été, si le corps est soumis à un exercice violent, et partant à une sudation extraordinaire, la quantité d'urine rendue est faible, et sa densité s'élève par contre à 1,025 et même à 1,035 ; dans ces conditions la miction devient parfois douloureuse, parce que l'urée, l'acide urique et les sels sont en solution plus concentrée. Dans ce cas, le poids du résidu sec est resté sensiblement le même par vingt-quatre heures ; la grande concentration du liquide est son seul caractère spécial ; l'eau qui lui fait défaut a été vaporisée par la transpiration cutanée.

Quand la densité d'une urine s'élève à 1,025 et au delà, on est assez prédisposé à la considérer comme une urine sucrée. Ce qui précède montre déjà qu'il n'en est pas toujours ainsi. La quantité d'urine rendue dans les vingt-quatre heures, le poids du résidu solide dans le même espace de temps, sont de meilleurs éléments de comparaison que la densité. Tel malade rendra, par exemple, en vingt-quatre heures, 6 à 10 litres d'urine sucrée, d'une densité égale à 1,014, tandis qu'un autre diabétique produira le même poids de matières fixes, dans le même temps, avec une urine de densité égale à 1,060.

9. Détermination du poids des matières fixes, organiques et minérales. — Dans une capsule de platine, à fond plat de préférence (fig. 2), pesez 10 grammes environ d'urine, et placez la capsule dans l'étuve à eau bouillante (fig. 3). Chauffez cette étuve sur un bec de gaz ou à l'aide d'une source de chaleur quelconque, de façon à entretenir l'eau en ébullition. Quand le contenu de la capsule sera évaporé, pesez la capsule, et remettez-

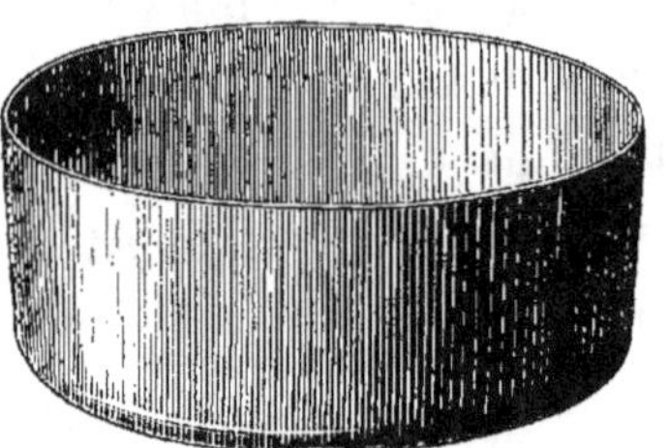

Fig. 2. — Capsule de platine.

la dans l'étuve, jusqu'à ce que par de nouvelles pesées faites à un quart d'heure d'intervalle vous n'observiez plus de diminution sensible de poids. Vous avez eu soin

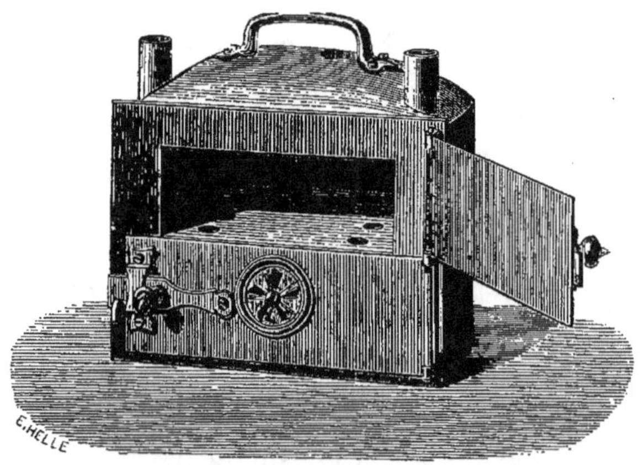

Fig. 3. — Étuve à eau ou à huile.

de noter le poids exact de la capsule pleine de liquide, vous noterez également le poids de la capsule et de son contenu sec. Cela fait, vous pourrez incinérer le contenu de la capsule pour avoir le poids des sels minéraux.

Notez le poids de la capsule après l'incinération, lavez-la à l'eau, puis à l'acide chlorhydrique étendu (pour détacher les phosphates terreux), enfin pesez la capsule bien sèche.

EXEMPLE :

a. La capsule et l'urine pèsent ensemble........ ..	21^{gr},745
b. La capsule et le résidu desséché à 100°........ ...	12 ,672
c. La capsule et les sels minéraux................ ...	12 ,176
d. La capsule seule..........................	12 ,064

D'où l'on tire :

1° Le poids de l'urine $a - d =$	9^{gr},681
2° Le poids des matières fixes $b - d =$...........	0 ,608
3° Le poids des sels anhydres $c - d =$..........	0 ,112

En rapportant par le calcul ces résultats à 1 kilogramme d'urine, on a 62^{gr},8 pour le poids des matières fixes et 11^{gr},57 pour celui des sels minéraux anhydres.

En multipliant ces nombres par la densité (1,027 dans le cas présent), on aura les rendements en matières fixes et en sels d'un litre d'urine.

Pour obtenir des résultats d'une suffisante exactitude plusieurs précautions sont nécessaires.

L'emploi d'une capsule à fond plat a pour objet de donner à la capsule la plus grande surface de contact possible avec le plancher de l'étuve de cuivre, par conséquent d'obtenir la plus grande surface de chauffe possible et de rendre l'évaporation rapide. Le résidu de l'évaporation garde constamment dans ces capsules une épaisseur constante, il est également desséché sur tous ses points. Pendant l'incinération, la cendre est répartie également et le grillage en est plus rapide et plus complet. D'autre part, ces capsules à fond plat ne sont pas sujettes à vaciller, à se renverser même, comme les capsules à fonds sphériques.

Il faut peser les capsules (après l'évaporation et après l'incinération) quand elles sont absolument refroidies, ce qui n'exige qu'un temps assez court. Pendant cet espace de temps, il faut les tenir couvertes avec un petit disque de platine ou d'argent, pour prévenir l'absorption de l'humidité par le résidu de l'évaporation ou de l'incinération. La pesée d'une capsule chaude est difficile et inexacte ; le poids est d'abord trop faible (à cause des courants d'air déterminés par le corps chaud sur le plateau de la balance), il augmente jusqu'au complet refroidissement de la capsule.

Pour éviter que la capsule n'absorbe de l'humidité pendant son refroidissement, on peut la mettre sous une cloche de verre, dans une atmosphère desséchée par de l'acide sulfurique concentré, ou plus simplement dans un bocal aux deux tiers rempli de chaux caustique et que l'on ferme avec un disque de verre. Dans la pratique courante un simple disque de métal ou un verre de montre suffit ; car le refroidissement d'une capsule mince n'exige que quelques minutes.

L'emploi d'une balance de précision pouvant peser 100 grammes avec une approximation d'un milligramme est nécessaire à qui veut obtenir des résultats satisfaisants.

Les vases d'argent, de porcelaine, peuvent servir au dosage des matières fixes, mais, à capacités égales, ils sont plus lourds que ceux de platine, ils se refroidissent plus lentement, il est plus difficile de les chauffer à une haute température.

L'emploi de l'étuve à eau bouillante a aussi pour effet d'éviter l'ébullition du liquide et les projections de parcelles liquides qui en sont la conséquence inévitable et qui affaibliraient le poids des matières fixes. Quand cette étuve est chauffée au gaz, on peut régler l'écoulement du gaz et maintenir indéfiniment une ébullition régulière, à la condition de remplacer de temps en temps l'eau évaporée, de préférence avec de l'eau chaude. Pendant l'évaporation à l'étuve, on n'a point à redouter une surcharge produite par les poussières atmosphériques.

Le poids de l'urine à employer ne saurait être constant. En général, j'opère sur 10 à 12 grammes d'urine de densité normale ; on obtient aussi de bons résultats avec une quantité un peu plus faible, 8 grammes par exemple. Quand l'urine est de faible densité (1,010, par exemple), je trouve préférable d'opérer sur au moins 12 grammes. Si la densité s'abaisse à 1,005 et au-dessous j'opère sur 20 à 50 grammes, en faisant usage de capsules de platine mince, à fond plat et d'assez grand diamètre. Plus la densité de l'urine s'élève au-dessus de la moyenne, plus le volume de l'urine peut être réduit.

10. Malgré la plus rigide observation de ces précautions, le résidu de l'évaporation de l'urine à la température de 100° ne représente pas exactement le poids réel des matières fixes. A cette température déjà élevée les éléments de l'urine réagissent les uns sur les autres, et l'urée tout particulièrement disparaît en partie à l'état de carbonate d'ammoniaque. La perte est d'autant plus notable que le résidu sec a été laissé plus longtemps dans l'étuve ; elle est surtout considérable avec les urines sucrées. Des expériences nombreuses m'ont démontré que l'on pouvait perdre jusqu'au tiers du poids de l'urée des urines sucrées ; de là aussi la difficulté de fixer le poids du résidu sec des urines des diabétiques puisqu'il

varie presque indéfiniment. Je reviendrai plus en détail sur ce cas particulier, en indiquant le moyen de réparer l'erreur.

Quand l'urine est putréfiée et qu'une partie de son urée s'est transformée en carbonate d'ammoniaque, ce sel disparaît entièrement volatilisé, soit que l'on effectue l'évaporation à l'étuve à eau bouillante, soit qu'on l'obtienne à l'aide du vide sec.

Pour obtenir plus rigoureusement le poids du résidu sec laissé par un poids donné d'urine, il faut dessécher l'urine à la température ordinaire, dans le vide sec.

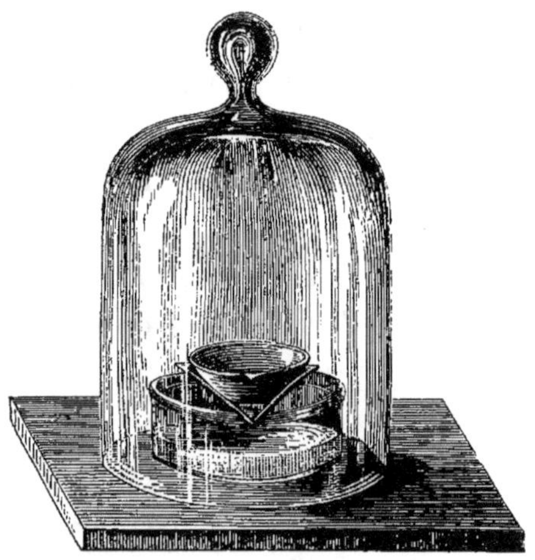

Fig. 4. — Dessiccateur à acide sulfurique.

A défaut d'un appareil à faire le vide, on peut se servir d'une cloche de verre sous laquelle on absorbe l'humidité en y plaçant un vase à large surface rempli d'acide sulfurique.

Le liquide est placé dans le vase à surface plate posé

sur le triangle, lui-même appuyé sur les bords du vase à acide sulfurique. Peu à peu l'eau se volatilise et est absorbée par l'acide. Finalement on note le poids du résidu sec. Pour que l'appareil fonctionne bien, la cloche doit avoir ses bords rodés et bien graissés avec du suif, afin que l'air ne puisse pénétrer entre la plaque de verre ou de marbre et la cloche.

11. Pendant un assez long temps j'ai comparé le poids du résidu sec laissé par 1 kilogramme d'urine chez les albuminuriques, les ictériques, les diabétiques, les polyuriques, les convalescents, les individus en bonne santé, sans trouver un rapport constant entre la densité de l'urine et le poids des matières fixes.

Quand un individu vit dans des conditions hygiéniques à peu près constantes, il est possible de fixer à très peu près le poids des matériaux secs par litre de son urine, connaissant la densité ; quelques jours de dosages réguliers par la balance indiquent le rapport qui existe entre la densité et le poids des matières fixes.

Il ne faut donc pas compter obtenir le poids exact du résidu sec d'une urine en multipliant les deux derniers chiffres de sa densité par un coefficient constant. On a indiqué les coefficients 2 — 2,33 — 2,2. Étant donnée une urine de densité 1,019, par exemple, on aurait 38 gr. — 44^{gr},27 — 41^{gr},8 pour le poids du résidu sec suivant que l'on prendrait successivement chacun de ces coefficients. Le coefficient 2,33 exprime assez bien le rapport du poids des éléments fixes à celui de la densité représentée par les deux dernières décimales, *chez un adulte en bonne santé*, pour une température d'environ 15 degrés.

Le dosage des matières fixes (à 100°) de l'urine est tout particulièrement influencé par la glycose. J'examinerai ce point en traitant des urines sucrées.

12. Incinération. — Pour déterminer le poids des sels minéraux fixes, il faut dessécher exactement un poids déterminé d'urine dans une capsule de platine, puis laisser la capsule sur la lampe à alcool jusqu'à ce que les dernières traces de charbon aient disparu. La dessiccation imparfaite du résidu de l'évaporation occasionnerait au commencement de l'incinération des projections de matières, d'où résulterait un abaissement marqué du poids des sels fixes.

La quantité d'urine à employer est celle que j'ai indiquée pour le dosage des matières fixes ; habituellement on fait successivement ces deux opérations sur le même liquide.

Au commencement de l'opération il se dégage de la capsule des produits imparfaitement brûlés d'une odeur caractéristique d'urine surchauffée ; ces produits d'odeur infecte sont des plus incommodes pour l'opérateur et pour le voisinage. J'obvie à cet inconvénient de la façon suivante :

Je fonds tout d'abord un fragment d'acide stéarique pur (ne laissant pas de cendres) dans la capsule qui contient le résidu à incinérer, puis je place la capsule sur la lampe. L'acide gras se volatilise et s'enflamme, l'urine se carbonise en même temps que les produits de sa décomposition se brûlent dans la flamme de l'acide gras, sans répandre d'odeur. Je me suis d'abord servi de paraffine, puis d'essence de térébenthine. L'acide stéarique, plus riche en hydrogène, convient mieux. Il ne donne pas de fuliginosités ni de projections. Un gramme d'acide stéarique (des bougies) suffit pour le résidu de 15 grammes d'urine. Pour surcroît de précautions et pour ne laisser échapper aucune parcelle des vapeurs ou des gaz infects, on peut ajouter à l'acide stéarique quelques gouttes d'essence de pétrole, au moment même où la capsule sera placée sur la lampe à alcool ou à gaz. De cette façon les premières vapeurs seront encore plus sûrement brûlées.

Il est difficile ou extrêmement long d'obtenir une incinération parfaite sur une simple lampe à alcool, car les dernières portions de carbone sont très difficiles à brûler ; elles sont protégées contre l'action de l'oxygène de l'air par les sels fondus ou à demi fondus. En ne brûlant pas ces dernières parcelles de charbon, on s'expose à avoir un poids de sels minéraux trop élevé.

Pour obtenir une incinération parfaite on peut projeter une pincée d'azotate d'urée sur le résidu à peu près complètement incinéré.

Ce sel fournit l'oxygène nécessaire à la combustion du carbone, il n'occasionne pas de projections violentes de la matière comme le fait l'azotate d'ammoniaque conseillé autrefois. Mais l'azotate d'urée, de même que l'azotate d'ammoniaque, produit une surcharge sensible du poids des sels minéraux, car il change en azotates les carbonates alcalins. Pour détruire ce fâcheux effet, je projette dans la capsule quelques parcelles d'acide stéarique qui transforment de nouveau les azotates en carbonates sans produire de surcharge de carbone.

L'emploi d'un brûleur à gaz, d'un bec de Bunsen par exemple, offre, d'une part, l'avantage de rendre l'opération plus rapide, d'autre part, le grave désavantage de volatiliser une partie du chlorure de sodium. Cette volatilisation du chlorure de sodium peut être appréciable à l'œil nu, elle l'est encore mieux en approchant pendant quelques instants une plaque froide de verre au-dessus de la capsule incandescente. Le verre se recouvre d'un enduit dont la saveur indique la nature et que les réactifs chimiques caractérisent encore plus sûrement.

Moins la source de chaleur est élevée, plus il est avantageux de se servir d'une capsule mince.

Quand il s'agit de doser les divers éléments salins minéraux de l'urine, et non le poids de leur masse seulement, il faut évaporer 100 à 200 grammes d'urine dans les cas ordinaires, souvent une quantité plus considérable , et carboniser le résidu. Cela fait, on épuise le charbon par l'eau distillée, on filtre le liquide sur un filtre de papier suédois lavé à l'eau acidulée par l'acide azotique, et l'on dessèche de nouveau le charbon épuisé, par l'eau. On incinère le charbon sec avec le petit filtre. on lave le résidu incinéré à l'eau distillée pour enlever quelques traces de chlorures alcalins échappées au premier lavage, et que l'on réunit à la première liqueur. On chauffe de nouveau au rouge les sels insolubles, on en note le poids. Tous les sels alcalins (chlorures, carbonates, phosphates) se retrouveront dans la première liqueur. Le résidu insoluble dans l'eau, mais en presque totalité soluble dans l'acide acétique, à chaud, est constitué par les phosphates de chaux et de magnésie. Je décrirai plus loin les méthodes à l'aide desquelles on détermine les proportions de ces différents sels.

13. **Polyurie.** — On donne le nom de *polyurie* à un état pathologique caractérisé par l'émission d'une quantité d'urine plus considérable que dans l'état normal (1).

Je considère comme polyurique toute personne qui rend plus de 2,000 grammes d'urine dans l'espace de vingt-quatre heures. Chez un fort mangeur et fort buveur, ce poids d'urine n'aurait rien d'extraordinaire et les qualités du liquide seraient normales. Mais, d'habitude, les urines rendues au poids de 2,000 grammes et au delà sont plus pauvres en matières fixes et ne contiennent pas plus de matières fixes que n'en contiendrait l'urine normale rendue au poids de 1,200 à 1,500 grammes pendant le même espace de temps. L'uromètre décèle immédiatement une urine de polyurique. Les densités de 1,005 et au-dessous indiquent une polyurie abondante. Au-dessous de 1,010, la polyurie est à peu près certaine; mais au-dessus de 1,010, l'urine peut provenir de personnes convalescentes, débiles, pâles, anémiques, qui mangent peu, sont incapables d'aucun travail, et n'être pas rendue en quantité excédant 1,500 grammes par jour.

La quantité d'eau de l'urine peut dépasser 2 kilogrammes par vingt-quatre heures, tandis que le poids des matières solides rendues dans le même espace de temps reste normal. On désigne cet état sous les noms d'*hydrurie*, de *polydipsie*.

(1) Indications bibliographiques dans la thèse de concours pour l'agrégation de M. Lancereaux : *De la polyurie*. Faculté de médecine de Paris, 8 mars 1869.

Si le chiffre des matières solides excrétées en vingt-quatre heures dépasse le chiffre normal, en même temps que la quantité d'eau s'est elle-même accrue, la maladie prend le nom de *diabète insipide*.

On appelle *diabète sucré*, *glycosurie*, le cas où du sucre (glycose) s'ajoute à l'eau et aux matières fixes; souvent alors l'urine est rendue en quantité plus considérable qu'à l'état normal.

Mais un grand nombre de personnes rendent une urine sucrée sans que la quantité d'urine de chaque jour soit augmentée, c'est-à-dire sans qu'elle s'élève au delà de 1,500 grammes par jour.

Dans la polyurie simple le poids de l'urine peut s'élever à 30 kilogrammes par jour.

Les urines des personnes polyuriques non-glycosuriques embarrassent souvent les personnes peu habituées aux analyses d'urines; l'absence de tout produit pathologique les déroute complètement. Un densimètre indique une densité voisine de 1,005 et parfois bien inférieure. Le dosage des matières fixes (sur 20 à 50 grammes) ne laisse plus de doute sur l'existence de la polyurie.

14. RÉACTION. — L'urine de l'homme en bonne santé est acide, bien que le sérum du sang dont elle provient soit alcalin; ce n'est que très exceptionnellement qu'elle devient franchement alcaline dans quelques affections pathologiques des voies urinaires. L'usage des sels alcalins à acides végétaux (citrates, tartrates) ou des carbonates et des bicarbonates alcalins à doses suffisamment élevées et administrées pendant un assez long temps peut rendre l'urine de l'homme neutre et même alca-

line, mais cet effet cesse avec la cause qui l'a déterminé.

Le papier de tournesol de couleur légèrement violacée est surtout employé pour apprécier la réaction d'une urine. Il rougit dans l'urine acide, il bleuit dans l'urine alcaline. Si quelques instants ne suffisent pas pour décider de l'acidité ou de l'alcalinité d'une urine, on y plonge à la fois un papier bleu et un papier rouge ; en général, après cinq minutes d'attente, on est fixé sur la réaction. Quelques urines sont dans un état de neutralité si parfait qu'elles ne modifient la teinte d'aucun papier, tout au moins dans l'espace de quelques minutes.

15. **Urine acide.** — La plupart des urines des individus en état de santé déposent par simple repos de l'acide urique cristallisé. Ce corps peut paraître tout d'abord la cause de l'acidité de l'urine ; un simple essai démontre que l'acide urique pur est presque insoluble dans l'eau froide ; cette solution froide est à peu près sans action sur le tournesol ; la solution aqueuse saturée à chaud ne communique que la teinte vineuse au papier de tournesol.

L'acidité de l'urine normale est attribuée assez généralement à la formation d'un phosphate acide de soude. On admet que l'acide urique s'empare d'une partie de la base du phosphate neutre de soude (à deux équivalents de sodium), passe à l'état d'urate acide de soude, en produisant une quantité équivalente de phosphate acide de soude, lequel manifeste sa présence par une action énergique sur le papier de tournesol.

Il est exact qu'en faisant bouillir une solution de phosphate de soude ($2NaO,HO, PhO^5, 24\,HO$) avec de l'acide urique, la liqueur, d'abord alcaline, devient promptement acide, et dépose en refroidissant des grains ou des boules d'urate acide de soude (fig. 5).

Cette expérience n'explique point la présence de l'acide *urique libre* dans l'urine normale, elle n'est que l'une des causes de son acidité. Ce n'est d'ailleurs que dans des cas pathologiques, le plus souvent sous des influences

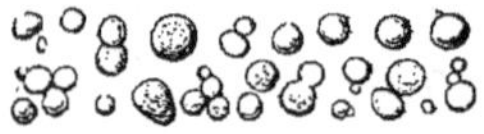

Fig. 5. — Urate acide de sodium.

fébriles, goutteuses ou rhumatismales, que l'on observe dans l'urine refroidie des dépôts de biurates alcalins, d'apparence amorphe.

Jusqu'à ce jour on n'a pas expliqué très clairement pourquoi dans certains. cas l'urine acide dépose de l'acide urique sans mélange d'urates alcalins, ni pourquoi dans d'autres cas une urine non moins acide dépose des biurates alcalins sans mélange d'acide urique. En admettant comme unique cause de l'acidité l'action de l'acide urique sur le phosphate de soude, il devrait se former à peu près constamment un dépôt de biurate sodique.

Les acides hippurique, succinique, benzoïque, phénique, etc., qui existent dans l'urine à des doses variables et toujours assez faibles, jouent à peu près le même rôle que l'acide urique vis-à-vis du phosphate neutre de soude ; ce rôle est même plus énergique relativement à leur poids, et c'est probablement à eux qu'est due la précipitation de l'acide urique libre pendant le refroidissement de l'urine normale.

Les pigments biliaires, particulièrement l'urobiline, ne sont guère dissous dans l'urine qu'à la faveur du phosphate neutre de soude. Si l'on ajoute un acide à l'urine on détermine la précipitation tout au moins partielle d'une partie de ces pigments. Quand l'urine contient une notable quantité de ces pigments, elle en dépose une partie pendant son refroidissement, le phosphate de soude en dissolvant une quantité moindre à froid qu'à la température du corps.

En dialysant pendant un certain temps une solution de phosphate à 1 ou à 2 équivalents de soude, on trouve dans le liquide externe plus d'acide phosphorique que dans le liquide interne. Ce résultat a été constaté avec la membrane de l'amnios et avec d'autres membranes animales ; mais cette expérience ne peut suffire à expliquer, comme on a essayé de le faire, la cause de l'acidité de l'urine (R. MALY, *Ber. d. d. chemisch. Gesellsch.*, t. IX, p. 164, et *Prager Vierteljahrschrift*, 1877).

On admet dans certains ouvrages que l'urine normale abandonnée à elle-même devient d'abord plus acide qu'au moment où elle a été rendue, et que ce n'est qu'après avoir subi une fermentation acide (qui ne donne dans la plupart des cas qu'une très minime quantité d'acide) qu'elle subit consécutivement la fermentation alcaline.

Cette *fermentation acide* n'est évidente qu'avec les urines qui contiennent un ferment que je figurerai à la fin de ce volume. Elle n'a de longue durée qu'avec les urines sucrées.

Avec les urines non sucrées où ce ferment se montre au moment de la miction, on n'obtient jamais qu'une faible quantité d'acide (lactique?) ; au bout de peu de jours le ferment cesse de se multiplier et l'urine passe à la fermentation ammoniacale. Dans tous les cas l'urine prend une coloration plus foncée ; elle devient légèrement brune.

Les urines non sucrées qui contiennent le ferment dont le développement leur assure une réaction acide pendant plusieurs jours contiennent assez généralement de l'oxalate de chaux.

En hiver la multiplication des cellules de ferment peut se prolonger au delà de dix jours sans que l'urine ait cessé d'être acide. En été, les cellules se multiplient plus rapidement, mais après quatre ou cinq jours l'urine devient alcaline et le développement des cellules cesse.

En transportant dans l'urine normale récente quelques gouttes d'urine déjà chargée de ferment, et mieux encore une parcelle de la pellicule blanchâtre que le ferment forme à la surface du liquide après quelques jours de repos, on obtient rapidement des quantités considérables de ce ferment.

16. **Dosage de la quantité d'acide libre d'une urine.** — On apprécie la quantité d'acide libre d'une urine en mesurant le volume d'une solution de soude caustique nécessaire à sa saturation. Bien que l'acidité de l'urine soit assez généralement due à plusieurs acides, on opère comme s'il s'agissait d'un seul acide à l'état de liberté, sans aucune préoccupation de sa nature.

La solution de soude caustique est elle-même titrée à l'aide d'une solution d'acide oxalique d'une composition exactement déterminée, et un volume de la solution de soude caustique sature exactement un égal volume de la solution d'acide oxalique. Aussi, la mesure de l'acidité d'une urine consiste, en résumé, à déterminer le volume de la solution titrée d'acide oxalique qui correspond (c'est-à-dire qui sature autant de soude) au même volume d'urine acide.

Du volume de la solution oxalique, il est facile de conclure le poids de l'acide oxalique équivalent à un volume déterminé d'urine, et par conséquent on peut apprécier plusieurs fois chaque jour les variations qu'une urine présente au point de vue de la quantité d'acide libre qu'elle contient.

La soude caustique, même pure et récemment fondue, est un corps trop hygrométrique pour que l'on puisse être certain d'en peser un poids exact. On arrive par la méthode de saturation à un titrage beaucoup plus régulier que par la méthode des pesées directes.

17. *Titrage de la liqueur acide et de la liqueur alcaline.* — On prend 10 grammes d'acide oxalique cristallisé, pur, non effleuri, on les dissout dans de l'eau distillée, et l'on porte le volume de la solution à un litre. D'autre part, on dissout de la soude caustique pure dans de l'eau distillée, et l'on étend la solution de telle sorte qu'en mélangeant un volume de la solution d'acide oxalique avec un volume de la solution sodique, le mélange soit sans action sur le papier de tournesol.

On prépare d'abord une solution de soude un peu plus concentrée que celle dont un volume saturera exactement le même volume de la solution oxalique, puis on l'étend d'une quantité d'eau distillée que l'expérience suivante fera connaître. On verse 10 centimètres cubes de la solution d'acide oxalique (à l'aide de la pipette fig. 6) dans un verre (fig. 7), on ajoute quelques gouttes de teinture de tournesol pour colorer le liquide en rouge, puis on place le verre sur un papier blanc ou sur un carrelage de faïence blanche. Cela fait, on remplit une des burettes (fig. 8 et fig. 9) divisée en dixièmes de centimètre cube avec la solution sodique, que l'on verse dans la liqueur acide en agitant sans cesse cette dernière. A l'instant précis de la saturation, c'est-à-dire au moment où la liqueur passe au bleu, on cesse de verser la liqueur sodique. On est averti de ce moment parce que la liqueur rouge est devenue d'abord violacée, et dès cet instant on a eu soin de ne faire écouler la liqueur alcaline que goutte à goutte en agitant bien le mélange. Si la saturation de la liqueur acide a été obtenue quand 8^{cc}, 1 de liqueur alcaline ont été versés, c'est que 81 centimètres cubes de liqueur alcaline saturent exactement 100 centimètres cubes de liqueur acide. D'où il est facile de conclure qu'en ajoutant à 81 centimètres cubes de liqueur sodique 19 centimètres cubes d'eau distillée, on obtiendra 100 centimètres cubes de liqueur alcaline saturant exactement 100 centimètres cubes de liqueur oxalique, ce que l'on vérifiera par un nouvel essai.

Opération. — Pour procéder au dosage de l'acide libre d'une urine, on emploie ordinairement 50 à 150 centimètres cubes de ce liquide, parfois même (dans les cas de polyurie, de chlorose) un volume plus considérable. On ne colore pas l'urine avec une solution de tournesol, parce que la coloration propre à l'urine serait dans la grande généralité des cas un obstacle à l'appréciation du moment précis de la saturation ; on y substitue une feuille de papier bleu de tournesol de la façon que je vais indiquer.

Supposons que l'on opère sur 100 centimètres cubes d'urine brute, contenue dans le vase à précipiter (fig. 7); on remplit la burette graduée (fig. 8 ou fig. 9) en dixièmes de centimètre cube avec la solution titrée de

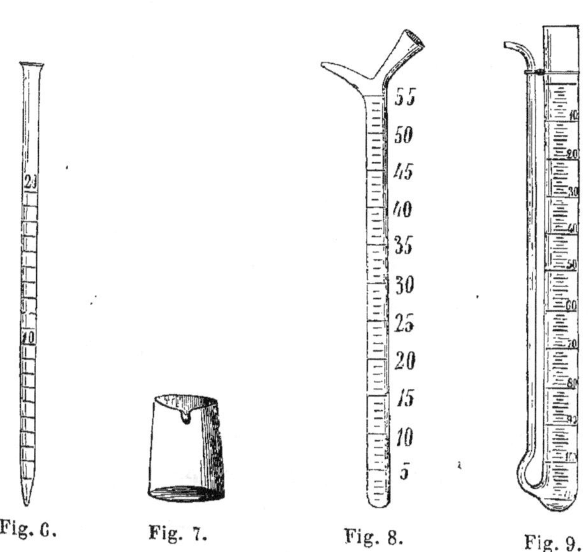

Fig. 6.   Fig. 7.   Fig. 8.   Fig. 9.

soude caustique et l'on fait tomber goutte à goutte cette solution dans l'urine sans cesse agitée. De temps en temps on arrête l'écoulement de la burette, et, à l'aide d'une baguette de verre, on fait tomber une goutte du mélange sur la feuille de papier bleu de tournesol. Si le papier de tournesol rougit, on reprend la burette et l'on fait de nouveau tomber goutte à goutte la liqueur sodi-que jusqu'à ce qu'une goutte du mélange d'urine et de liqueur alcaline ne rougisse plus le papier de tournesol. A mesure que l'on approche du moment de la saturation, on ralentit de plus en plus l'écoulement de la liqueur alcaline. Quand l'opération est terminée, le mélange doit faire passer à la couleur violacée le papier de tournesol rougi, sans le bleuir nettement, ce qui indiquerait que l'on a versé un excès de la solution alcaline. Il faut parfois répéter le dosage deux ou trois fois pour atteindre le point précis de la saturation.

18. *Autre liqueur titrée.* — On se sert assez souvent aussi, au lieu d'une solution acide contenant 10 grammes d'acide oxalique par litre, d'une solution contenant $6^{gr},3$ d'acide oxalique par litre, c'est-à-dire d'une solution dix fois plus faible que celle qui sert ordinairement au titrage des alcalis du commerce. — Cette solution normale décime contient $0^{gr},0063$ d'acide oxalique par chaque centimètre cube ; elle équivaut à une solution alcaline dont chaque centimètre cube contient $0^{gr},0031$ de soude, c'est-à-dire à la solution normale alcaline qui sert habituellement au titrage des acides. Le mode opératoire avec cette solution est exactement celui que j'ai décrit.

19. **Urine neutre.** — Diverses causes rendent l'urine neutre ou à peu près neutre au papier de tournesol. L'urine abandonnée à l'air libre devient peu à peu alcaline ; à un moment intermédiaire elle est neutre et sans action sur le tournesol ; l'ammoniaque déjà formée a saturé exactement son acide libre. On pourrait déjà y déceler de l'ammoniaque par la simple action de la chaleur (le phosphate de soude et d'ammoniaque perd de l'ammoniaque à la température de l'ébullition de l'eau et même bien avant), on pourrait y découvrir quelques cristaux de phosphate ammoniaco-magnésien.

On rencontre assez souvent des urines neutres qui ne sont point ammoniacales, dans lesquelles rien n'indique un commencement de putréfaction. En général, ces urines sont de couleur pâle, elles sont pauvres en produits fixes, souvent il y a polyurie en même temps que neutralité. C'est en général dans les troubles de l'innervation, dans la chlorose, que l'on observe des urines neutres.

Les urines neutres ou à peine acides, comme aussi les urines à peine ammoniacales, se troublent quand on les chauffe, et le trouble augmente avec la durée de l'ébullition. En l'absence de l'albumine, il suffit de rendre le liquide légèrement acide par une addition ménagée d'un acide, d'acide acétique dilué, par exemple, pour que le liquide reprenne sa transparence première. Le liquide ne se trouble pas par la chaleur s'il est préalablement acidulé. L'acide a pour effet de maintenir en dissolution les phosphates terreux, partiellement dissous par l'acide cabonique, et qui se déposeraient dès que la chaleur aurait volatilisé l'acide carbonique.

20. **Urine alcaline**. — Toutes les urines normales ou pathologiques que l'on abandonne à l'air libre deviennent peu à peu ammoniacales et par conséquent bleuissent le papier de tournesol. Cette transformation est le résultat du passage de l'urée à l'état de carbonate d'ammoniaque ; on la considère comme une fermentation, on pourrait l'appeler une hydratation. En même temps que l'urine prend une réaction alcaline, elle devient trouble, elle dépose du phosphate bibasique de chaux, du phosphate ammoniaco-magnésien cristallisé, de l'urate d'ammoniaque, lesquels s'ajoutent aux éléments anatomiques

qu'elle contenait déjà à l'état d'urine acide, et forment un sédiment parfois considérable. On observe également la présence de myriades de petits corpuscules microscopiques morbides (vibrions) et une odeur infecte caractéristique Si le carbonate d'ammoniaque est en quantité un peu notable, l'addition d'un acide à l'urine putréfiée donne lieu à un dégagement effervescent d'acide carbonique. L'urine ammoniacale est toujours trouble ; si elle contient des vibrions, c'est en vain qu'on la filtrera par les moyens ordinaires, elle passera trouble ou tout au moins louche.

Le passage de l'acidité à l'alcalinité est favorisé par une température élevée ; il est plus rapide avec les urines albumineuses, sanguinolentes, et surtout avec les urines chargées de pus.

Chez les calculeux tout particulièrement, et, en général, chez les individus dont la vessie est le siège d'une suppuration continue, on rencontre fréquemment des urines alcalines au moment de la miction. Aussi est-ce à ce moment même qu'il faut s'assurer de l'action qu'une urine exerce sur le papier de tournesol, parce qu'en été principalement les urines qui contiennent du pus passent en peu d'heures de la réaction acide à la réaction alcaline.

Quand on conserve de l'urine dans un verre à expérience, sans l'agiter, il n'est pas rare d'observer, en été surtout, qu'elle est encore nettement acide dans les couches supérieures, alors qu'au fond du verre on trouve déjà des cristaux de phosphate ammoniaco-magnésien, indice certain de la putridité commençante et de l'alcalinité des couches inférieures ; en même temps on y constate la présence de nombreux vibrions. Une telle urine, chauffée jusqu'à l'ébullition, perd de l'acide carbonique, de l'ammoniaque, elle est alors neutre, et le papier de tournesol bleu ou rouge n'y change pas sensiblement de couleur.

Toutes les fois qu'un obstacle s'oppose à la sortie de l'urine de la vessie, que cet obstacle ait son siège à la vessie elle-même (paralysie, calculs vésicaux, tumeurs diverses), ou à la prostate (hypertrophie), ou à l'urètre (rétrécissement), l'urine séjourne pendant un plus long temps dans la vessie avant de s'écouler au dehors ; peu à peu le pus apparaît dans l'urine ; celle-ci devient ammoniacale, mousseuse, parfois visqueuse, filante, toujours plus ou moins fétide, chargée de vibrions, de cristaux de phosphate ammoniaco-magnésien et de détritus morbides divers.

Parfois l'urine est acide au sortir de la vessie, bien qu'elle exhale l'odeur fétide des urines putréfiées et ammoniacales. Dans la plupart de ces cas, un rein est malade et le siège d'une suppuration fétide ; mais l'autre rein est resté sain, il continue à fournir à la vessie un liquide normal, acide, et en assez grande abondance pour que l'urine soit encore acide au sortir de la vessie. Il n'est pas improbable que le rein malade fournisse peu d'urine, et qu'il déverse presque exclusivement du pus et du sang putréfiés ; le rein sain fonctionne alors avec une activité plus grande.

On conçoit également que, la vessie étant seule malade, l'urine qui vient des reins dans un état d'acidité marqué, n'y fasse qu'un séjour de courte durée et en sorte avec une acidité franche, bien que l'on y trouve déjà des ignes de putréfaction.

La plupart des sels alcalins à acides organiques se détruisent pendant la nutrition et leur alcali est éliminé avec l'urine à l'état de bicarbonate alcalin. Les citrates, les malates, les tartrates, les acétates alcalins administrés à des doses assez élevées peuvent rendre l'urine alcaline tant que dure leur élimination. Les eaux alcalines (Vichy, Vals...), administrées à hautes doses, donnent fréquemment des urines alcalines, mais cet effet est de courte durée, il cesse bientôt avec la cause qui l'a produit.

21. Recherche des causes de l'alcalinité de l'urine. — Pour reconnaître si une urine est alcaline parce qu'elle contient du carbonate d'ammoniaque, on en chauffe quelques grammes dans un tube de verre, puis on plonge dans la partie vide du tube un papier de tournesol rougi et humide, on voit ce papier bleuir peu à peu. L'ammoniaque dégagée par la chaleur deviendra sensible à l'odorat. Et si l'on approche de l'orifice du tube une baguette de verre trempée dans l'acide chlorhydrique, on observera un nuage blanc dû à la formation du chlorhydrate d'ammoniaque. D'autre part, si l'on verse de l'urine ammoniacale dans un verre que l'on recouvre d'un disque de verre mouillé avec le réactif de Nessler étendu d'eau, en une heure, à la température ordinaire, on constate sur le disque la coloration rouge qui caractérise la présence de l'ammoniaque.

Le papier de tournesol bleui par l'urine ammoniacale

redevient violacé quand on le dessèche exactement. Enfin, l'examen microscopique du sédiment y démontre la présence de cristaux plus ou moins nombreux de phosphate ammoniaco-magnésien.

22. Dosage de l'alcalinité d'une urine. — L'alcalinité d'une urine peut être mesurée à l'aide de la solution d'acide oxalique qui sert au titrage de la solution sodique destinée à doser l'acide libre d'une urine (§ 17). On ne tient aucun compte de la nature de l'alcali qu'il s'agit de saturer (soude, potasse, ammoniaque). On conclut du volume de la solution oxalique nécessaire à la saturation le poids de l'acide oxalique correspondant à l'un ou à l'autre des alcalis.

Pour procéder à ce dosage, on mesure 10 à 150 centimètres cubes d'urine, on les verse dans un verre à précipiter (fig 7) et l'on fait tomber dans ce liquide à l'aide d'une des burettes (fig. 8 ou fig. 9) la solution oxalique jusqu'à ce que la saturation de l'urine soit obtenue. On cesse de verser la solution oxalique au moment où une goutte du mélange commence à rougir le papier de tournesol sur lequel on la fait tomber.

Quand l'urine est excessivement ammoniacale, on peut avantageusement opérer sur un petit volume d'urine (10 c. c.); au besoin, on commence la saturation avec une liqueur oxalique contenant 20 ou 30 grammes d'acide par litre. On rapporte les résultats à 1000 grammes d'urine.

23. Couleur. — L'urine normale varie beaucoup dans sa coloration, d'une part avec le degré de dilution, d'autre part avec les circonstances nombreuses qui influent sur sa sécrétion. En général, c'est une teinte jaune tirant sur le jaune-citron ou légèrement sur le brun. On ne peut admettre une seule matière comme cause de la coloration de l'urine ; car un seul pigment ne peut suffire à reproduire les teintes si variées de l'urine physiologique.

M. Schunck (1) n'a réussi à séparer de l'urine normale que des matières amorphes, déliquescentes, qu'il est difficile de considérer comme des produits bien définis.

L'urine présente les colorations les plus variées ; elle est incolore, jaune à peine marqué, jaune clair, jaune-citron. Cette teinte jaune tire sur le rouge ou sur le brun dans un grand nombre de cas. D'autres urines ont une teinte rouge mêlée de jaune ou de brun. Enfin l'urine est brune, brunâtre, presque noire. Quand les pigments biliaires ont passé dans l'urine, celle-ci devient orangée ou verte. Le sang la colore en rouge très clair, rouge-groseille, parfois en brun. Le pus lui donne une teinte blanchâtre qui persiste quelquefois après la filtration si l'urine est ammoniacale. Diverses substances alimentaires ou médicamenteuses communiquent à l'urine des colorations que je signalerai.

Les *urines incolores* ou peu colorées proviennent de polyuriques, de personnes hystériques ou atteintes par quelques troubles nerveux de courte durée (migraine), d'anémie, de chlorose, d'albuminurie. Le défaut de coloration est un indice de l'absence de fièvre.

(1) *Proceedings of the royal Society*, 1867.

Les urines colorées en rouge (non sanguinolentes) indiquent assez généralement un état fébrile ; elles ont une densité élevée, et le poids des matières fixes à 100° qu'elles renferment est ordinairement des plus considérables.

Quand on indique la coloration d'une urine, il est bon de préciser sous quelle épaisseur on a observé cette coloration. D'autre part, il est nécessaire de filtrer l'urine, car les urines pathologiques sont souvent troublées par des produits organisés ou minéraux qui masquent à un haut degré leur coloration réelle.

MATIÈRES COLORANTES DIVERSES.

24. PIGMENTS BILIAIRES. — L'urine contient fréquemment un des principes colorants de la bile et le plus ordinairement un mélange de ces divers principes. Presque toujours la présence de ces matières colorantes est accompagnée d'un ictère plus ou moins intense. Mais parfois l'apparition du pigment dans l'urine précède assez l'ictère pour que la connaissance de ce fait soit très utile au médecin.

Jusqu'à ces derniers temps on avait caractérisé la présence des pigments biliaires en faisant agir directement sur l'urine des réactifs appropriés. Si les résultats obtenus par cette méthode sont assez généralement satisfaisants quand la proportion du pigment est considérable, il n'en est plus de même quand la quantité de pigment est minime ou que le liquide sur lequel on opère est albumineux, chargé de sang ou de pus. Les réactifs ne donnent plus alors que des réactions douteuses.

Je préfère dans tous les cas procéder à l'extraction du pigment, puis faire agir les réactifs sur le pigment isolé dans un état de pureté très suffisant.

25. Extraction des pigments biliaires par le sulfate d'ammoniaque (1). — Pour isoler les pigments biliaires dissous dans l'urine, j'acidule l'urine avec de l'acide sulfurique (1 à 2 grammes par litre suffisent si l'urine est déjà acide), puis je la sature de sulfate d'ammoniaque. Les pigments biliaires se séparent; je les recueille sur un filtre. Le liquide filtré est dépouillé de la totalité de ses pigments si l'urine est récente, non putride; dans quelques cas, il en conserve de minimes traces. Quand tout le liquide s'est écoulé, je lave le filtre avec une solution aqueuse de sulfate d'ammoniaque et je le conserve pour des réactions ultérieures.

Quand l'urine est putride, ammoniacale, chargée de sang et de pus, de phosphates terreux, il est souvent avantageux de la filtrer avant de l'aciduler et de la sursaturer de sulfate d'ammoniaque. On la débarrasse de cette façon des produits qu'elle tient en suspension; on n'a pas à redouter de laisser les pigments sur le filtre, du moins en quantité notable, parce que le liquide ammoniacal est un meilleur dissolvant des pigments biliaires que l'urine normale. Mais cette filtration préalable peut être lente, difficile; en tout cas elle n'est pas absolument nécessaire.

26. Les pigments recueillis sur un filtre de papier

_____

(1) *Journal de pharmacie et de chimie*, 4ᵉ série, 1878, t. XXVIII, p. 159.

(après avoir été séparés de l'urine par un excès de sulfate d'ammoniaque), peuvent être caractérisés directement, sur un fragment du filtre, par l'acide azotique ordinaire. Une goutte de cet acide étalée sur la bande de papier produit peu à peu les colorations caractéristiques de la réaction Gmelin (31).

27. **Bilirubine**, $C^{32}H^{18}Az^2O^6$. — La bilirubine est quelquefois désignée sous les noms de *bilifulvine*, *cholé-pyrrhine*, *biliphéine*. Elle donne à l'urine une teinte jaune orangé qui a une grande ressemblance avec l'urine des personnes qui ont pris de la rhubarbe ou une drogue contenant de l'acide chrysophanique. Elle est surtout dissoute dans l'urine à la faveur du phosphate de soude. L'addition d'un acide faible, de l'acide acétique par exemple, ne la précipite jamais qu'en faible proportion.

L'urine qui contient de la bilirubine, exposée à l'air, devient verte peu à peu, en devenant ammoniacale. Additionnée d'ammoniaque ou de soude caustique, cette urine verdit assez rapidement à l'air. En absorbant l'oxygène de l'air, en présence des alcalis, la bilirubine se change principalement en biliverdine.

En agitant avec du chloroforme l'urine acidulée par l'acide chlorhydrique, on lui enlève une petite quantité de bilirubine; en s'évaporant, le chloroforme dépose de la bilirubine, parfois cristallisée, mais toujours en quantité des plus minimes.

Saturée de sulfate d'ammoniaque après avoir été légèrement acidulée par l'acide sulfurique, l'urine se trouve dépouillée de la totalité de la bilirubine qu'elle renfermait. On recueille le précipité sur un filtre.

A l'état de pureté la bilirubine est une poudre cristalline, d'un rouge orangé, que le miscroscope montre
constituée par des prismes orthorhombiques ; elle ne se
dissout pas dans l'eau ; elle est à peine soluble dans
l'alcool et dans l'éther ; elle est soluble dans le chloroforme, surtout à la température de l'ébullition. Elle se
dissout aussi dans la benzine et dans le sulfure de carbone. Elle se dissout dans les alcalis ; ses solutions alcalines, additionnées de sels métalliques, donnent des précipités qui sont des combinaisons de la bilirubine avec les
oxydes métalliques.

28. **Biliverdine**, $C^{32}H^{22}Az^2O^8$. — La biliverdine existe
en quantité plus ou moins considérable dans les urines
des ictériques devenues vertes après un séjour à l'air ou
déjà vertes au moment où elles ont été rendues. On en rencontre parfois une notable quantité dans les vomissements.

La biliverdine est une poudre amorphe insoluble dans
l'eau, peu soluble dans le chloroforme et dans l'éther,
mais soluble dans l'alcool, et dans les solutions alcalines.
Ses solutions alcalines, longtemps exposées à l'air, bru-
nissent et finissent par contenir une notable proportion
de biliprasine.

29. **Bilifuscine**, $C^{32}H^{20}Az^2O^8$. — La bilifuscine paraît
exister en même temps que la bilirubine dans l'urine
humaine, mais il est difficile d'en extraire une quantité
notable. Insoluble dans l'eau et dans l'éther, elle se
dissout dans le chloroforme et dans l'alcool. La bilifuscine est une matière amorphe, presque noire en masse,
brune quand elle est réduite en poussière. Ses dissolutions alcalines sont d'un rouge brun.

30. Biliprasine, $C^{32}H^{22}Az^2O^{12}$. — La biliprasine se trouve dans l'urine des ictériques ; isolée par le sulfate d'ammoniaque, elle constitue une matière amorphe, verdâtre, insoluble dans l'eau, le chloroforme et l'éther, soluble dans l'alcool ; ses dissolutions alcalines sont brunâtres, elles deviennent d'un beau vert foncé par une addition d'acide.

Ce n'est pas des urines ictériques que l'on extrait ordinairement les pigments biliaires, parce qu'il est rare qu'elles en contiennent une quantité notable. Un grand nombre de calculs biliaires sont formés par des combinaisons des pigments biliaires avec la magnésie et avec la chaux ; c'est là une source à la fois plus abondante et d'un plus facile traitement que les urines les plus chargées de pigment. (Consultez mon *Traité de chimie médicale appliquée aux recherches cliniques.*)

31. Réaction Gmelin. — Les divers pigments biliaires des urines des ictériques ont un caractère commun d'une facile application à l'urine brute, qui a été indiqué pour la première fois par Gmelin.

Dans un verre à expérience de forme conique versez de l'acide azotique ordinaire contenant des vapeurs nitreuses (acide azotique exposé au soleil), puis faites glisser lentement le long des parois inclinées du verre l'urine à essayer à la surface de l'acide. Au bout de quelques secondes de repos, vous observerez au contact de l'acide une série de couches colorées de haut en bas en *vert, bleu, violet, rouge, jaune.* Peu à peu ces couches disparaîtront, et la liqueur n'aura plus qu'une couleur jaune orangé. En opérant avec soin sur des liquides assez riches en matières colorées biliaires, ces couches sont bien distinctes et éminemment caractéristiques. Mais, pour que l'observation soit concluante, il faut de toute nécessité constater la couche *verte* et la couche *violette*. La couche bleue est rarement bien nette. Une simple coloration rouge ou violacée ne serait pas décisive, car l'acide azotique colore assez fortement en rouge des urines absolument dépourvues de pigment biliaire.

On peut faire réagir l'acide azotique sur une solution chloroformique de bilirubine; l'acide surnage le chloroforme, et la réaction se fait de haut en bas.

Il ne faut pas opérer avec une solution alcoolique, parce que l'action de l'acide azotique sur l'alcool est énergique et donne une coloration verte qui induirait en erreur.

Il faut éviter un acide trop chargé de vapeurs nitreuses, à cause de la rapide décomposition de l'urée par l'acide hypoazotique et de l'effervescence qui en est la conséquence.

On obtient également un excellent résultat en substituant l'eau bromée à l'acide azotique.

Souvent on se contente de verser de l'acide azotique nitreux ou de l'eau bromée dans l'urine brute, la coloration verte apparaît presque aussitôt. Cette réaction n'a pas assurément toute la valeur de la réaction Gmelin.

On peut aussi additionner l'urine d'azotate de soude, la verser dans un verre conique, puis faire arriver le long des parois de l'acide sulfurique concentré. A la surface de contact des deux liquides les colorations caractéristiques de la réaction Gmelin apparaissent peu à peu, et le mélange des deux liquides ne s'effectue qu'avec lenteur ; la réaction est d'assez longue durée.

A 2 grammes d'urine M. Masset (1) ajoute 2 ou 3 gouttes d'acide sulfurique concentré, puis un cristal d'azotite de potassium, en évitant toute adhésion de ce cristal aux parois du tube. Le pigment biliaire manifeste bientôt sa présence par la coloration verte qui s'étend peu à peu à toute la masse liquide.

M. Ultzmann (2) ajoute à 10 centimètres cubes d'urine 1 centimètre cube d'une solution au tiers de potasse caustique ; cela fait, il sursature le mélange des deux liquides en y versant peu à peu de l'acide chlorhydrique. Il se manifeste une belle coloration vert-émeraude.

32. **Acides biliaires.** — Pendant longtemps on a douté du passage des acides biliaires dans l'urine. Les perfectionnements apportés aux méthodes de recherche ont permis à M. Dragendorff d'extraire 7 à 8 centigrammes d'acides biliaires de 100 litres d'urine normale. Dans les cas d'ictère la quantité d'acides biliaires est plus considérable, sans être pourtant proportionnelle à la quantité de pigment qui les accompagne.

33. **Caractère commun aux divers acides biliaires. — Réaction Pettenkofer.** — Les acides biliaires et la plupart de leurs dérivés (acides cholalique, paracholique, choloïdique) sont caractérisés par la réaction suivante : les solutions des acides biliaires ou de leurs sels alcalins additionnées de quelques gouttes d'une so-

(1) *Journal de pharmacie d'Anvers*, février 1879.
(2) *Wiener medicin. Presse*, 1877, p. 32.

lution de sucre de canne (1 partie de sucre et 4 parties d'eau), puis peu à peu de la moitié aux deux tiers de leur volume d'acide sulfurique concentré, donnent, par l'agitation du mélange à l'aide d'une baguette de verre, une coloration d'abord rouge, puis d'un *beau violet pourpre*. Il faut que le mélange soit échauffé vers 60° à 70° pour que la coloration se produise. Si donc le mélange d'acide sulfurique et du liquide biliaire ne s'échauffait pas assez parce que l'on aurait employé de l'acide sulfurique trop faible, il faudrait élever doucement la température du mélange. Il faut éviter que la température dépasse sensiblement 60°, parce que le mélange brunirait et que la réaction ne se produirait plus nettement.

Le sucre de canne peut être remplacé par la glycose, par le sucre interverti et par différentes autres matières sucrées.

L'alcool amylique, l'acide oléique, quelques produits résineux donnent une réaction analogue à celle des acides biliaires, en l'absence de ceux-ci, mais avec une moins grande netteté; ces produits n'existent ordinairement pas dans les mélanges où l'on recherche les acides biliaires.

La réaction de Pettenkofer est gênée par la présence des matières albuminoïdes. Il faut donc opérer sur des liquides privés d'albumine par une addition suffisante d'acide et l'ébullition, et mieux encore par l'alcool. La solution alcoolique évaporée à siccité, puis reprise par l'eau, servira à produire la réaction.

La réaction Pettenkofer est aussi empêchée si le liquide

sur lequel on opère contient des substances oxydantes et particulièrement des azotates. (HUPPERT.)

Le liquide violet-pourpre (réaction Pettenkofer), suffisamment étendu d'eau pour que le violet soit seul absorbé quand on l'examine au spectroscope, donne une raie d'absorption sur la ligne F et une seconde raie d'absorption entre D et E, dans la partie la plus rapprochée de E. Cette dernière raie apparaît seule si le liquide est concentré. (SCHENK.)

34. Recherche des acides biliaires. — Évaporez environ 500 grammes d'urine à siccité, traitez le résidu par l'alcool à 86° et filtrez pour séparer la plus grande partie des sels. Évaporez la solution alcoolique à siccité, reprenez le résidu avec de l'alcool absolu, filtrez, évaporez à siccité. Ce nouveau résidu est à peu près complètement dépourvu de sels minéraux; reprenez-le par l'eau distillée et versez du sous-acétate de plomb en évitant d'en verser un excès. Au bout de douze heures, recueillez le précipité, lavez-le, desséchez-le partiellement entre des feuilles de papier à filtre, épuisez-le par l'alcool bouillant, ajoutez du carbonate de soude au liquide, évaporez à siccité et traitez le résidu par l'alcool absolu. Vous dissoudrez ainsi une combinaison des acides biliaires avec la soude. En évaporant l'alcool et reprenant par l'eau distillée, vous aurez une solution qui se prêtera parfaitement à la réaction Pettenkofer. Quelques grammes de cette solution, chauffés avec l'acide sulfurique étendu additionné d'une ou deux gouttes de solution de sucre, donnent aussi très nettement la coloration violet-pourpre qui est si caractéristique.

Cette expérience n'a de chance de succès qu'avec une urine chargée de pigment biliaire.

35. Urines vertes. — Le plus grand nombre des urines vertes doivent leur coloration à la présence de la biliverdine ou de la biliprasine. Les urines qui contiennent de la bilirubine verdissent peu à peu à l'air ; cet effet se produit plus rapidement si l'urine est déjà ou devient alcaline. Dans la plupart des cas, le malade dont provient l'urine verte a le *facies* d'un ictérique.

Il arrive fort rarement qu'un sédiment urinaire ait une légère teinte verte due à un mélange de pigment bleu avec un sédiment jaune ou rougeâtre. L'examen microscopique et chimique du sédiment fait connaître la cause précise de cette coloration (urobiline, bilirubine, indigotine).

On a signalé une urine verte après l'usage du salicylate de soude (*Prager Vierteljahrschrift*, t. CXXIX, p. 45).

Leroy (d'Étiolles) a observé une urine verte provenant d'un enfant qui avait pris de la santonine (*Comptes rendus de l'Acad. des sciences*, t. LVII, p. 356).

36. Urobiline. — Le nom d'urobiline a été donné par M. Jaffé à une matière colorante que l'on rencontre assez fréquemment dans l'urine, mais qui ne me paraît pas devoir être considérée comme un principe colorant normal.

Cette matière colorante donne, à dose peu élevée, une coloration jaune qui rappelle celle d'une infusion de rhubarbe ; quand la quantité de pigment devient plus forte, l'urine prend une teinte rouge très prononcée, souvent ces urines se troublent en se refroidissant et déposent une partie de leur pigment.

Gubler et ses élèves ont étudié les circonstances pathologiques qui font apparaître ce pigment dans l'urine. Gubler (1) avait désigné les urines chargées d'urobiline sous le nom d'*urines hémaphéiques* ; il avait pensé qu'elles contenaient de l'*hémaphéine*, substance résultant de l'action des alcalis sur la matière colorante du sang et qui fut à tort considérée par Franz Simon (2) comme un principe immédiat défini.

Pour l'école de Gubler, ces urines hémaphéiques étaient bien distinctes des urines contenant de la bilirubine, dont la couleur est assez voisine, parce qu'une addition d'acide azotique ne produisait pas la série de colorations caractéristiques de la réaction Gmelin, et que cette addition d'acide azotique communiquait au liquide hémaphéique une teinte rouge-acajou foncé, dès que la quantité de pigment était plus abondante. D'autre part, ces urines donnent au linge une coloration chair de saumon ou melon. Tanquerel des Planches avait déjà distingué l'ictère saturnin de l'ictère bilieux. Plus ordinairement, on désignait cet état spécial sous le nom de teinte sub-ictérique.

Dans la première édition de mon *Traité de chimie médicale appliquée aux recherches cliniques*, publiée au commencement de 1870 (page 207), j'indiquais la saturation de l'urine par le sulfate de magnésie en présence d'une petite quantité d'acide acétique pour obtenir le pigment des urines dites hémaphéiques. Je n'ai jamais obtenu par ce procédé tout le pigment en dissolution, et il restait

(1) *Union médicale*, 15 octobre 1857.
(2) Fr. SIMON, *Animal Chemistry*, t. I, p. 43 et 181, t. II, p. 119. London, 1845.

mélangé à de l'acide urique dont je le séparais difficilement. N'ayant jamais recherché ce pigment que dans des urines très colorées, j'avais pensé qu'il était le pigment des urines normales excrété en quantité excessive. C'est là une erreur, conséquence de l'insuffisance de cette méthode de recherche, erreur dont je n'avais pas la priorité et dont je me suis convaincu par de nombreuses expériences faites avec le sulfate d'ammoniaque.

En 1871, M. Jaffé, professeur à Kœnigsberg, a publié (1) une méthode d'extraction du pigment des urines dites hémaphéiques, à l'aide du chlorure de zinc, de l'acétate de plomb et de l'alcool acidulé d'acide sulfurique Cette méthode (2) me paraît difficilement donner un produit pur; elle a suffi aux recherches spectroscopiques de MM. Jaffé et Rich. Maly; je ne la reproduirai pas dans ses détails, parce que la méthode que je vais décrire donne, à froid, en un court espace de temps, un produit plus abondant qu'on ne saurait l'espérer avec le mode opératoire de M. Jaffé, et à l'abri de bien des causes d'altération.

Dans la deuxième édition de mon *Traité de chimie médicale*, parue le 1ᵉʳ mai 1878, j'ai fait connaître l'action particulière qu'exerce le sulfate d'ammoniaque sur les solutions naturelles des pigments biliaires et en particulier sur celles de l'urobiline.

Le 25 juin 1878, j'ai lu à l'Académie de médecine un mémoire sur l'extraction des pigments, et en par-

(1) *Archiv für die gesammte Physiologie*, 1871, p. 497.
(2) *Journal de pharmacie et de chimie*, 4ᵉ série 1878, t. XXVIII, p. 159.

ticulier sur l'extraction de l'urobiline de l'urine (1).

Pour obtenir l'urobiline, acidulez légèrement l'urine avec 1 ou 2 grammes d'acide sulfurique par litre de liquide, puis ajoutez à l'urine acidulée assez de sulfate d'ammoniaque pur pour qu'il y ait encore un petit excès de ce sel, alors que la liqueur est revenue à la température du milieu ambiant. Favorisez la dissolution en agitant le mélange à plusieurs reprises à l'aide d'une baguette de verre, puis recevez le liquide trouble sur un filtre. Le liquide s'écoulera presque entièrement décoloré, et le pigment restera sur le filtre.

Tantôt le pigment est entièrement dissous dans l'urine, tantôt il est déjà partiellement précipité. Le mode opératoire reste le même, que l'urine soit trouble ou qu'elle soit limpide.

Si vous abandonnez au repos le mélange d'urine rouge et de sulfate d'ammoniaque, au bout d'un certain temps vous recueillerez le pigment flottant dans la couche supérieure du liquide. Dans d'autres cas, le pigment se rassemble au fond du verre, on décante alors la plus grande partie du liquide surnageant.

L'urobiline brute rassemblée sur le filtre a une couleur jaunâtre qui rappelle celle de l'hydrate de peroxyde de fer. Quand le liquide est complètement égoutté, essorez le filtre entre des feuilles de papier à filtrer, sans lui faire subir un lavage préalable à l'eau distillée, qui dissoudrait à la fois le pigment et le sulfate d'ammoniaque qui l'imprègne. Ce lavage n'est d'ailleurs praticable

____

(1) *Journal de pharmacie et de chimie*, 4ᵉ série, 1878, t. XXVIII, p. 159.

qu'avec une solution aqueuse saturée de sulfate d'ammoniaque, très légèrement acidulée par l'acide sulfurique.

Ces solutions alcooliques évaporées lentement à l'air libre ou à une température peu élevée laissent une matière noire, résinoïde, jaune sur une mince épaisseur, qui ne prend jamais l'aspect cristallin. Cette urobiline est soluble dans l'eau, surtout dans l'eau rendue très légèrement alcaline, dans l'alcool, dans l'éther, le chloroforme, l'alcool amylique.

Le précipité d'urobiline brute contient du sulfate d'ammoniaque, de l'acide urique, divers corps ; on le dessèche à l'air libre de préférence, puis on le traite par l'alcool absolu. Quelques gouttelettes d'ammoniaque destinées à la sursaturation de l'acide libre que retient le précipité facilitent la dissolution du pigment. Il est avantageux de s'aider d'une douce chaleur.

La solution déjà concentrée d'urobiline dans l'alcool absolu ou dans le chloroforme possède une teinte jaune-brun très foncée ; elle est d'un rouge hyacinthe quand elle est plus étendue et vue par transmission, et manifestement jaune-rouille de fer sur les bords quand elle est vue par réflexion.

Comme l'acide urique, l'urobiline me paraît surtout maintenue en dissolution dans l'urine par le phosphate de soude. C'est pourquoi l'addition de l'acide acétique à l'urine brute suffit parfois à en déterminer le dépôt partiel en même temps que celui de l'acide urique.

Examinée au spectroscope, la solution alcoolique de l'urobiline donne une bande d'absorption qui fait disparaître le bleu (particulièrement les portions comprises entre b et F du spectre de Fraünhofer).

Abandonnées à l'air libre, les solutions d'urobiline dans la potasse caustique ou dans l'ammoniaque ne deviennent pas vertes comme les solutions de bilirubine ; en faisant agir sur elles l'acide azotique nitreux, on ne produit point la réaction Gmelin (31) comme avec les pigments biliaires proprement dits.

Quand l'urine a subi un commencement de putréfaction et qu'elle contient déjà des vibrions, à plus forte raison si la putréfaction est avancée, la séparation de l'urobiline par le sulfate d'ammoniaque est moins nette que si l'urine est récente. Ou plutôt le sulfate d'ammoniaque sépare l'urobiline intacte et n'agit que très imparfaitement comme agent de séparation sur l'urobiline déjà transformée par la putréfaction. Aussi l'urine putréfiée, quoique acidulée par l'acide sulfurique, n'est plus qu'imparfaitement dépouillée du pigment par le sulfate d'ammoniaque.

Les raies caractéristiques de l'urobiline disparaissent même de l'urine pourrie qui contenait de l'urobiline (1). Cette modification imparfaitement étudiée de l'urobiline n'est pas la seule qu'il faille prendre en considération. M. Esoff a observé que la solution chloroformique de l'urobiline abandonnée à l'air laisse un résidu qui ne donne plus les raies d'absorption caractéristiques. De mon côté, j'ai vu la solution chloroformique se décolorer lentement d'une façon à peu près complète et déposer des traces

Esoff : *Pfluger's Archiv.*, t. XII, p. 50.

d'un produit que je n'ai pas examiné jusqu'à présent. Et, bien que j'aie constaté plus d'une fois la réduction assez facile de la liqueur de Fehling par ce pigment, j'ai vu aussi cette réaction faire défaut, sans qu'il me soit possible aujourd'hui d'expliquer ce phénomène.

Le dichroïsme des solutions additionnées de chlorure de zinc apparaît dans toute sa splendeur avec des solutions légèrement ammoniacales ; il ne se produit pas instantanément avec toute son intensité, et on l'observe mieux après que le mélange a été laissé à l'air ou a été filtré à plusieurs reprises pour lui donner plus complètement le contact de l'air. En général, les substances dichroïques sont en voie de transformation lente, et ce dichroïsme varie d'intensité à mesure que se produit la transformation qui lui donne naissance. Ce dichroïsme persiste pendant des semaines. Dans les cas ordinaires, je l'ai retrouvé encore très apparent après dix mois dans une solution très colorée d'urobiline additionnée de chlorure de zinc. Je fais provision d'urobiline pour étudier plus complètement ces transformations.

En somme, l'urobiline se comporte comme un acide faible dont les solutions alcalines jouissent d'un grand pouvoir colorant. Les acides ne la précipitent de ses solutions alcalines que d'une façon très incomplète ; le sulfate d'ammoniaque l'isole complètement, à moins qu'elle n'ait subi les effets de la putréfaction.

Les urines riches d'urobiline déposent une partie de ce principe colorant pendant leur refroidissement, alors elles se troublent. L'addition d'une petite quantité d'acide sulfurique à une urine qui contient de l'urobiline aide à la précipitation de l'urobiline beaucoup mieux que ne le fait l'acide acétique.

On a critiqué le choix que j'avais fait de l'acide sulfurique pour rendre plus franchement acides les urines déjà naturellement acides. Ce choix a pourtant ses raisons d'être : l'acide chlorhydrique donne un mauvais résultat, les chlorures ne sont pas des agents de précipitation de l'urobiline ; d'autre part, si l'urine a subi un commencement de putréfaction, l'acide sulfurique produit avec le carbonate d'ammoniaque résultant de la décomposition de l'urée du sulfate d'ammoniaque dont la présence est utile autant que celle du chlorhydrate serait inutile ou nuisible. Enfin, l'acide sulfurique tend à former avec l'urée du sulfate d'ammoniaque par fixation d'eau et dégagement d'acide carbonique ; il assure donc la saturation.

37. L'urobiline en solution alcaline exerce sur la liqueur de Fehling une action réductrice assez marquée ; quelques urines brutes déterminent la précipitation de l'oxyde cuivreux quand on les fait bouillir avec la liqueur de Fehling, tandis que l'urine dépouillée de pigment est sans action réductrice. Il est bon d'ajouter un excès de soude caustique à la liqueur de Fehling bouillante afin que cet excès d'alcali serve à décomposer le sulfate d'ammoniaque, à dégager l'ammoniaque et à permettre le libre effet de la liqueur de Fehling sur l'urine saturée de sulfate d'ammoniaque.

D'autre part, l'urine privée d'urobiline ou d'autres pigments biliaires par le sulfate d'ammoniaque se prête directement dans quelques cas à l'examen au faccharimètre. Le plus ordinairement il faut faire agir un peu de noir animal, soit à froid, soit et préférablement à une douce chaleur, en vue d'obtenir un liquide plus parfaitement décoloré. En tenant compte de l'augmentation de volume qu'a subie le liquide pendant la saturation par le sulfate d'ammoniaque, il est aisé de fixer exactement la quantité de sucre.

38. L'emploi successif du sulfate d'ammoniaque et du noir animal pour la décoloration de l'urine chargée d'urobiline est presque commandé par cette particularité, que les urines à urobiline sont très imparfaitement décolorées par l'acétate basique de plomb. Après l'emploi de ce réactif, l'urine conserve une teinte rouge-hyacinthe qui rend impossible son examen dans les appareils où un liquide à peu près incolore est de toute rigueur.

39. Quand on fait macérer dans l'eau les excréments d'un homme en bon état de santé, la solution filtrée est de couleur rougeâtre. MM. Vanlair et Masius (1) ont donné à cette matière colorante le nom de *stercobiline*; mais M. Jaffé a démontré, à l'aide du spectroscope, que ce produit était l'urobiline dans un état imparfait de pureté.

De mon côté (2), j'ai séparé ce pigment en saturant la macération filtrée des excréments avec du sulfate d'ammoniaque, après une acidulation légère du liquide; le pigment recueilli sur un filtre, puis redissous dans l'alcool ou le chloroforme, produit les raies d'absorption de l'urobiline. Sa solution alcoolique, saturée de chlorure

(1) *Centralblatt für die medicinischen Wissensch.*, 1871, n° 24 et n° 30.
(2) *Journal de pharmacie et de chimie*, août 1878, p. 159.

de zinc, et additionnée au besoin d'une faible quantité d'ammoniaque, puis filtrée, donne une solution dichroïque d'un vert plus ou moins opaque vue par réflexion, et d'un rouge hyacinthe quand on la regarde à la lumière transmise.

40. La présence de l'urobiline dans l'urine ne coïncide que rarement avec un ictère même léger. On rencontre très fréquemment l'urobiline dans les urines de personnes dyspeptiques, il est vrai, mais non fébriles et qui se livrent à leurs occupations habituelles, sans que l'on puisse observer sur elles la plus légère trace d'ictère.

L'ictère appelé hémaphéique par Gubler (1) succède assez souvent à l'ictère ordinaire, caractérisé par la présence de la bilirubine ou de ses dérivés dans l'urine. J'ai eu l'occasion de voir l'ictère hémaphéique précéder l'ictère ordinaire ; ce cas est plus rare.

L'ictère dû à l'urobiline (ictère hémaphéique de Gubler) est d'un jaune ordinairement peu intense, le plus souvent il est limité à la face, aux sclérotiques ; le malade a plutôt une teinte sub-ictérique qu'ictérique, pourtant la face inférieure de la langue présente quelquefois une teinte jaune assez marquée. Jamais l'ictère hémaphéique n'occasionne, comme l'ictère ordinaire, les démangeaisons vives de la peau, la décoloration des matières fécales et leur aspect argileux.

41. Pour caractériser les urines hémaphéiques ou à urobiline, l'école de Gubler ne connaissait guère que la coloration rouge produite par l'acide azotique et la

(1) *Union médicale*, 15 oct. 1857.

coloration melon ou saumon du linge imprégné d'urine brute. A l'aide du sulfate d'ammoniaque il est maintenant possible d'extraire de très notables quantités d'urobiline d'urines sur lesquelles l'acide azotique n'exerce qu'une action douteuse et qui ne peuvent suffisamment colorer le linge. L'action du chlorure de zinc et l'examen spectroscopique mettent hors de tout doute la nature des plus minimes traces de l'urobiline ainsi recueillie.

Beaucoup d'urines concentrées, chargées d'urée, de sels minéraux, contiennent une quantité très appréciable d'urobiline, sans que l'on observe chez les personnes dont elles proviennent autre chose que des troubles digestifs, sans la moindre trace d'ictère. Mais on constate en même temps une grande tendance à l'anémie et un affaiblissement général, avec ou sans fièvre.

La plupart des maladies qui entraînent avec elles la diminution des globules rouges du sang, telles que la phtisie, les affections saturnines et surtout les affections organiques du foie, sont généralement accompagnées, pendant cette déglobulisation, d'urines chargées d'une quantité plus ou moins considérable d'urobiline, et l'on observe en même temps la teinte sub-ictérique décrite sous le nom d'ictère hémaphéique (1).

L'urobiline apparaît aussi dans certaines affections cardiaques qui déterminent une congestion pulmonaire et consécutivement une stase sanguine dans le foie. La pneumonie est une occasion assez fréquente d'un état de

---

(1) Sur l'*ictère hémaphéique*, consultez les thèses de la Faculté de médecine de Paris : 1862, Ph. Durante ; 1869, Nisseron ; 1878, L. Dreyfus-Brisac et la thèse de concours d'agrégation de J. Renaut en 1875.

congestion du foie à la suite duquel l'urobiline se montre en quantité parfois considérable dans l'urine.

Les urines qui doivent leur coloration rouge à de l'urobiline contiennent parfois de l'albumine, ce qui pourrait les faire prendre pour des urines sanguinolentes. Le microscope appliqué à l'examen du sédiment lèverait bientôt tous les doutes. On conçoit d'ailleurs sans peine que dans des cas assez rares une urine sanguinolente contiendrait de l'urobiline.

42. L'urobiline existe concurremment dans certaines urines avec l'uroérythrine ; c'est l'indice d'un état fébrile et presque toujours de quelques troubles intenses des fonctions digestives, fréquemment même d'une affection organique grave du foie.

Les urines qui contiennent à la fois ces deux pigments en quantité un peu notable se troublent pendant leur refroidissement, elles ont des teintes variées, très voisines de celle du soufre doré d'antimoine. Après vingt-quatre heures de repos, si l'on filtre le liquide, l'uroérythrine reste en presque totalité sur le filtre qu'elle colore en rouge rosé à l'état humide, et en rose après sa dessiccation. Le liquide filtré contient l'urobiline presque dépouillée d'uroérythrine, aussi la coloration du liquide filtré est-elle bien différente de celle du liquide brut.

43. La bilirubine, la biliverdine et leurs dérivés peuvent se rencontrer dans une urine en même temps que l'urobiline. On n'obtiendrait pas une réaction nette avec l'acide azotique. Il conviendrait alors de précipiter les pigments par le sulfate d'ammoniaque, après une légère

acidulation de l'urine par l'acide sulfurique, puis de traiter le précipité recueilli sur le filtre par l'eau distillée rendue très faiblement ammoniacale. Cette solution contiendra surtout l'urobiline que l'on caractérisera par le chlorure de zinc et par le spectroscope. Les autres pigments resteront presque totalement sur le filtre, on les dissoudra dans l'alcool et dans l'éther, puis on évaporera les liquides. Sur les résidus privés d'alcool et dissous dans une solution alcaline faible on fera agir l'acide azotique nitreux, l'eau bromée.

44. Hydrobilirubine. — M. Richard Maly (1) avait donné le nom d'*hydrobilirubine* au produit de l'action réductrice de l'amalgame de sodium sur la bilirubine et ses dérivés (biliverdine, biliprasine) en solution dans une lessive faible de soude ou de potasse caustique. Il se dégage de l'hydrogène; la liqueur saturée d'acide chlorhydrique dépose une matière brune considérée tout d'abord comme un produit particulier, mais aujourd'hui reconnue identique à l'urobiline.

Cette transformation des pigments biliaires proprement dits en urobiline s'effectue normalement dans l'intestin sans que l'on sache jusqu'à présent quels sont les agents de cette transformation.

45. Mélanurie. — Des urines brunâtres, parfois presque noires, ont été signalées dans les cas de cancer mélanique du foie; dans ces dernières années plusieurs cas ont été publiés (2).

La matière noire de l'urine varie en raison inverse de la quantité d'urine rendue chaque jour, elle est à peu près proportionnelle au poids des matières fixes. Elle n'est pas suffisamment connue; je n'ai pas réussi à l'ex-

(1) *Annalen der Chemie und Pharmacie*, t. CLXI, p. 368. *Centralblatt f. d. medicin. Wissensch.*, 1871, n° 54.

(2) Eiselt, *Prager Vierteljahrschrift für die praktische Heilkunde*, t. LXXVI, p. 47. Fr. Ganghofner et Alf. Pribram, même recueil, 1876, t. CXXX, p. 77.

traire, comme les pigments biliaires, par exemple, à l'aide du sulfate d'ammoniaque.

J'ai vu quelques urines mélaniques, mais, faute d'avoir les malades sous les yeux, je n'ai pas pu en faire une étude complète.

A la veille de la mort du patient, une urine de couleur d'infusion de café très concentrée contenait 36 grammes d'urée par litre. Saturée de sulfate d'ammoniaque, elle a donné un abondant dépôt d'urobiline. La matière brunâtre est restée en solution. L'urine ne contenait ni pigments normaux de la bile, ni albumine, mais un petit nombre de leucocytes et quelques globules graisseux. Le lendemain, l'urine recueillie à l'autopsie ($D = 1,027$ à la température 17°) contenait $24^{gr},7$ d'urée et les mêmes éléments que la précédente. La bile extraite de la vésicule biliaire avait les qualités normales, elle était jaune, légèrement alcaline et ne laissait que $48^{gr},69$ de résidu sec à 100° par kilogramme.

Quelques urines de couleur brunâtre, parfois d'une teinte brunâtre très foncée, sont entièrement débarrassées de tout ce pigment par saturation du liquide par le sulfate d'ammoniaque après une très légère acidulation. Ce sont des urines qui contiennent du sang, par conséquent aussi de l'albumine, et ce sang a longtemps séjourné dans l'urine.

Quelquefois l'urine est brunâtre après l'usage du goudron ou de l'acide phénique. (Voir ACIDE PHÉNIQUE.)

46. Uroérythrine. — On donne ce nom au pigment de couleur rose qui se fixe sur les urates et se dépose en même temps qu'eux pendant le refroidissement des urines fébriles. Le sédiment brut colore en rose l'alcool bouillant, mais le plus souvent après l'addition de quelques gouttes d'ammoniaque. L'éther ne le dissout pas sensiblement. Le plus ordinairement ce pigment rosé est accompagné d'une quantité variable d'urobiline qui communique à sa solution ammoniacale une belle coloration orangée. L'addition d'un peu de chlorure de zinc donne lieu au dichroïsme vert et rouge qui sert à caractériser l'urobiline.

Les difficultés que présente la préparation d'une quantité notable d'uroérythrine pure ont rendu jusqu'à présent son étude très imparfaite. Suivant que l'on fait agir sur l'uroérythrine des dissolvants neutres, légèrement acides ou alcalins, elle se dissout ou résiste à leur action ; de là des différences marquées dans la description qu'en ont faites les divers auteurs.

47. Urohématine. — M. G. Harley (1) décrit, sous le nom d'*urohématine* (*urohæmatin*), une matière colorante qui a quelques points de ressemblance avec l'urobiline, et dans les cendres de laquelle il a trouvé une petite quantité de fer. Les conditions dans lesquelles ce produit est obtenu ne permettent pas de le considérer comme un produit naturel ; c'est un mélange dû à l'action des réactifs sur les divers éléments colorés de l'urine.

Urorubrohématine. Urofuscohématine. — Ces deux noms ont été donnés par M. Baumann à des matières colorantes pathologiques de l'urine observées chez un malade atteint de lèpre (*Deut. chem. Gesellsch.*, t. VII, p. 1170).

48. Urines bleues, urines violettes.

— On rencontre dans certaines urines une teinte bleue ou violette, apparente surtout à la surface du liquide et sur les parois du vase. Le plus souvent ce sont des urines putrides, qui déposent après leur exposition à l'air cette matière d'un bleu plus ou moins net ; la matière colorante est mélangée au phosphate de chaux, au phosphate ammoniaco-magnésien et aux divers éléments anatomiques. L'urine d'un homme n'en peut que rarement donner plus d'un centigramme par jour, mais la puissance colorante de ce produit est considérable, aussi l'œil suffit à en reconnaître une quantité infiniment petite.

(1) *The urine and its derangements*, p. 99. London, 1872.

Quand on filtre une urine à teinte violacée, le filtre prend une teinte bleue très apparente, et le liquide retient encore en dissolution une partie du principe colorant dont la teinte est plus manifestement rouge. Cette expérience, facile à faire avec la plupart de ces urines violacées, indique déjà que la matière violette doit sa coloration à un mélange de bleu et de rouge. En traitant le filtre bleu ou bleu violacé par l'alcool bouillant, ce liquide prend une coloration bleue, plus souvent d'un bleu violacé.

D'autre part, si l'on agite une de ces urines à reflets violacés avec de l'éther ou du chloroforme, l'éther et le chloroforme décantés et filtrés ont une coloration rosée ou rouge rosé tirant sur le violet qui est des plus caractéristiques. J'ai indiqué ce caractère pour la première fois dans une étude sur les urines à sédiment violet publiée dans le *Bulletin général de thérapeutique*, du 30 septembre 1871.

De ces données il est facile de conclure que les urines violettes doivent leur coloration à un mélange d'une matière bleue qui a été reconnue pour de l'indigotine par EDW. SCHUNCK (déjà nommée *uroglaucine* par HELLER), et d'une matière rouge plus soluble que la précédente dans les divers réactifs et qui a reçu les noms d'*indigo rouge* ou *indirubine* de SCHUNCK (1), et d'*urrhodine* de HELLER (2).

49. *Extraction de l'indigotine et de l'indirubine (matière*

(1) EDW. SCHUNCK, *On the occurence of indigo in urine* (London, Edinburgh and Dublin *Philosophical Magazine*, t. X, 1855, p. 73 ; t, XIV, 1857, p. 288 ; t. XV, 1858, p. 29, 117, 183).
(2) HELLER's *Archiv*, 1846, p. 21.

colorante bleue et matière colorante rouge de l'urine). —
L'urine qui contient la matière bleue est rendue légèrement acide, puis filtrée. Quand on a réuni quelques
filtres de papier imprégnés de matière bleue, on les
traite par l'alcool concentré bouillant, à plusieurs reprises, et l'on évapore à siccité, à une basse température,
les liquides alcooliques violets. Le résidu de l'évaporation, lavé à l'eau distillée froide, cède à ce liquide quel-

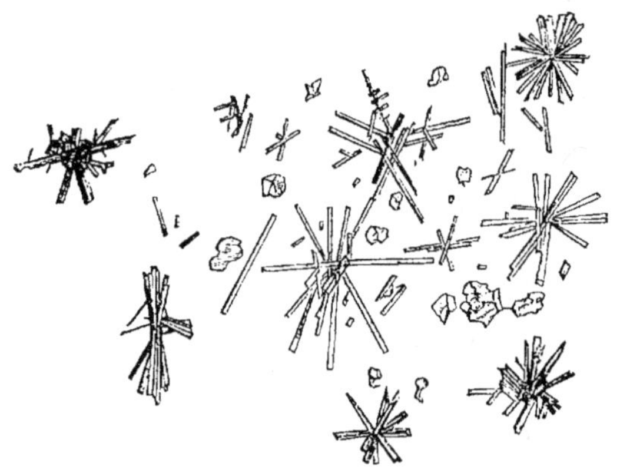

Fig. 10. — Indigotine de l'urine cristallisée dans l'alcool.

ques sels solubles et des matières extractives ; on recueille
le dépôt sur un petit filtre qui a servi préalablement à
filtrer les eaux de lavage. Puis ce filtre est à son tour
traité par l'alcool concentré bouillant, à plusieurs reprises ; la liqueur alcoolique violette abandonnée à l'évaporation spontanée, dans une capsule recouverte d'une
feuille de papier, dépose d'abord des traces de matières
grasses ; dès que ce premier dépôt s'est formé, le liquide
alcoolique est décanté dans une nouvelle capsule, où il
dépose *par une évaporation très lente* des cristaux assez

nets et volumineux de matière bleue (fig. 10). La matière rouge reste surtout dans les eaux mères ; on la sépare de la matière bleue par des lavages avec de l'alcool étendu de son volume d'eau.

Les eaux mères alcooliques de ce traitement peuvent être évaporées à une douce chaleur et jusqu'à siccité en vue d'obtenir l'indirubine. Le résidu est lavé à l'eau distillée, après quoi on le traite par l'alcool à 60 p. 100 qui dissout l'indirubine ; avec le temps cette solution alcoolique dépose quelques cristaux d'indigotine. L'indirubine reste en solution dans l'alcool qu'elle colore en beau rouge.

Pour obtenir l'indirubine plus aisément, je filtre l'urine brute, je l'acidule par l'acide acétique ou par l'acide chlorhydrique et je l'agite avec du chloroforme. Ce liquide se colore en violet ; je le filtre, puis je l'évapore. Le résidu est lavé à l'alcool à 50 ou 60 pour 100, qui dissout la matière rouge bien moins chargée de violet que si l'on avait fait agir sur l'urine brute l'éther sec à la place du chloroforme.

50. **Indigotine**, $C^{16}H^5AzO^2$. — L'indigotine existe quelquefois dans l'urine à l'état de cristaux bleus, transparents s'ils sont minces et presque noirs et opaques s'ils sont épais. Ils ont la forme de prismes droits allongés, dont les extrémités sont fréquemment taillées en biseaux, et dont les arêtes sont quelquefois remplacées par des facettes. Ces cristaux sont libres le plus souvent, plus rarement ils sont groupés en masses irrégulières, ou bien ils affectent la forme de longues aiguilles disposées comme des rayons à partir d'un point central.

Cette indigotine est à peine soluble dans l'alcool concentré, qu'elle colore en bleu ; l'éther et le chloroforme n'en dissolvent que des traces d'autant plus minimes que le produit est plus pur et plus complètement débarrassé de l'indirubine.

Les solutions d'indigotine de l'urine dans l'alcool ordinaire ou dans l'alcool méthylique, obtenues à chaud, sont décolorées par le sulfhydrate d'ammoniaque, par le chlore et par les vapeurs nitreuses.

Elle se dissout dans l'acide sulfurique concentré, surtout à l'aide d'une douce chaleur ; la solution est bleue, elle est décolorée par le chlore et par les vapeurs nitreuses. L'eau en précipite une matière bleue.

Ces caractères sont aussi ceux de l'indigotine extraite de l'indigo des *Indigofera*.

Examinées au spectroscope, les solutions d'indigotine dans l'acide sulfurique donnent une bande d'absorption entre les lignes C et D, laquelle s'étend au delà de D si la solution est plus concentrée.

51. On rencontre fréquemment dans l'urine des personnes jouissant d'un parfait état de santé des fragments sous formes irrégulières, de couleur bleue, d'une transparence plus ou moins grande. Quelques rares urines déposent des cristaux bleus, assez régulièrement prismatiques, ordinairement terminés par des troncatures obliques, et qui possèdent les qualités de l'indigotine. Il serait téméraire d'affirmer que les cristaux d'indigotine obtenus par sublimation, et ceux de la matière bleue des urines cristallisée spontanément dans l'urine ou artificiellement par le procédé que je décris (49) sont abso-

lument identiques, bien qu'ils paraissent appartenir au même système cristallin. Parfois aussi la matière bleue se fixe sur des fragments épithéliaux qui en restent imprégnés en quelque sorte comme l'est une fibre organique au sortir d'un bain de teinture. La plupart de ces urines ne colorent ni l'éther ni le chloroforme après une agitation suffisante, et l'acide chlorhydrique n'y manifeste pas la présence de l'indicane à un degré plus élevé que dans les urines où ces fragments bleus font défaut.

52. **Indirubine** (Schunck) ou **urrhodine** (Heller). — La matière rouge n'est pas soluble dans l'eau quand elle est pure, mais elle est soluble dans l'eau ammoniacale, ce qui explique sa solubilité dans l'urine putride. Elle se dissout bien dans l'alcool, l'éther, le chloroforme. Ses solutions alcooliques rappellent les belles teintes de la fuchsine. Son pouvoir colorant est immense.

Je n'ai pas réussi à la faire cristalliser.

L'acide sulfurique dissout l'indirubine sans se colorer bien manifestement, la solution étendue d'eau dépose de l'indirubine apparemment inaltérée.

Le sulfhydrate d'ammoniaque, le chlore, les hypochlorites alcalins décolorent instantanément les solutions d'indirubine. Le noir animal produit le même effet.

Cet effet du sulfhydrate d'ammoniaque explique pourquoi une urine putréfiée (chargée de carbonate et de sulfhydrate d'ammoniaque) est d'abord à peine colorée, puis elle se colore quand on la filtre ou qu'on l'agite à l'air après l'avoir légèrement acidulée ; c'est un effet du contact de l'oxygène. D'autres agents de réduction produiraient le même résultat, absolument comme dans la cuve à indigo blanc des teinturiers.

53. *Préparation de l'indicane.* — Versez de l'acétate basique de plomb dans une urine récente tant qu'il se produira un précipité, filtrez et rejetez ce premier précipité. Dans le liquide filtré, versez de l'ammoniaque, recueillez le précipité, divisez-le dans l'alcool et faites passer dans la bouillie claire un courant d'hydrogène sulfuré. Filtrez la liqueur alcoolique quand le plomb sera tout entier séparé à l'état de sulfure, lavez le précipité avec un peu d'alcool, évaporez le liquide au bain-marie d'abord, puis sur l'acide sulfurique. Le résidu sirupeux contient de l'indicane, parfois avec un peu de sucre. On détruit ce dernier corps en agitant le liquide avec de l'oxyde de cuivre récemment précipité, et on enlève le cuivre dissous en faisant passer quelques bulles d'hydrogène sulfuré (HOPPE-SEYLER).

Cette solution sirupeuse d'indicane traitée par deux ou trois fois son volume d'acide chlorhydrique fumant donne peu à peu une couche cuivrée. Ce dépôt recueilli sur un filtre après plusieurs jours cédera à l'éther l'indirubine, et l'indigotine restera presque en totalité sur le filtre. En abandonnant à l'évaporation spontanée la solution alcoolique de l'indigotine, on obtiendra des cristaux semblables à ceux de la figure 10.

54. *Caractères de l'indicane.* — Pour reconnaître l'indicane, les auteurs anglais et allemands chauffent l'urine brute avec un dixième de son volume d'acide chlorhydrique fumant ; dans d'autres cas, ils opèrent à froid, et versent dans l'urine deux ou trois fois son volume du même acide. Une coloration violette apparaît, laquelle décèle la présence de l'indicane. Cette matière violette est considérée comme un mélange d'indigotine et d'indirubine.

L'acide azotique transforme l'indigotine en isatine ; aussi n'est-ce pas sans quelque surprise que j'en vois recommander l'emploi pour la recherche de l'indigotine. Mais, dans une urine putride, chargée de sulfhydrate d'ammoniaque dont l'action éminemment réductrice s'oppose à l'apparition de l'indigotine libre, on conçoit qu'une addition très-modérée d'acide azotique fasse apparaître la matière bleue. — D'autre part, l'acide azotique en quantité un peu notable réagit sur le chlorure de sodium de l'urine, dégage des produits chlorés qui détruisent l'indigotine, aussi ne saurait-on faire usage de l'acide azotique avec trop de circonspection.

55. M. Jaffé (1) ajoute à 10 c. c. d'urine un volume égal d'acide chlorhydrique fumant, puis il verse goutte à goutte une solution saturée de chlorure de chaux. Suivant la proportion d'indicane le mélange se colore en rouge, violet, vert ou bleu, et laisse toujours sur le filtre une teinte bleue.

56. Je ne considère pas comme une preuve absolue de la présence de l'indicane dans l'urine la coloration violacée ou rouge violacée que l'acide chlorhydrique produit dans l'urine. D'une part, les urines albumineuses prennent assez aisément une coloration violette sous l'influence de l'acide chlorhydrique, surtout si cet acide est employé à chaud et en assez grande proportion. D'autre part, les urines chargées d'urobiline sont assez fortement colorées en violet par l'acide chlorhydrique. Dans aucun de ces cas l'agitation du liquide avec le chloroforme ou l'éther ne donnera de l'indirubine. Enfin le passage dans l'urine de certaines matières résinoïdes (du cubèbe et de la valériane, par exemple, peut donner avec l'acide chlorhydrique des colorations qui induisent en erreur. Dans ces essais il faut faire usage d'acide chlorhydrique *pur* pour ne pas compliquer les réactions ; l'acide ordinaire contient du perchlorure de fer qui colore en violet divers produits qui passent dans l'urine.

57. **Indicane**. *Théorie de M. Edw. Schunck*. — Les deux matières (bleue et rouge) qui viennent d'être décrites proviennent du dédoublement d'une substance incolore que M. Schunck appelle *indicane* ($C^{52}H^{33}AzO^{36}$).

L'indicane existe naturellement dans les plantes qui fournissent de l'indigo ; elle se dédouble au contact des acides minéraux en indigotine et en indirubine. Il se produit en même temps un sucre particulier,

(1) *Virchow's Archiv*, 1877, t. LXX, p. 72.

l'*indiglucine*, lequel ne peut fermenter, enfin des traces d'acides acétique et formique.

L'indicane de M. Schunck et l'*uroxanthine* de M. Heller paraissent être le même produit. L'uroxanthine se dédouble en indigo bleu (*uroglaucine*) et indigo rouge (*urrhodine*).

La fermentation de l'urine est indiquée par M. Hassall comme un moyen de mettre l'indigotine en liberté ; M. Schunck ne paraît pas favorable à ce mode d'action, parce qu'à l'abri de l'air l'urine putride tend à transformer l'indigo bleu en indigo blanc. — Aussi quand les urines sont putrides, ce n'est guère qu'à leur surface et sur les parties supérieures des parois du vase que la matière violette se montre avec netteté.

58. *Théorie de l'indol.* — La théorie de M. Schunck n'a jamais été établie nettement quant à la formation de la matière indigogène dans l'urine et aux causes naturelles de son dédoublement. J'ai bien vainement tenté, en 1871, d'en vérifier tous les termes.

D'après M. E. Baumann, dans l'action des acides dilués sur la matière indigogène de l'urine il n'y a pas production de sucre, par conséquent cette matière indigogène n'est pas un glycoside identique à celui que M. Schunck avait étudié dans le pastel (*Isatis tinctoria*). La matière indigogène de l'urine est un acide assez énergique que l'acide oxalique et les acides minéraux séparent de ses sels. Cette matière dérive de l'indol, elle est combinée avec l'acide sulfurique, elle est en plus grande quantité dans l'urine si la viande sert plus exclusivement d'aliment (1).

L'indicane, d'après M. Jaffé, provient de l'indol qui se forme pendant la décomposition des matières albumineuses dans le corps des animaux. Aussi un chien nourri de viande, dont l'urine ne contenait que 4 à 5 milligrammes d'indigo par litre pendant l'état de jeûne, en produisait 16 à 17 milligrammes quand on le nourrissait de fibrine et une quantité encore plus élevée quand il recevait chaque jour 600 grammes de viande (E. SALKOWSKI) (2).

La ligature de l'intestin grêle détermine chez les animaux le passage d'une plus grande quantité d'indicane que dans l'état normal ; la ligature du gros intestin paraît à peu près sans influence. Dans un cas grave d'iléus avec occlusion principalement de l'intestin grêle, M. Jaffé a constaté $0^{gr},0984$ d'indigo. Dans un cas d'occlusion du gros intestin avec péritonite le poids de l'indigo ne s'élevait qu'à $0^{gr},036$.

Après la ligature de l'intestin grêle chez les chiens (3), c'est en général, vers le troisième jour qui suit la ligature, que l'on observe la quantité maxima d'indigo dans l'urine ; la proportion d'indigo peut devenir vingt fois plus grande que dans l'état de libre circulation intestinale.

(1) BAUMANN, *Zeitschrift f. phys. Chemie*, t. I, p. 60-69.
(2) *Berichte d. chem. Gesellsch.*, t. IX, p. 188.
(3) MAX JAFFÉ, in *Virchow's Archiv*, t. LXX, p. 72-111.

Chez l'homme, les affections fébriles n'exercent pas une influence marquée sur l'augmentation de la quantité d'indigo de l'urine ; il faut en excepter les affections intestinales qui donnent lieu à de la diarrhée (typhus, catarrhe intestinal), mais la quantité de l'indicane n'est pas accrue en raison de la fièvre.

Pour M. Jaffé, la quantité d'indigo de l'urine s'accroît dans les cas d'iléus en proportion de celle de l'indol dans le canal intestinal. Si, préalablement avant la ligature de l'intestin, l'animal a pris une quantité considérable de viande, la proportion d'indicane dans l'urine atteint son maximum. Au contraire, si l'animal n'a reçu que des aliments non azotés, cet accroissement de la proportion de l'indicane est nul ou très faible. Quand la circulation intestinale est arrêtée, la peptone, la leucine, la tyrosine ne sont pas éliminées de l'intestin par l'absorption, et l'indol se produit en plus grande proportion, absolument comme si l'on faisait putréfier des matières azotées dans un vase après une addition de suc pancréatique. Sous l'influence des bactéries, les sucs digestifs produisent avec les substances albuminoïdes une grande quantité d'indol dans l'intestin, dont la résorption accroît la quantité d'indicane de l'urine.

Dans la péritonite diffuse, on constate aussi une quantité plus forte d'indigo dans l'urine.

Les affections chroniques plutôt que les maladies aiguës donnent lieu à une augmentation dans l'excrétion de l'indicane, principalement dans les cas de consomption ; c'est ce que l'on observe tout particulièrement dans la grande généralité des cas de carcinome stomacal. Dans la phthisie avancée et l'atrophie granuleuse des reins, on constate habituellement un accroissement de la quantité d'indicane dans l'urine (H. Senator) (1). Très-fréquemment, mais d'une façon régulière et constante, M. Senator a observé une élimination considérable de chaux par les urines en même temps qu'une plus grande quantité d'indicane.

Une plus grande quantité d'indicane dans l'urine dans un cas de péritonite était accompagnée d'une proportion considérable de produits phéniqués : un litre d'urine a donné 1^{gr},5 de triphénol, au lieu de 4 milligrammes que contient l'urine normale. En général, l'indicane et la matière qui donne par sa décomposition le phénol de l'urine varient à peu près dans les mêmes rapports (Salkowski) (2).

59. *Dosage de l'indicane.* — A 1500 c.c. d'urine humaine, M. Jaffé (3) ajoute un lait de chaux pour la rendre alcaline et assez de chlorure de calcium pour précipiter les phosphates. Après douze heures de repos, la partie liquide sera décantée et la partie trouble jetée sur un filtre ; les liquides réunis seront concentrés au bain-marie en consistance si-

(1) *Centralbl. d. medicin. Wissensch.*, 1877, n°s 20, 21, 22.
(2) *Jahresbericht für Thier-Chemie*, t. VII, 1877.
(3) *Pflüger's Archiv f. Physiol.*, t. III.

rupeuse. Dans cet état, le liquide sera rendu alcalin (s'il ne l'est déjà) par une addition de carbonate de soude, puis chauffé pendant quelques minutes avec 500 c.c. d'alcool concentré. Après un repos de douze heures destiné à rendre la précipitation plus complète, le liquide sera filtré, et l'alcool retiré par distillation. Le résidu de cette opération sera dissous dans une grande quantité d'eau, puis additionné d'une solution très-étendue de perchlorure de fer dont on évitera un excès. Après la séparation du précipité ferrique, le liquide filtré sera additionné d'ammoniaque, chauffé jusqu'à l'ébullition, filtré de nouveau pour séparer l'oxyde de fer, enfin réduit par l'évaporation à 200 c.c. environ.

Ce liquide obtenu, on procède au dosage de l'indicane de la façon suivante : on prend 20 à 40 c.c. du liquide précédent, on l'étend d'eau peu à peu de telle façon que 10 c.c. du mélange additionné d'un égal volume d'acide chlorhydrique donne une teinte bleue appréciable quand on y verse une goutte d'une solution saturée de chlorure de chaux. De nombreux essais ont appris que pour que cette réaction finale soit encore appréciable, le nombre des dilutions du liquide, à la dernière desquelles correspond la réaction finale, est à peu près le double du nombre des gouttes de la solution de chlorure de chaux qui indique le maximum du rendement d'indigo pour 100 c.c. d'indicane.

Ainsi une solution d'indicane étendue de dix fois son volume d'eau donne encore la coloration bleue limite, elle exigera pour sa complète décomposition environ cinq gouttes de solution de chlorure de chaux, et dix gouttes si la solution d'indicane avait été diluée au vingtième.

On prend 200 c.c. du liquide urinaire qui correspond au volume primitif de l'urine, on y ajoute un égal volume d'acide chlorhydrique, et en agitant sans cesse le mélange la solution de chlorure de chaux (environ 240 gouttes sont nécessaires pour obtenir la réaction finale avec 200 c.c. de liquide dilué au vingtième) et on laisse l'indigo se déposer pendant douze heures. On traite ce dépôt par l'acide chlorhydrique, on le recueille sur un filtre taré, on le lave à l'eau froide, à l'eau chaude, à l'eau ammoniacale, finalement on le pèse après l'avoir desséché à 105°.

Une autre méthode plus simple, fondée sur la comparaison de l'intensité de coloration de deux solutions, dont l'une d'une richesse en indigo bien déterminée, a été donnée par M. Salkowski (*Virchow's Archiv*, 1876, t. LXVIII, p. 407).

60. États pathologiques qui font apparaître de plus grandes quantités d'indigotine dans l'urine. — Les urines albumineuses contiennent assez souvent des fragments d'indigotine ou déposent un mélange d'indigotine et d'indirubine.

Dans la cystite, l'urine n'est ordinairement pas albumineuse ou ne renferme qu'une quantité d'albumine des plus minimes, on trouve un nombre plus ou moins considérable de leucocytes, et assez fréquemment de l'indigotine libre. Ces urines abandonnées à l'air deviennent parfois violettes à leur surface ; si on les agite avec de l'éther, ce liquide se sépare avec une teinte rose violacée.

Dans les cas d'affections de la moelle épinière, on rencontre fréquemment l'indigotine et l'indirubine. J'ai décrit l'une de ces urines (1).

L'indigotine et l'indirubine existent surtout dans les urines des cholériques ; l'éther ou le chloroforme en manifeste immédiatement la présence ; dans quelques cas l'acide chlorhydrique ou la putréfaction du liquide en opérant le dédoublement de l'indicane mettra ces deux substances en liberté.

M. Rosenstein a trouvé dans deux cas de maladie d'Addison 53 et 80 milligrammes d'indigo.

Indications bibliographiques. — L. Cantin : *Journal de chimie médicale*, 1833, t. IX, p. 104. — Braconnot : *Annales de chimie et de physique*, 2e série, 1825, t. XXIX, p. 252. — Julia Fontenelle : *Archives générales de médecine*, 1823, t. II, p. 104. — *Archiv für pathol. anat.*, t. 1, p. 423. — Arthur Hill Hassall : *Philosoph. Transactions*, 1854, p. 297, et *Proceedings of the Royal Society*, 16 juin 1853. — J. A. Carter : On indican in the blood and urine. *Edinburgh medical Journal*, 1859.

61. Matières colorantes diverses. — *Rhubarbe, séné*. — Des urines de couleur jaune ou jaune orangé foncé doivent leur coloration à la présence de l'acide chrysophanique que l'on rencontre en quantité variable dans la rhubarbe, le séné, la poudre de Goa.

Ces urines ont une coloration qui les fait aisément confondre avec les urines ictériques ; on les en distingue facilement en versant un alcali caustique (potasse, soude ou ammoniaque). En présence des alcalis l'acide chrysophanique donne une solution d'un rouge plus ou moins intense, qui est plus net après la filtration du liquide, car l'alcali produit en même temps un précipité de phosphate de chaux et de magnésie qui trouble le liquide et nuit à la netteté de la réaction.

On peut d'ailleurs isoler les principes colorants de la rhubarbe à l'aide de la méthode que j'ai décrite pour

(1) *Bulletin général de thérapeutique*, septembre 1871.

l'extraction des pigments biliaires et de l'urobiline en particulier. On sature l'urine de sulfate d'ammoniaque, en ayant soin de la rendre préalablement légèrement acide par une addition d'acide sulfurique, on filtre en présence d'un petit excès de sulfate d'ammoniaque ; ce pigment reste sur le filtre ; on traite ce filtre par l'ammoniaque et l'on obtient une liqueur d'un rouge intense pour peu qu'elle renferme d'acide chrysophanique.

Les urines qui contiennent les principes colorants de la rhubarbe déposent ordinairement des cristaux d'oxalate de chaux ; ce sel existe dans une proportion assez considérable dans les racines de rhubarbe.

Le séné contient également de l'acide chrysophanique qui passe dans l'urine et peut y être caractérisé par les alcalis caustiques, comme il vient d'être dit pour la rhubarbe.

62. *Santonine.* — L'usage du *semen contrà* ou de la santonine qui en est extraite donne à l'urine la faculté de devenir rouge ou rosée quand on l'additionne de potasse caustique. Cette coloration rosée disparaît par une addition d'acide, elle apparaît de nouveau dès que le liquide est rendu suffisamment alcalin.

M. Mialhe (1) a reconnu que la santonine traitée par l'acide azotique bouillant se transforme en un composé nouveau que les alcalis colorent en rouge.

63. **Caractères distinctifs des urines après l'usage de la rhubarbe et de la santonine.** — La coloration rouge que l'addition de la soude caustique pro-

____

(1) *Compt. rend. de l'Acad. des sc.*, 1858, t. XLVII, p. 413.

duit dans les urines après l'usage de la rhubarbe est stable, tandis qu'elle disparaît en 24 à 48 heures dans les urines à santonine.

Les carbonates de soude et d'ammoniaque colorent promptement en rouge les urines à rhubarbe et lentement celles à santonine.

Les agents réducteurs (la poudre de zinc, l'amalgame de sodium) font disparaître la coloration rouge de la rhubarbe, tandis que celle qui est due à la santonine leur résiste.

L'eau de baryte et le lait de chaux précipitent l'acide chrysophanique et l'eau n'enlève pas le principe colorant au précipité. Avec la santonine, le pigment reste en solution et conserve sa coloration rouge (IMMANUEL MUNK) (1).

ACIDE URIQUE, $C^{10}H^4Az^4O^6 + 2HO$,

C = 35,715, H = 1,19, Az = 33,33, O = 19,05, Eau = 10,715.

64. L'acide urique n'existe qu'en petite quantité dans l'urine. L'acide urique contient une quantité considérable d'azote, il est donc avec l'urée une des formes principales que revêtent les matières azotées de l'alimentation qui ont été désassimilées dans l'acte de la nutrition. Tandis que l'urée est très-soluble dans l'eau et dans l'alcool, l'acide urique pur y est à peu près insoluble, et ses combinaisons naturelles sont elles-mêmes très-peu solubles, aussi l'acide urique apparaît-il spontanément après un repos suffisant dans la plupart des urines, tantôt

(1) *Virchow's Archiv*, t. LXXII, p. 136.

libre, tantôt à l'état d'urate. L'acide urique se retrouve également dans le sang, dans les concrétions articulaires des goutteux. Il constitue presque en totalité les excréments de certains serpents, il existe en quantité assez considérable dans la plupart des excréments d'oiseaux et dans le guano. L'acide urique existe dans presque tous les sédiments d'urines acides ; il constitue à lui seul des calculs parfois volumineux ; on le retrouve au moins en petite quantité dans le plus grand nombre des calculs phosphatiques, surtout dans leur partie centrale.

65. A l'état de pureté, l'acide urique est blanc, cristallisé, à peu près insoluble dans l'eau froide ; il faut au moins 1500 grammes d'eau distillée pour dissoudre 1 gramme d'acide urique pur. Il se dissout dans 1800 ou 1900 parties d'eau bouillante. La solution aqueuse faite à froid ne rougit pas le papier de tournesol ; la solution aqueuse saturée à chaud rougit manifestement le papier de tournesol. L'alcool, l'éther, les carbures d'hydrogène ne dissolvent pas l'acide urique. Il n'est pas notablement soluble dans les acides minéraux très-étendus, mais il se dissout aisément dans l'acide sulfurique concentré, l'eau dépose l'acide urique de cette combinaison.

Les alcalis caustiques transforment l'acide urique en urates très solubles dans un grand excès d'alcali. L'acide urique enlève une partie de leurs bases aux phosphates, aux borates, aux benzoates, à divers sels alcalins, et passe à l'état d'urate alcalin ; le mélange devient acide (§ 15).

Si l'on traite une bouillie d'acide urique et d'eau par de l'oxyde puce ou bioxyde de plomb (PbO^2) on produit de l'allantoïne, de l'acide oxalique et de l'urée ; un excès de l'agent oxydant donne de l'acide carbonique et de l'ammoniaque. En substituant le permanganate de potasse au bioxyde de plomb, la réaction a lieu suivant l'équation :

$$C^{10} H^4 Az^4 O^6 + H^2 O^2 + O^2 = (CO^2)^2 + C^8 H^6 Az^4 O^6.$$

Acide urique.   Allantoïne.

due à MM. Claus et Emde.

L'iode agit également sur l'acide urique comme un agent d'oxydation, en présence de l'eau, ce qui explique la décoloration de l'iodure bleu d'amidon par l'urine.

L'acide urique se décompose quand on le chauffe ; il brunit, noircit peu à peu, dégage de l'urée, de l'acide cyanhydrique, des produits ammoniacaux et pyrogénés mal définis, enfin il reste dans la cornue un résidu de charbon. Sur les parois dè l'appareil on trouve des cristaux d'acide cyanurique.

L'acétate basique de plomb précipite entièrement l'acide urique de ses solutions salines, aussi a-t-on fréquemment recours à ce réactif pour débarrasser l'urine de l'acide urique, des urates, des matières colorantes et de divers produits.

66. Une solution d'acide urique dans la potasse caustique versée dans la liqueur de Fehling donne un précipité blanc qui paraît constitué par de l'urate d'oxyde cuivreux ; sous l'influence d'une ébullition prolongée il se sépare de l'oxyde rouge de cuivre. Il se produit en même temps de l'urée, de l'allantoïne et de l'acide

oxalique. Le réactif de Schweizer (oxyde de cuivre ammoniacal) est également réduit par l'acide urique (O. Loew) (1), l'urée et l'acide oxalique sont les produits de cette réaction.

La solution alcaline d'acide urique réduit rapidement à chaud la solution d'azotate d'argent en donnant de l'argent métallique ; elle décolore la solution sulfurique d'indigo.

67. L'acide urique peut être caractérisé :

1° Par l'examen au microscope de ses formes cristallines ; 2° par l'action successive de l'acide azotique et de l'ammoniaque.

68. Formes cristallines de l'acide urique. — L'acide urique brut, déposé spontanément ou après une addition d'un acide à l'urine, est presque toujours coloré en jaune, en roux, en orangé, parfois en rouge ou en vert, parce qu'il entraîne avec une grande facilité les diverses matières colorantes de l'urine normale ou pathologique. L'acide urique s'empare de la matière colorante, il la fixe comme le ferait l'albumine, une membrane ou un tissu de soie ou de laine ; cette teinture de l'acide urique est assez solide pour qu'elle ne puisse être détruite la plupart du temps qu'en faisant agir des réactifs énergiques sur l'acide urique ainsi coloré.

La forme cristalline fondamentale de l'acide urique est un prisme droit à base rectangle, que l'on observe quelquefois dans l'urine, mais le plus souvent la forme primitive disparaît et fait place à d'innombrables formes

____

(1) *Journal f. prakt. Ch.*, t. XVIII, p. 298.

dérivées et à des agrégats de cristaux imparfaits qui affectent les formes les plus bizarres.

Les cristaux représentés dans la moitié gauche de la figure 11 sont les plus régulières, celles d'où dérivent

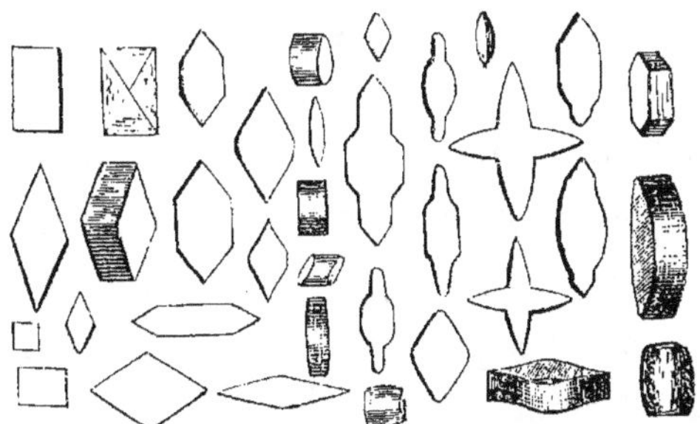

Fig. 11. — Acide urique, formes communes.

toutes les autres ; on les observe surtout dans les urines de composition normale et de moyenne concentration. C'est la forme de losange qui est la plus fréquente ; les angles s'émoussent souvent, d'où des formes arrondies, ellipsoïdales, cylindriques.

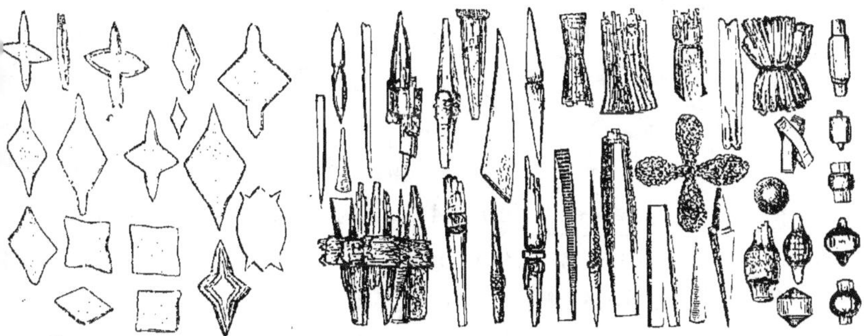

Fig. 12 et 13. — Acide urique, formes observées dans les urines chargées
d'urobiline.

En général, toutes les fois qu'une urine est très-chargée de matières colorantes. d'urobiline et de pigments biliaires, par exemple, les cristaux d'acide urique sont très-colorés, parfois presque opaques sous une faible épaisseur, et leurs formes deviennent irrégulières (fig. 12 et 13). Les lames d'épées, de poignards, de baïonnettes, les pierres à aiguiser, les gerbes, les rosaces de la figure 13 ont toutes été observées dans des urines chargées d'urobiline. Ces cristaux irréguliers et ces assemblages de cristaux disposés de mille façons ont une coloration jaune ou orangée ou brune plus ou moins foncée, à peu près constante, qui les distingue immédiatement dans le champ du microscope des cristaux de phosphates de chaux et des éléments anatomiques avec lesquels ils sont fréquemment mélangés.

Parfois l'acide urique revêt la forme de longues aiguilles prismatiques, dont la réunion constitue des faisceaux, des gerbes (fig. 14), des houppes ou des aigrettes si ces fines aiguilles sont disposées autour d'une ligne ou d'un point.

Il est difficile d'assigner une cause bien définie à ces diverses formes. J'ai d'ordinaire rencontré les petits cristaux réguliers de la

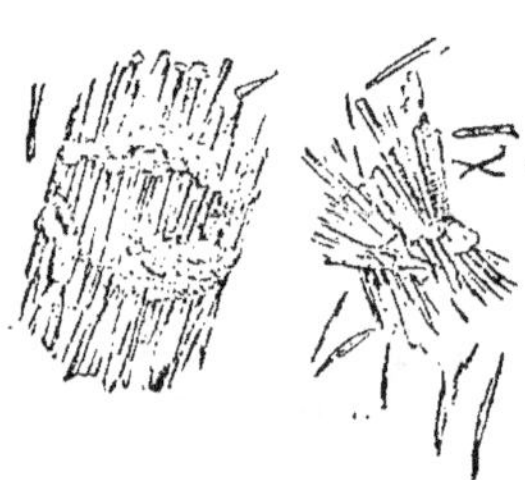

[Fig. 14. — Acide urique.

partie droite de la figure 18 dans les urines de composition à peu près normale, notablement acides et chargées d'acide urique, qui avaient été soumises à un refroidissement rapide.

Plus particulièrement en été, dans les urines de faibles densités, on rencontre l'acide urique incolore ou presque incolore, parfois sous la forme (fig 15), dans quelques

autres cas il est en masses transparentes, irrégulièrement polyédriques, ou de formes arrondies, qui ressemblent à de petits blocs de glace qui fondent au soleil.

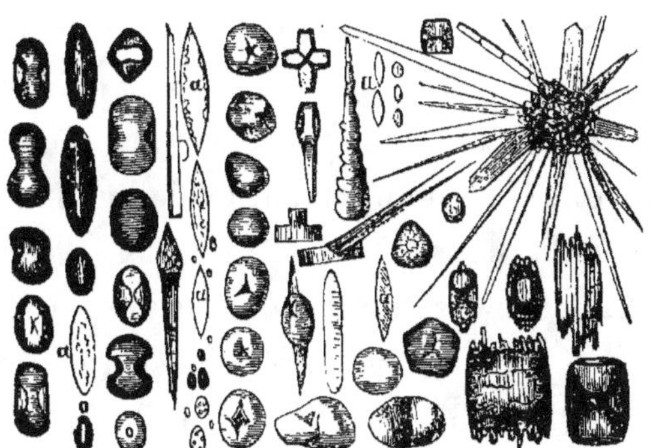

Fig. 15. — Acide urique.

69. Parmi les formes bizarres de l'acide urique il n'en
est point qui méritent une aussi grande attention que
les formes très allongées. On rencontre parfois dans les
urines des goutteux de longues tiges fines dont la longueur dépasse même le champ du microscope ; les unes

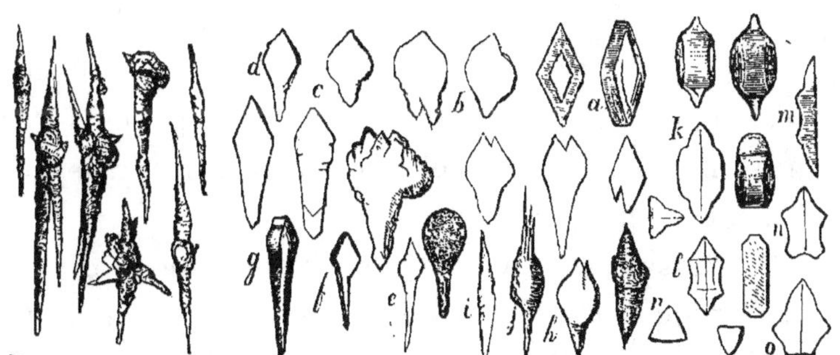

Fig. 16. — Acide urique.   Fig. 17. — Acide urique.

sont libres, d'autres accolées parallèlement ou disposées
irrégulièrement en étoiles. Dans presque tous les cas le

cristal est un losange dont une des moitiés s'est considérablement allongée. Les formes de clous, de stalactites, d'épines (fig. 16) appartiennent presque exclusivement aux sédiments des urines chargées d'acide urique, provenant de personnes qui souffrent de la présence de graviers d'acide urique dans les reins. On observe en même temps des leucocytes, des hématies en nombre plus ou moins considérable, et une petite quantité d'albumine. J'ai souvent annoncé la présence de petits calculs d'acide urique dans les reins sur ces simples données et l'événement a constamment justifié mes prévisions. Les formes de clous e, f, g, de la figure 17 et celle de fuseaux i, j, se rencontrent principalement chez les goutteux et chez les malades qui rendent des graviers d'acide urique ou dont l'urine est chargée d'acide urique. Les formes b, c, d (fig. 17), moins irrégulières, s'éloignent moins aussi de la forme régulière du cristal a.

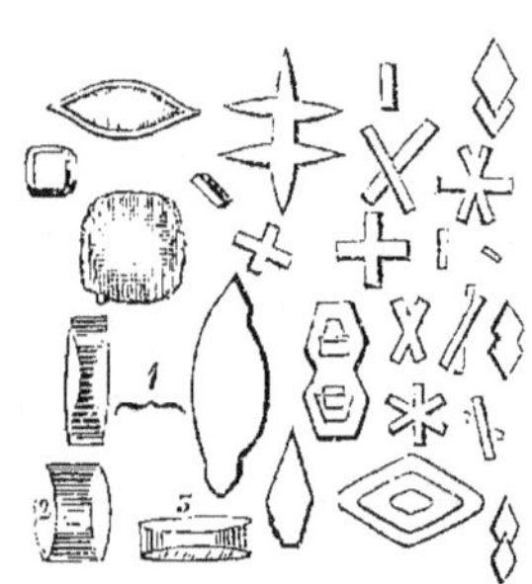

Fig. 18. — Acide urique.

Les petits cristaux prismatiques réguliers de la partie droite de la figure 18 se sont formés pendant le refroidissement rapide d'une urine transportée à une assez grande distance.

70. Essai caractéristique de l'acide urique. — L'acide azotique de concentration moyenne attaque, à froid, l'acide urique, donne des vapeurs nitreuses, de l'azote, de l'acide carbonique et finalement produit de l'alloxane et de l'urée. Si l'acide azotique est très-étendu d'eau et qu'on aide son action par une élévation de température, on arrive au même résultat ; mais tout d'abord il se forme de l'alloxantine. En desséchant le résidu de l'action de l'acide azotique sur l'acide urique, chauffant ce résidu sec à une température de 100° et même au delà, on obtient une coloration rouge-minium qui passe au rouge-pourpre par une addition d'ammoniaque. Cette réaction, très-caractéristique pour l'acide urique, fut découverte par l'illustre chimiste suédois Scheele (*Mémoire de chymie*, t. I, p. 201. Dijon, 1785).

71. *Pratiquement*, prenez une capsule de porcelaine (de grande dimension pour plus de commodité), placez-y 5 centigrammes (ou même quelques milligrammes) de la substance broyée que vous croyez contenir de l'acide urique, ajoutez cinq à dix gouttes d'acide azotique ordinaire, puis quelques gouttes d'eau, chauffez doucement ce mélange sur la lampe à alcool en étalant le liquide sur les parois de la capsule. Une effervescence assez vive, due à un dégagement abondant de vapeurs acides, est le premier effet de la réaction ; celle-ci terminée, évaporez le résidu avec précaution, sans cesser d'étaler le liquide ; en se desséchant, ce résidu doit devenir *jaune clair*, puis graduellement il prend une couleur *rouge-minium* qui devient de plus en plus vive à mesure que l'on élève la température pour dégager les dernières traces d'acide. Cette coloration rouge est déjà une preuve de la présence de l'acide urique.

Pour plus de certitude, laissez glisser sur les parois de la capsule encore chaude une gouttelette d'ammoniaque, ou bien exposez ce résidu rouge au-dessus d'un flacon à large ouverture rempli d'ammoniaque, vous développerez une magnifique coloration *rouge* violacée.

En remplaçant l'ammoniaque par une solution de potasse ou de soude caustique, vous aurez une coloration *bleue*.

Dans la liqueur rouge obtenue par l'addition de l'ammoniaque, une solution de bichlorure de mercure donne un précipité *rosé* couleur fleur de pêcher, et l'azotate d'argent un précipité *violacé*. Il faut avoir soin de chasser l'excès d'ammoniaque par une douce chaleur avant de verser les solutions d'argent et de mercure, et mieux encore opérer sur le résidu sec. Les précipités produits par les sels d'argent et de mercure conservent très-longtemps leur belle coloration dans l'air sec.

Cette réaction si éminemment caractéristique de l'acide urique est facile à produire ; elle n'est empêchée ni par les carbonates, ni par les oxalates, ni par les phosphates, aussi permet-elle de retrouver des traces d'acide urique au milieu d'un calcul presque exclusivement minéral. *La réaction de l'acide azotique sur l'acide urique se fait au bain-marie d'eau bouillante ;* un expérimentateur peu exercé pourra donc se servir exclusivement de cette source de chaleur, sans courir le risque de brûler le mélange, mais l'opération est plus rapidement terminée sur la lampe à alcool.

Il suffit d'une parcelle très-minime de matière pour produire avec netteté la réaction si nette de l'acide azotique et de l'ammoniaque sur l'acide urique, mais à la condition d'opérer sur de l'acide urique presque pur. Avec l'acide urique mélangé à une proportion considérable d'urine, de pus ou de matières organiques diverses on s'expose aisément à n'obtenir qu'un résultat douteux. Il est donc bon de laver le produit dans lequel on va rechercher l'acide urique d'abord avec un peu d'eau acidulée d'acide acétique, par simple décantation ; l'acide urique est si peu soluble à froid qu'on ne court pas le risque d'en dissoudre une quantité notable surtout en opérant dans un milieu acide.

L'acide urique très-impur exige plus d'acide azotique que l'acide urique peu chargé de matières étrangères. On est averti de l'insuffisance de la quantité d'acide azotique par la coloration brune et par la carbonisation facile du résidu. C'est l'indication qu'il faut faire réagir une nouvelle quantité d'acide azotique étendu de son volume d'eau, jusqu'à ce que le résidu jaunisse nettement quand on le dessèche, sans brunir ni noircir.

72. **Action du brome sur l'acide urique** (1). — Le brome réagit, à froid et en présence de l'eau, sur l'acide urique; l'oxygène de l'eau se fixe sur l'acide urique et l'on constate la réaction :

$$C^{10}H^4Az^4O^6 + 2Br + 2H^2O^2 = C^8H^2Az^2O^8 + C^2H^4A^2O^2 + 2HBr.$$

Acide Urique.   Alloxane   urée.

Si la température est plus élevée, des phénomènes plus complexes apparaissent : on obtient de l'alloxane, de l'urée, de l'acide parabanique, de l'acide oxalique, du bromhydrate d'ammoniaque.

Le chlore et l'iode se comportent vis-à-vis de l'acide urique comme le brome.

Chauffé à 150° dans un air sec, l'alloxane perd 2 équi-

(1) E. Hardy : *Compt. rend. de l'Acad. des sc.*, t. LVIII, p. 911.

valents d'eau, devient anhydre $C^8H^2Az^2O^8$. A 260°, point où il se ramollit, il a perdu également 2 équivalents d'eau, garde sa composition d'alloxane anhydre, et donne des solutions colorées. Traité par les bases il fixe 2 équivalents d'eau, forme un acide de composition identique à l'acide alloxanique et donne des sels colorés, d'où le nom d'acide isoalloxanique qui a été donné, bien qu'on ne l'ait pas isolé.

C'est à cette modification de l'alloxane qu'il faut rapporter les réactions colorées que l'on obtient habituellement avec l'acide azotique pur pour caractériser l'acide urique. Le brome n'offre pas d'avantages pratiques sur l'acide azotique.

73. *Remarques.* — Un assez grand nombre de principes immédiats rougissent, à froid, au contact de l'acide azotique (morphine, brucine); tel n'est pas le cas de l'acide urique. Mais quelques produits naturels donnent avec l'acide azotique des colorations qui pourraient, faute d'un examen suffisant, les faire confondre avec l'acide urique.

La *cholestérine*, soumise à l'action successive de l'acide azotique et de l'ammoniaque, se colore en rouge, mais l'addition consécutive de la soude ou de la potasse caustique au résidu ne donne pas la coloration violette comme avec la murexide.

La *cystine* donne un résidu rouge brun quand on la chauffe avec de l'acide azotique, mais l'addition de l'ammoniaque ne produit pas la coloration rouge pourpre.

La *caféine* traitée par l'acide azotique laisse un résidu jaune qui résiste assez bien à une température élevée sans rougir, puis il brunit. Ce résidu devient rouge violacé par une addition d'ammoniaque; on le distinguera de la murexide par une goutte de potasse caustique qui ne donnera pas la coloration bleue violacée.

74. Urates. — L'acide urique est bibasique; il donne deux séries de sels : des urates neutres et des urates acides. Ces derniers sont généralement moins solubles que les urates neutres. L'acide carbonique enlève aux

urates alcalins neutres la moitié de leurs bases et fait déposer des urates acides. L'acide carbonique existe normalement dans l'urine, on peut donc lui attribuer en partie la formation des dépôts d'urates acides, particulièrement de l'urate de soude que l'on rencontre si fréquemment. Mais l'acide carbonique est insuffisant pour déterminer le dépôt de l'acide urique libre et cristallisé qu'on observe si souvent après le refroidissement de l'urine. L'acide acétique, et, à plus forte raison, les acides sulfurique, chlorhydrique et azotique, isolent l'acide urique des urates.

Les urates acides sont à peu près sans action sur le papier de tournesol. Les urates neutres alcalins sont les plus solubles, de là l'emploi des eaux alcalines pour débarrasser le sang de l'excès d'acide urique qu'il peut renfermer. L'urate de lithine est le plus soluble des urates.

L'acide urique et les urates alcalins et terreux ne sont pas colorés quand ils sont purs, mais, en se séparant de l'urine pendant son refroidissement ou sous l'influence d'agents chimiques, ils se colorent en fixant les matières colorantes de l'urine. Aussi n'est-il pas rare d'observer une urine, très-colorée au moment de la miction, se décolorer à mesure que le sédiment d'acide urique ou d'urates se rassemble. Cette fixation de pigment aide à reconnaître l'acide urique et les urates à l'aide du microscope.

75. Urate acide de sodium, $C^{10}H^3Az^4NaO^6$. — Ce sel est soluble dans 1100 à 1200 parties d'eau froide, et dans 125 d'eau bouillante, aussi est-il facile de le redissoudre dans l'urine. Au microscope, l'urate acide de sodium se montre sous la forme de masses étoilées ou de bou-les. On trouve l'urate de sodium dans les *concrétions* que l'on rencontre chez les goutteux dans le voisinage des articulations. Suivant Bence Jones et R. Maly, leur composition pourrait être représentée par $C^{10}H^4Az^4O^6 + C^{10}H^3Az^4NaO^6$ (fig. 5, 19, 20).

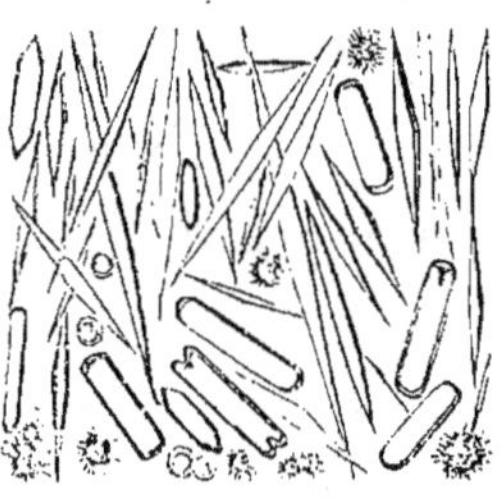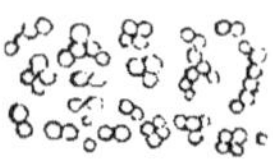

Fig. 19, 20. — Urate acide de sodium.

Chauffé au rouge, l'urate sodique laisse du carbonate de sodium, dont la solution fait effervescence au contact des acides et n'est pas précipitée par le bichlorure de platine. Lire les §§ 78 et 88.

76. Urate acide de potassium, $C^{10}H^3Az^4KO^6$. — Il se dissout dans 800 parties d'eau à la température ordinaire et dans 70 à 80 parties d'eau bouillante. Il accompagne presque toujours l'urate acide de sodium. Chauffé au rouge, l'urate de potassium laisse un résidu de carbonate de potassium, effervescent au contact des acides, et dont la solution est précipitable par le bichlorure de platine.

77. Urate acide d'ammoniaque, $C^{10}H^3Az^4AzH^4O^6$. — Le sel neutre n'est pas connu. Le sel acide s'obtient en chauffant l'acide urique dans un excès d'ammoniaque. Il est soluble dans 1600 parties d'eau froide.

Ce sel se rencontre fréquemment dans les urines putréfiées, sous la forme de boules, tantôt d'une ténuité extrême, d'autres fois volumineuses, lisses ou hérissées de prolongements pointus. Dans quelques cas ces boules sont réunies entre elles à la façon des haltères (fig. 21). Elles sont ordinairement mélangées à du phosphate ammoniaco-magnésien, à du phosphate de chaux amorphe, à du pus, etc.

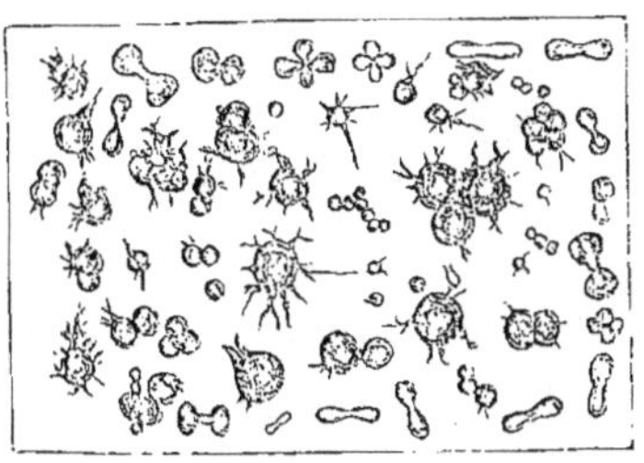

Fig 21. — Urate acide d'ammoniaque d'une urine putréfiée.

Il faut prendre garde de considérer comme étant de la sarcine des granulations d'urate de soude ou d'ammoniaque, lesquelles se groupent fréquemment à peu près de la même façon.

78. **Caractères distinctifs des urates de sodium, de potassium et d'ammoniaque.** — Toute dissolution d'acide urique ou d'urate dans un alcali caustique, rendue limpide par le repos ou par la filtration, donne un dépôt d'urate d'ammoniaque quand on y verse une solution saturée de chlorhydrate d'ammoniaque. Cet urate d'ammoniaque ne se dissout pas dans l'ammoniaque en excès, et l'acide chlorhydrique dilué met en liberté son acide urique qui prend peu à peu la forme cristalline.

L'évaporation de l'acide chlorhydrique laisse du chlorhydrate d'ammoniaque, entièrement volatil et dont la solution est précipitable par le bichlorure de platine. L'acide urique séparé prend peu à peu une forme cristalline ; soumis à l'action successive de l'acide azotique et de l'ammoniaque il donne une coloration rouge-pourpre (§ 70-72) si caractéristique. D'autre part, on peut mettre la présence de l'ammoniaque en évidence dans ce composé en le chauffant doucement dans un tube avec une goutte de solution de soude caustique ; l'odeur de l'ammoniaque se dégage, et, en approchant de l'orifice du tube une baguette de verre trempée dans l'acide chlorhydrique, on produit un nuage blanc de chlorhydrate d'ammoniaque. Enfin, un papier de tournesol rouge enroulé et plongé dans le tube deviendra bleu au contact de l'ammoniaque.

Ces réactions sont nettes quand on opère sur de l'urate d'ammoniaque pur, mais le plus ordinairement ce sel est mélangé avec du phosphate ammoniaco-magnésien, du phosphate de chaux, du pus, des éléments anatomiques divers, et il est difficile d'affirmer la provenance de l'ammoniaque.

La forme de boules hérissées de pointes de l'urate d'ammoniaque (fig. 21) n'est observable que dans les urines putréfiées. Elle n'appartient que rarement aux urates de potasse et de soude. Ces derniers laissent du carbonate de potassium ou du carbonate de sodium quand on les incinère. Ils cèdent leurs bases à l'acide chlorhydrique, et l'évaporation de ces chlorures donne des cubes, tandis que dans les conditions ordinaires le chlorhydrate d'ammoniaque fournit des arborisations. Les chlorures de sodium et de potassium ne sont d'ailleurs pas notablement volatils.

79. L'urate de lithium, $C^{10}H^3Az^4LiO^6$, le plus soluble des urates, est un urate acide. Il est soluble dans 39 parties d'eau bouillante, dans 116 parties d'eau à 39° et dans 367 parties d'eau à 20°. Cette grande solubilité relative fait employer la lithine au traitement des graviers d'acide urique.

80. Urate neutre de calcium, $C^{10}H^2Az^4Ca^2O^6 + 2$ aq. — Cet urate est très peu soluble à froid, et ne se dissout guère mieux à chaud. L'urate acide $C^{10}H^3Az^4CaO^6 + 2Aq$, se dissout dans 276 parties d'eau bouillante et 603 parties d'eau froide, et pendant le refroidissement d'une solution saturée bouillante il se dépose en aiguilles groupées en mamelons. Ces sels ne font pas effervescence quand on les arrose avec de l'acide chlorhydrique. Chauffés au rouge, ils laissent un résidu de carbonate de calcium qui se dissout avec effervescence dans l'acide chlorhydrique pur dilué, et la solution (ClCa) possède tous les caractères d'un sel de calcium ; c'est ainsi qu'additionnée de chlorhydrate d'ammoniaque en suffisante quantité, elle n'est pas précipitée par l'ammoniaque exempte de carbonate d'ammoniaque ; elle est précipitée par l'oxalate d'ammoniaque à l'état d'oxalate de calcium insoluble dans l'ammoniaque et dans l'acide acétique, et soluble dans les acides minéraux. Cette solution de chlorure de calcium donne par évaporation à siccité un résidu déliquescent, dont la solution additionnée de carbonate sodique dépose du carbonate de chaux parfaitement blanc.

81. L'urate de magnésium donne par la calcination

un résidu de charbon et de carbonate de magnésium. Il entre dans la composition de quelques calculs.

82. Extraction de l'acide urique des urines. — L'urine ne dépose spontanément qu'une partie de son acide urique ; on obtient la presque totalité de l'acide urique dissous en additionnant ce liquide d'acide chlorhydrique (1 à 3 pour 100 environ) ou d'acide phosphorique ou acétique. Une plus faible quantité d'acide azotique ou sulfurique remplirait le même but ; mais l'acide chlorhydrique est préférable pour plusieurs motifs. L'acide urique tenu en dissolution dans l'urine par le phosphate sodique se dépose peu à peu, entraînant des matières colorantes et restant mélangé aux éléments organiques divers.

Pour purifier l'acide urique brut on le dissout, à chaud, dans une solution de potasse caustique à 1/20, on filtre la solution, puis on y fait passer un courant d'acide carbonique pour saturer l'alcali libre, le transformer en carbonate et obtenir un dépôt de bi-urate de potassium. La liqueur mère garde en dissolution les matières résinoïdes, colorantes, extractives. Le bi-urate alcalin recueilli sur une toile, exprimé, lavé à l'eau distillée, au besoin avec de l'alcool, sera redissous dans de la lessive caustique de soude ou de potasse et précipité de sa solution filtrée par l'acide chlorhydrique pur. Après 24 heures de repos, le dépôt d'acide urique pur aura pris un aspect cristallin très-manifeste, qui rendra son lavage facile avec de l'eau froide. Une nouvelle cristallisation peut être nécessaire pour avoir de l'acide urique dans un plus parfait état de pureté.

Ou peut aussi précipiter l'acide urique dissous dans un alcali caustique en versant dans la solution du chlorhydrate d'ammoniaque. Il se produit du chlorure de sodium ou de potassium qui reste en dissolution, et il se dépose du biurate d'ammoniaque qu'on lave à l'eau distillée et que l'on décompose par l'acide chlorhydrique pour en isoler l'acide urique.

83. **Extraction de l'acide urique des calculs et des sédiments urinaires, des excréments de serpents ou d'oiseaux, du guano.** — Le mode opératoire précédent est applicable aux sédiments urinaires, comme aussi aux calculs urinaires. Ces derniers doivent être préalablement réduits en poudre fine.

Mais d'une façon générale, toutes les fois qu'il s'agit d'extraire l'acide urique d'un mélange de matières animales et minérales où cet acide n'existe qu'en assez faible proportion, il est préférable de traiter ce mélange par une quantité suffisante d'acide chlorhydrique dilué pour qu'il y en ait un excès. Les phosphates terreux, les composés ammoniacaux, la plus grande partie des matières organiques entreront en solution dans l'acide chlorhydrique dilué, l'acide urique brut se déposera. Après un ou deux jours de repos, l'acide urique brut sera dissous dans une lessive de soude ou de potasse caustique à 1/20, et traité comme il est dit au § 82.

L'acide urique extrait du guano et des excréments d'oiseaux est difficilement obtenu à l'état de pureté. Il est ordinairement grisâtre. Pour le purifier, M. W. Gibbs propose de le dissoudre dans une solution de potasse caustique, d'ajouter 5 p. 100 de bichromate de potasse, de faire bouillir et de précipiter par l'acide chlorhydrique. On fait bouillir le précipité avec de l'acide chlorhydrique concentré jusqu'à ce qu'il soit blanc et donne une solution potassique incolore. (*Silliman's American Journal*, t. XLVIII, p. 215).

84. Recherche d'une petite quantité d'acide urique dans une urine sanguinolente ou chargée d'éléments anatomiques divers. — Pour obtenir l'acide urique d'une masse plus ou moins solide, on la traite par l'eau bouillante après l'avoir divisée mécaniquement en petites parcelles. Les solutions aqueuses seront évaporées à siccité ; le résidu traité par l'alcool bouillant cédera à ce liquide les matières grasses. Après quoi le résidu sera traité par une eau légèrement alcaline et bouillante : la liqueur filtrée sursaturée par l'acide acétique déposera peu à peu son acide urique.

S'il s'agit de rechercher l'acide urique d'une urine albumineuse (ou du sérum du sang) dont on ne possède que quelques grammes, on versera cette petite quantité de liquide dans un verre de montre, puis une goutte d'acide acétique concentré par gramme de liquide, et on y plongera un *fil de lin* de 2 ou 3 centimètres de longueur. Après 24 heures de séjour au moins dans un milieu froid, l'acide urique se sera déposé en cristaux très reconnaissables au microscope, parfois en quantité suffisante pour qu'une main exercée puisse le caractériser par l'action successive de l'acide azotique et de l'ammoniaque.

85. Dosage de l'acide urique dans l'urine. — *Deux cas se présentent habituellement :* 1° L'urine est tout récemment émise ; elle n'a déposé ni urates ni acide urique ; elle est limpide et ne contient en suspension que les détritus épithéliaux d'un poids insignifiant que l'on trouve dans les urines les plus saines.

2° L'urine est troublée par un dépôt déjà effectué d'acide urique ou d'urates, par du pus, du sang, du sperme, ou elle contient de l'albumine.

86. *Premier cas.* — L'urine est limpide. Prenez 200 à 400 grammes de cette urine, ajoutez-y 3 p. 100 d'acide chlorhydrique pur et fumant : laissez le dépôt d'acide urique s'effectuer pendant au moins 24 heures dans un milieu froid. Servez-vous pour cette opération d'un verre (fig. 22) large qu'il sera facile de nettoyer avec le doigt. Pour rendre le dépôt plus complet et plus rapide. je

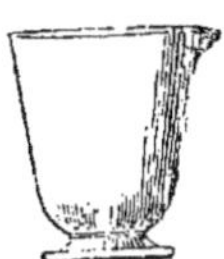

Fig. 22.

maintiens le vase qui renferme le mélange d'urine et d'acide chlorhydrique dans une terrine que je remplis de glace concassée et de sel marin. Un disque de verre empêche que le mélange réfrigérant pénètre dans le mélange acide. Après 24 heures de repos au moins, je recueille l'acide urique déposé sur un petit filtre. Il est bon de verser d'abord la plus grande partie du liquide sur le filtre, et de faire servir les dernières portions de liquide à l'entraînement des cristaux d'acide urique. Finalement ou rince le verre avec de l'alcool, puis, soit avec le doigt, soit avec un tube de verre garni d'un tube de caoutchouc, on entraîne les portions de l'acide urique restées adhérentes aux parois du verre. On renouvelle les lavages à l'alcool tant qu'il reste dans le verre des parcelles d'acide urique visibles à la loupe à entraîner sur le petit filtre. Le lavage à l'alcool a un double but: il dépouille l'acide urique d'une partie des matières colorantes qu'il a fixées et de l'acide hippurique qui s'est déposé en même temps. D'autre part, il débarrasse le filtre des dernières traces de l'acide chlorhydrique qui l'imprègne ; cet acide minéral rendrait le papier du filtre séché à 100° extrêmement friable et la séparation de l'acide urique deviendrait difficile et inexacte.

Ainsi précipité l'acide urique est cristallin, grenu, facile à détacher du filtre, ce qui permet de peser le précipité séparé du filtre, sans se servir du double filtre, et sans tenir compte du poids du filtre. Cet acide urique n'est pas absolument pur ; il entraîne une petite quantité de matières colorantes qui compense en partie la perte due à la faible solubilité de l'acide urique dans l'urine acide. Des expériences de M. Zabelin ont fait connaître qu'il fallait ajouter au poids trouvé d'acide urique, $0^{gr},0045$ par 100 centimètres cubes d'urine et d'eau de lavage.

Si l'urine est très-diluée, peu chargée de matières fixes, telle est l'urine des polyuriques, on la concentre par évaporation au cinquième ou même au dixième de son volume, puis on ajoute l'acide chlorhydrique et l'on procède comme il vient d'être dit.

87. *Deuxième cas. L'urine est troublée par un sédiment, ou l'urine est albumineuse.* — Quand la plus grande partie de l'acide urique s'est déjà spontanément déposée dans une urine, et que cet acide urique adhère aux parois d'une bouteille, il faut maintenir la bouteille, à une température de 50° environ, l'agiter de temps en temps,

de façon à redissoudre l'acide urique, puis procéder comme au § 86.

Dans quelques cas on a besoin de doser séparément l'acide urique déposé spontanément et l'acide urique dissous.

Quand l'urine est albumineuse, ou qu'elle contient du pus, du sang, du sperme, on porte à l'ébullition 300 grammes de liquide rendu bien homogène par l'agitation, on ajoute assez d'acide acétique pur pour le rendre franchement acide, on filtre ce liquide bouillant, on rince la capsule avec quelques grammes d'eau que l'on fait servir au lavage du filtre, et l'on ajoute au liquide filtré 3 p. 100 d'acide chlorhydrique. On recueille l'acide urique après 24 heures de repos conformément aux indications du § 86. Il est souvent possible de faire servir cette opération à la fois au dosage de l'albumine et à celui de l'acide urique ; ordinairement les urines albumineuses sont peu acides, elles ne déposent leur acide urique que très-lentement et en faible proportion, et il est facile à redissoudre en élevant la température du liquide vers 50° ; alors on peut doser sur le liquide filtré, contenant en dissolution la totalité de l'acide urique, et l'albumine et l'acide urique. Le filtre a retenu les éléments anatomiques en suspension.

Quand une urine est simplement albumineuse, et qu'elle ne contient en suspension qu'une quantité extrêmement faible, entièrement négligeable, d'éléments anatomiques en suspension, on peut en précipiter l'acide urique par l'acide acétique ou par l'acide phosphorique. On emploie 3 à 5 p. 100 d'acide acétique ou d'acide phosphorique dans un grand état de concentration. Aucun de ces deux acides ne précipite l'albumine ; on n'a donc point à craindre de surcharge comme avec l'acide chlorhydrique. Ce dernier acide ne précipite d'ailleurs que très-imparfaitement l'albumine des urines, aussi, dans un grand nombre de cas, on peut en faire usage avec des urines très-peu albumineuses sans avoir à redouter une surcharge. On s'assure préalablement par un essai sur une petite quantité d'urine que l'acide chlorhydrique ne trouble pas le liquide à froid. Il ne faut user de l'acide chlorhydrique qu'avec prudence avec les urines albumineuses.

88. Urines à sédiment briqueté, ou rosé (*Sedimentum lateritium*). — On rencontre fréquemment des urines qui déposent pendant leur refroidissement un sédiment rosé, apparemment amorphe, que le microscope montre constitué par des grains d'une extrême ténuité, qui grossissent peu à peu et offrent après quelques heures l'aspect de la figure 23.

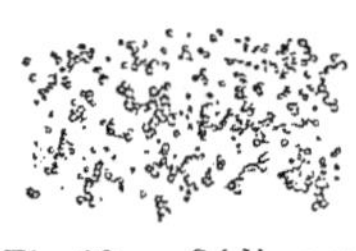

Fig. 23. — Sédiment briqueté d'urate de sodium.

Ce sédiment est constitué par du bi-urate de soude, peut-être aussi dans quelques cas par du bi-urate de potasse ou de chaux ; en se déposant il a fixé une partie, souvent la plus grande partie de la matière colorante de l'urine. Cette coloration rosée, parfois d'un rouge rosé très-vif, est due à l'uroérythrine, qui n'apparaît guère que chez les malades fébriles, aussi l'apparition de ce sédiment d'urate de couleur rosée est-elle un signe de l'état fébrile du malade. Sans que l'état de fièvre soit marqué, l'urate de soude se montre également chez un grand nombre de dyspeptiques en même temps que l'oxalate de chaux, mais alors sa coloration est bien moins intense. Les rhumatisants rendent très fréquemment de l'urine qui dépose pendant son refroidissement le sédiment rosé, parfois en quantité considérable. Les urines à sédiment rosé sont généralement peu acides.

Toutes les urines à sédiment rosé redeviennent limpides quand on les chauffe à une température voisine de 50°. La limpidité n'est parfaite que pour les urines qui ne contiennent ni pus, ni sang, ni éléments anatomiques en suspension. On peut élever la température au delà de 50° pour les urines non albumineuses, mais pour ces dernières, après que l'urate sodique serait redissous, une température d'environ 80° produirait un nouveau précipité d'albumine coagulée.

Les sédiments d'urate de sodium sont surtout fréquents dans les urines concentrées, chargées de phosphate de soude ; ils se déposent à mesure que la température du liquide s'abaisse ; l'acide urique s'empare d'une partie de la base du phosphate alcalin, puis, quand le liquide est devenu plus acide, on observe peu à peu un dépôt d'acide urique cristallisé.

89. Dosage de l'acide urique des urines à sédiment rosé ou briqueté. — En suivant à la lettre le procédé du § 87 pour le dosage de l'acide urique, on aurait difficilement le poids exact de l'acide urique, parce que le précipité serait tellement adhérent au filtre que, dans la plupart des cas, on en perdrait une notable portion. L'adhérence du précipité au papier serait encore plus marquée si le liquide contenait des leucocytes. Il vaut mieux, d'une façon générale, redissoudre le précipité dans la masse liquide bouillante, filtrer, ajouter 2 ou 3 p. 100 d'acide chlorhydrique, et recueillir le précipité d'acide urique (après 24 heures au moins de repos dans un milieu froid) sur un filtre doublé lui-même d'un filtre de même papier, de poids rigoureusement égal. Le lavage du précipité avec une très-petite quantité d'eau distillée enlèvera les éléments les plus solubles ; un lavage consécutif à l'alcool dissoudra l'acide hippurique et la plus grande partie des pigments. Dans ce liquide alcoolique on recherchera l'uroérythrine et l'urobiline.

90. Fréquemment il arrive que le malade apporte au chimiste une urine décantée, privée d'une partie de son sédiment et surtout de l'acide urique qui est resté en partie adhérent au vase dans lequel il a séjourné pendant de longues heures. Dans ce cas la proportion de l'acide urique indiquée par l'analyse est nécessairement abaissée. C'est une circonstance sur laquelle il est bon d'appeler l'attention du médecin.

91. L'acide urique se dépose spontanément presque en totalité de certaines urines, tandis que d'autres urines non moins chargées d'acide urique n'en déposent point ou n'en déposent qu'une très-faible partie. Cet effet est dû à l'acidité ou à l'alcalinité plus ou moins marquée de l'urine. Quand une urine est très-acide (certaines urines sucrées sont plus particulièrement dans ce cas), l'acide urique se dépose spontanément et il n'en reste que quelques centigrammes par litre en dissolution, comme si l'on avait ajouté un acide minéral. La séparation est

surtout plus complète si le liquide a été longtemps agité ; aussi est-ce dans les urines acides qui ont longtemps voyagé que j'ai observé cette séparation plus complète de l'acide urique. Au contraire, chez les malades qui absorbent des quantités notables d'eaux alcalines, et dont l'urine est faiblement acide, l'acide urique reste en dissolution pendant un assez long temps ou ne se dépose qu'en faible quantité. Le dosage régulier, par une addition d'acide chlorhydrique, peut seul faire connaître la proportion réelle d'acide urique que renferme une urine. Dans les urines putréfiées, alcalines, ammoniacales, l'acide urique se dépose fréquemment en grande partie à l'état de boules d'urate d'ammoniaque mélangées à des cristaux de phosphate ammoniaco-magnésien et à diverses matières. De ce qui précède, il résulte qu'il ne faut pas conclure qu'une urine renferme une proportion plus ou moins grande d'acide urique à la simple vue d'un sédiment plus ou moins volumineux ; un dosage régulièrement pratiqué est absolument nécessaire.

92. **Dosage de l'acide urique.** — *Méthode de M. Fokker, modifiée par M. Salkowski.* — Cette méthode est fondée sur l'insolubilité du biurate d'ammoniaque dans une liqueur alcaline. M. Fokker ajoute à l'urine brute assez de carbonate de soude pour la rendre alcaline, il sépare les phosphates alcalino-terreux précipités après un repos de quelques heures, puis il ajoute au liquide filtré un dixième environ de son volume d'une solution saturée de chlorhydrate d'ammoniaque. Après douze heures de repos le biurate d'ammoniaque s'est déposé ; on le reçoit sur un petit filtre. Quand tout le liquide est écoulé, on ferme l'entonnoir à l'aide d'un petit bouchon, et l'on remplit le filtre jusqu'à quelques millimètres du bord avec de l'acide chlorhydrique dilué à 1/10, lequel transforme l'urate d'ammoniaque en acide urique ; au bout de quelques heures, on enlève le bouchon, on lave le précipité d'acide urique, on le dessèche et on le pèse. Pour compenser la solubilité de l'urate et de l'acide urique dans les eaux de lavages, on ajoute 16 milligrammes par chaque 100 c. c. d'urine.

M. Salkowski (1) ajoute 10 c. c. d'une solution concentrée de carbonate sodique à 200 c. c. d'urine, puis une heure après 20 c. c. d'une solution concentrée de chlorhydrate d'ammoniaque. Après quarante-huit heures de repos, on reçoit sur le filtre taré le mélange de phosphate et d'urate d'ammoniaque ; on traite le filtre par un mélange de 1 partie d'acide chlorhydrique fumant et de 9 parties d'eau distillée ; on conserve le liquide filtré pendant six heures pour qu'il dépose l'acide urique qu'il aurait entraîné ou dissous. On lave l'acide urique à l'eau et à l'alcool, puis on le dessèche à 110° ; au poids trouvé on ajoute $0^{gr},015$, par 100 c. c.

93. *Méthode de M. Salkowski.* — L'acide urique est précipité par une addition d'acide chlorhydrique, et ce premier dépôt est recueilli sur un filtre, lavé et desséché. Pour obtenir l'acide urique laissé en dissolution, M. Salkowski ajoute un mélange de magnésie et d'ammoniaque qui précipite en même temps l'acide phosphorique. L'urate de magnésie se rassemble, on le lave rapidement ; on verse dans le liquide filtré un excès de nitrate d'argent dissous dans l'ammoniaque. On reçoit ce nouveau précipité sur un filtre, on le lave jusqu'à ce que l'acide chlorhydrique ne décèle plus d'argent dans les eaux de lavage, puis on décompose ce précipité par un courant d'hydrogène sulfuré ; quand tout l'argent est précipité, on chauffe le liquide avec le précipité, on filtre le liquide presque bouillant et on concentre le liquide filtré, on l'acidule par l'acide chlorhydrique, enfin, après quarante-huit heures de repos, on recueille une nouvelle quantité d'acide urique, qui retient quelques traces de soufre.

94. **Variations de quantité de l'acide urique.** — Quand on a déterminé le poids de l'acide urique d'un volume ou d'un poids donné d'urine, il faut rapporter ce poids, par le calcul, au volume du litre ou du kilogramme, et au poids total de l'urine rendue dans les vingt-quatre heures. La comparaison de ce dernier poids avec celui des matières fixes indiquera si la proportion de l'acide urique est normale, diminuée ou exagérée.

Une urine de densité 1,032, par exemple, qui n'est ni sucrée ni albumineuse, renferme $0^{gr},68$ d'acide urique par kilogramme, elle laisse 81 grammes de résidu sec par kilogramme ; le poids des sels minéraux s'élève

(1) *Virchow's Archiv f. pathol. Anat.*, 1876, t. LXVIII, p. 402.

à 14 grammes ; on peut conclure que cette urine est rendue en quantité plutôt inférieure que supérieure à 1 litre par jour, et que la quantité d'acide urique n'est pas exagérée.

La proportion d'acide urique que contient l'urine normale est à peu près exprimée en centigrammes par litre en multipliant par 2 les deux derniers chiffres de sa densité exprimée en millièmes. C'est ainsi qu'une urine de densité 1,030 fournit ordinairement $0^{gr},60$ d'acide urique ou 30×2. Les urines de densité 1,025 — 1,015 — 1,010 — 1,005 contiennent en moyenne $0^{gr},50$ — $0^{gr},30$ — $0^{gr},20$ — $0^{gr},10$ d'acide urique. Ces données générales ne sont pas applicables aux cas pathologiques.

Le rôle physiologique de l'acide urique est assez ignoré ; nous savons peu de chose de son mode de formation. Bien que les agents oxydants transforment partiellement l'acide urique en urée, c'est une simple vue de l'esprit de dire que l'acide urique est un degré moins parfait de la combustion des substances azotées. Quand la proportion de l'urée augmente dans l'urine, celle de l'acide urique augmente assez généralement en même temps ; ce n'est donc pas aux dépens de l'acide urique que l'urée se produit. Ce n'est que dans des cas fort rares qu'il m'a été impossible de caractériser des traces même très-faibles d'acide urique dans l'urine, chez des malades polyuriques souffrant de quelque affection des voies urinaires.

Dans l'état de santé, la quantité d'acide urique rendue chaque jour est d'environ 50 à 60 centigrammes pour un homme adulte, vigoureux, dans l'alimentation duquel les substances azotées tiennent une très-notable place.

Cette proportion s'abaisse très-sensiblement avec une alimentation presque exclusivement végétale.

Une longue série d'observations me fait considérer comme non exagéré un poids d'acide urique égal au centième du poids des matières fixes de l'urine. Il est bien entendu que le poids du sucre que renferment les urines des glycosuriques n'entre point en compte dans ce calcul.

Dans l'état de fièvre, on observe une augmentation dans la richesse de l'urine en acide urique, mais cette augmentation est plus apparente que réelle dans la plupart des cas, parce que la quantité de liquide rendue pendant les vingt-quatre heures est ordinairement diminuée. Souvent la quantité de pigment excrétée pendant la fièvre est augmentée dans une assez forte proportion, principalement quand l'urine est chargée d'urobiline, et le poids de ce pigment s'ajoute en partie à celui de l'acide urique.

C'est principalement au moment où l'état fébrile va cesser chez les rhumatisants que j'ai observé la plus grande émission de l'acide urique.

On trouve peu d'acide urique chez les anémiques, chez les chlorotiques, chez les gens d'une faible activité qui se nourrissent principalement de substances végétales.

On rencontre des urines, ordinairement albumineuses, qui ne contiennent pas d'acide urique. Après qu'on les a débarrassées de leur matière albumineuse coagulable par l'ébullition et par quelques gouttes d'acide acétique, si on réduit leur volume au quart ou au cinquième, puis qu'on les additionne d'une petite quantité d'acide chlorhydrique, on n'obtient pas d'acide urique ou l'on n'en obtient que des traces à peine visibles au microscope.

Cette absence totale de l'acide urique me paraît surtout assez fréquente chez les calculeux dont l'urine ammoniacale au moment même où elle sort de la vessie contient du pus et de l'albumine coagulable. Elle n'est, à ma connaissance, signalée dans aucun livre ; il y a là une étude clinique intéressante à faire (1).

Il faut se garder d'opérer sur l'urine filtrée à froid, car le filtre pourrait retenir tout l'acide urique à l'état d'urate d'ammoniaque, composé extrêmement peu soluble dont le microscope révèlera la présence dans le sédiment.

95. ACIDE HIPPURIQUE, $C^{18}H^8AzO^5$, HO.

$$C = 60,33, \quad , H = 4,47, Az = 7,82, O = 22,35, Eau = 5,03.$$

L'acide hippurique n'existe qu'en très-faible proportion dans l'urine de l'homme, rarement son poids s'élève à plus de la moitié de celui de l'acide urique.

Rouelle est le premier chimiste qui ait signalé (2) dans l'urine de vache l'existence d'un acide volatil ayant une grande ressemblance avec l'acide benzoïque. Rouelle avait aussi examiné l'urine de cheval (*Journal de Médecine*, 1773), il y avait reconnu la présence de l'urée. Vingt ans plus tard, Fourcroy et Vauquelin (3) y signalaient

(1) M. Lex attribue aux bactéries le pouvoir de transformer complètement l'acide urique de l'urine, au point que l'on n'en reconnaît plus la présence ni par l'acide chlorhydrique ni par un sel d'argent. M. Lex ajoute des bactéries à une solution d'acide urique dans le phosphate de soude, qu'il maintient dans de l'air non complètement libre ; au bout de deux semaines, le liquide redevenu clair ne contient plus d'acide urique. On trouve dans le liquide de l'urée, du carbonate d'ammoniaque, mais ni acide oxalique, ni allantoïne. — J'ai souvent ajouté de l'ajouté de l'acide urique à des liquides séreux en putréfaction ; j'ai toujours retrouvé de l'acide urique à l'état d'urate d'ammoniaque. *Centralblatt. f. d. med. Wissench.*, 1872, t. X, p. 291.
(2) *Journal de médecine*, 1773, p. 463.
(3) *Système des connaissances chimiques*, in-4°, t. V, p. 485.

l'acide benzoïque. C'est J. Liebig qui caractérisa le premier l'acide hippurique.

L'urine des chevaux qui mangent de l'herbe verte contient de l'acide hippurique, ceux qui sont nourris de foin sec ne donnent que de l'acide benzoïque (J. LIEBIG, *Traité de chimie*).

Les chevaux soumis à un travail très-actif produisent beaucoup d'acide hippurique et peu d'urée, tandis qu'oisifs et bien nourris, ils ne fournissent pas d'acide hippurique ou en fournissent peu, et leur urine renferme une assez grande quantité d'urée (Z. ROUSSIN. *Journal de Pharmacie et de Chimie*, 1853, t. XXIX, p. 263).

96. L'acide hippurique cristallise en longs prismes transparents, à 4 faces, terminés par des surfaces obliques; il est inodore et incolore; sa saveur est légèrement amère. Il ne se dissout que dans 600 parties d'eau froide, il est beaucoup plus soluble dans l'eau chaude. L'alcool froid le dissout aisément, ce qui permet de le séparer de l'acide urique. Il n'est presque pas soluble dans l'éther pur; il se dissout dans un mélange d'alcool et d'éther. Ses solutions aqueuses rougissent le papier de tournesol. Comme l'acide urique, il se dissout dans le phosphate de soude en s'emparant d'une partie de la base.

Chauffé dans un petit tube de verre, il fond en un liquide limpide, huileux, qui se prend en une masse cristalline blanche quand on laisse refroidir. Si l'on élève la température à 240°, son point d'ébullition, il donne un sublimé formé en grande partie d'acide benzoïque, quelques produits pyrogénés huileux de couleur rouge qui possèdent l'odeur du mélilot officinal ou de la fève Tonka (benzonitrile), et il reste dans l'appareil distillatoire un résidu de charbon.

Si la température est brusquement voisine du rouge, il se produit beaucoup d'acide cyanhydrique, et une bien moindre quantité d'acide benzoïque.

Ce sublimé d'acide benzoïque et l'odeur agréable de fève Tonka qui se dégage pendant la sublimation caractérisent l'acide hippurique. Sa faible solubilité dans l'éther le distingue nettement de l'acide benzoïque, qui est très-soluble dans ce dissolvant.

Des réactions nombreuses peuvent encore être mises à profit pour caractériser cet acide.

Quand on chauffe l'acide hippurique avec un acide minéral (acide chlorhydrique, sulfurique, azotique...), il s'assimile les éléments de l'eau et se dédouble en acide benzoïque et en glycocolle ou sucre de gélatine :

$$C^{18}H^9AzO^6 + 2HO = C^{14}H^6O^4 + C^4H^5AzO^4$$

Acide hippurique.   Acide benzoïque.   Glycocolle.

On se sert ordinairement d'acide chlorhydrique concentré pour opérer cette réaction ; quand l'ébullition a duré une demi-heure, on laisse refroidir, il se dépose de l'acide benzoïque cristallisé.

Ce dédoublement est provoqué par l'ébullition avec la soude ou la potasse caustique (Dessaignes) et par la putréfaction des matières azotées. C'est en laissant putréfier l'urine de vache que l'on prépare de grandes quantités d'acide benzoïque.

Si l'on dissout de l'acide hippurique dans l'acide azotique et que l'on fasse passer un courant de bioxyde d'azote dans la liqueur, il se dégage de l'azote, et il se produit de l'acide benzoglycollique :

$$C^{18}H^9AzO^6 + AzO^3 = C^{18}H^8O^8 + 2Az + HO$$

Acide hippurique.   Acide benzoglycollique.

L'acide benzoglycollique donne des vapeurs d'acide benzoïque quand on le chauffe. Il se compose sous l'influence des acides en acides benzoïque et glycollique ($C^4H^4O^6$) :

$$C^{18}H^8O^8 + 2HO = C^{14}H^6O^4 + C^4H^4O^6$$

Acide benzoglycollique.   Acide benzoïque.   Acide glycollique.

Si l'on chauffe une petite quantité d'acide hippurique dans une capsule de porcelaine avec quelques gouttes d'acide azotique très-concentré et que l'on dessèche le résidu, celui-ci, chauffé dans un tube de verre, dégage une forte odeur d'essence de cannelle ou de nitrobenzine (essence de myrbane). Les acides benzoïque et cinnamique donnent dans les mêmes circonstances des produits très peu différents par leur odeur de ceux de l'acide hippurique.

L'acide benzoïque se transforme dans l'économie en acide hippurique, en fixant les éléments du glycocolle, dont la présence à l'état de liberté n'a jamais été signalée dans l'économie animale (LIEBIG, *Chimie organique appliquée à la physiologie animale et à la pathologie*, traduction de CH. GERHARDT (Paris, 1842), p. 352. — MIALHE : (*Recherches sur la digestion*, Paris, 1879), p. 65.

En laissant putréfier l'urine de cheval ou l'urine de vache, on détermine la transformation inverse de l'acide hippurique en acide benzoïque. L'acide benzoïque du commerce que l'on emploie dans l'industrie, n'a pas une autre origine.

Si l'on abandonne à l'air une solution faible d'hippurate de soude, additionnée d'une petite quantité de phosphate de soude, au bout de quelques jours, le liquide renferme des bactéries et l'acide hippurique disparaît peu à peu en se transformant en acide benzoïque que l'on peut extraire en agitant avec de l'éther le liquide acidulé et laissant cristalliser le produit (non azoté) (1).

J'ai plusieurs fois réussi à obtenir de l'urine humaine conservée depuis un certain temps des cristaux d'acide benzoïque en l'agitant avec de l'éther, après acidulation par l'acide chlorhydrique; cet acide benzoïque provenait sans doute de la transformation de l'acide hippurique.

L'acide hippurique apparaît en plus grande quantité dans l'urine de certains diabétiques. Lehmann paraît, le premier, en avoir signalé la présence dans l'urine d'un diabétique. M. Bouchardat (*Annuaire de Thérapeutique*, 1842) a publié sur ce sujet un certain nombre d'observations.

Si l'on tient compte de ce fait d'observation que les urines résistent d'autant plus longtemps à la fermentation putride qu'elles contiennent une plus grande quantité de sucre, on comprendra en même temps pourquoi la recherche de l'acide hippurique dans une urine sucrée a plus de chances de donner un résultat positif qu'avec une urine ordinaire.

Le régime alimentaire exerce une très-notable in-

(1) Lex, *Centralblatt f. d. med. Wissensch.*, 1872, t. X, p. 291.

fluence sur la proportion d'acide hippurique de l'urine humaine. On a depuis longtemps observé que l'alimentation par les fruits (prunes, pommes, myrtille) augmentait la quantité d'acide hippurique. L'urine des lapins renferme des proportions d'acide hippurique qui varient beaucoup avec l'espèce végétale qui sert à leur alimentation (1).

En prenant chaque jour 40 à 50 gouttes de toluol MM. Schultzen et Naunyn (2) n'ont pas obtenu de leur urine une plus grande quantité de tribromophénol qu'à l'ordinaire, mais la proportion de l'acide hippurique s'éleva jusqu'à $0^{gr},331$ et $0^{gr},587$ dans l'urine d'un jour.

L'acide hippurique a été signalé aussi en quantité plus considérable par G. Bird dans les maladies du foie, par Schultzen dans l'ictère, par Lehmann dans diverses affections fébriles (fièvre typhoïde, pneumonie).

97. *Extraction de l'acide hippurique de l'urine humaine.* — Prenez 1 kilogramme d'urine environ, versez-y de l'eau de baryte tant qu'il se produit un précipité; enlevez l'excès de baryte par quelques gouttes d'acide sulfurique dilué, en prenant garde d'en verser un excès. Filtrez, neutralisez exactement le liquide avec quelques gouttes d'acide chlorhydrique, évaporez au bain-marie, mettez le résidu dans 150 à 200 centimètres cubes d'alcool absolu dans un flacon bien fermé. Les succinates, le chlorure de sodium se précipiteront, et les hippurates resteront dissous dans l'alcool. Agitez le mélange à plusieurs reprises,

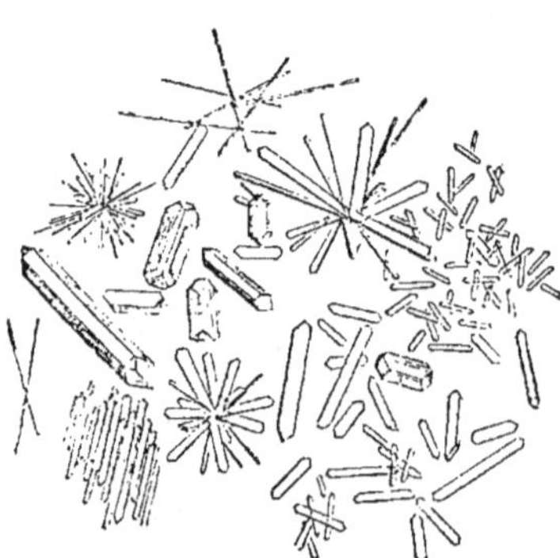

Fig. 24. — Acide hippurique.

(1) *Bulletin de la Société chimique*, t. XXII, 1874, p. 221.
(2) *Pflüger's Archiv.*, t. XII.

laissez-le déposer, enfin, décantez le liquide. Évaporez l'alcool au bain-marie, mettez le résidu sirupeux dans un flacon, ajoutez-y de l'acide chlorhydrique pour le rendre acide, puis 100 à 150 centimètres cubes d'éther contenant un peu d'alcool, agitez le tout pour dissoudre l'acide hippurique. La solution éthérée laisse pour résidu de l'acide hippurique impur quand on la distille. Pour le purifier, on le dissout dans l'eau bouillante additionnée d'une quantité suffisante de chaux éteinte qui le fait passer à l'état d'hippurate, on ajoute un peu de noir animal pour enlever les matières colorantes et on filtre bouillant. L'acide chlorhydrique ajouté à la liqueur encore chaude s'empare de la chaux et laisse déposer des aiguilles d'acide hippurique pur (fig. 24) (MEISSNER).

L'acide hippurique existe normalement en quantité assez considérable dans l'urine des herbivores ; c'est de l'urine de vache et de l'urine de cheval qu'on l'extrait habituellement. On considère l'acide hippurique de l'urine des herbivores comme un produit de l'acide quinique, dont la proportion est d'ordinaire très-faible dans le foin qui sert à la nourriture des animaux.

98. *Extraction de l'urine de vache.* — L'urine de vache est la source la plus abondante et la plus commode pour l'extraction de l'acide hippurique. On extrait l'acide hippurique en faisant bouillir l'urine de vache pendant un quart d'heure avec un lait de chaux, filtrant, concentrant le liquide au dixième de son volume, enfin l'additionnant d'acide chlorhydrique. L'acide hippurique, qui est encore moins soluble dans l'eau acidulée par l'acide chlorhydrique que dans l'eau, se dépose. On exprime les cristaux dans un linge, on les redissout dans 10 fois leur poids d'eau bouillante avec de la chaux, on ajoute un peu de noir animal, on filtre bouillant, et l'on décompose l'hippurate de chaux par l'acide chlorhydrique : l'acide hippurique se dépose à l'état de pureté.

99. ACIDE ORNITHURIQUE, $C^{38}H^{20}Az^2O^8$. — Administré à des oiseaux, à des poules par exemple, l'acide benzoïque se retrouve dans les excréments, mais en partie seulement à l'état naturel ; l'autre portion s'est transformée en un acide nouveau, l'acide ornithurique, entrevu par M. Shepard, et étudié par M. Jaffé (1).

L'acide ornithurique cristallise en aiguilles incolores ; il est très peu soluble dans l'eau même à chaud, à peine soluble dans l'éther, plus soluble dans l'éther acétique, très-soluble dans l'alcool bouillant, fusible à 182°, volatil à une température plus élevée en donnant une odeur d'essence d'amandes amères. L'analyse conduit à la formule $C^{38}H^{20}Az^2O^8$. L'acide chlorhydrique bouillant en sépare 64,8 pour cent d'acide benzoïque (la théorie indique 71,77 p. 100) ; l'autre produit de ce dédoublement est une base qui donne deux chlorhydrates cristallisés. On obtient le composé $C^{10}H^{12}Az^2O^4$, $1\frac{1}{2}$ HCl, en faisant bouillir l'acide orni-

____

(1) *Berichte d. deutsch. chem. Gesellsch*, t. X, p. 1925.

thurique avec de l'acide chlorhydrique, évaporant la solution, et faisant cristalliser le résidu dans l'alcool absolu.

On obtient le sel neutre $C^{10}H^{12}Az^2O^4,HCl$, en neutralisant le sel acide précédent par de l'ammoniaque diluée, ajoutant trois volumes d'alcool et un peu d'éther; il se dépose des cristaux feuilletés, incolores, d'un brillant éclat.

Pour obtenir l'acide ornithurique on traite les excréments des poules auxquelles on a fait prendre de l'acide benzoïque par de l'alcool bouillant; on évapore l'extrait et l'on soumet de nouveau le résidu à l'action de l'alcool absolu. Le résidu sera traité par l'eau, puis par l'éther pour enlever les matières grasses et l'acide benzoïque. On décante l'éther, on ajoute de l'acide sulfurique étendu au résidu, puis on l'agite avec de l'éther qui enlève une nouvelle portion de produit. Les solutions éthérées déposent peu à peu dans un milieu froid une masse cristalline qu'on lave à l'éther et que finalement on fait cristalliser dans l'alcool bouillant.

Knieriem (1) n'a extrait qu'une partie d'urée pour 20 à 60 parties d'acide urique dans les excréments des poules, et une partie d'urée pour 30 à 50 parties d'acide urique dans les excréments de canards.

100. ACIDE OXALURIQUE $C^6H^4Az^2O^8$. — L'oxalurate d'ammoniaque a été signalé dans l'urine par M. E. Schunk; ce sel n'existe qu'en si faible proportion dans l'urine que M. Neubauer a dû employer 100 à 150 litres de ce liquide pour en démontrer la présence.

Voici comment on explique la présence de l'acide oxalurique dans l'urine.

Soumis à l'action des corps oxydants l'acide urique se dédouble en alloxane et en urée:

$$C^{10}H^4Az^4O^6 + H^2O^2 + O^2 = C^8H^2Az^2O^8 + C^2H^4Az^2O^2$$

<table>
<tr><td>Acide
urique.</td><td>Alloxane.</td><td>Urée.</td></tr>
</table>

Une nouvelle action oxydante transforme l'alloxane en acide parabanique et en acide carbonique:

$$C^8H^2Az^2O^8 + O^2 = C^2O^4 + C^6H^2Az^2O^6$$

<table>
<tr><td>Alloxane.</td><td>Acide
parabanique.</td></tr>
</table>

(1) *Zeitschrift für Biologie*, t. XIII, p. 36.

En absorbant une molécule d'eau, l'acide parabanique se transforme en acide oxalurique :

$$C^6H^2Az^2O^6 + H^2O^2 = C^6H^4Az^2O^8$$

Acide
parabanique.

Acide
oxalurique.

Et l'acide oxalurique, sous l'influence de l'eau, des alcalis et des acides dilués se dédouble en acide oxalique et en urée :

$$C^6H^4Az^2O^8 + H^2O^2 = C^4H^2O^8 + C^2H^4Az^2O^2$$

Acide
oxalurique.

Acide
oxalique.

Urée.

L'acide oxalurique peut être considéré comme du bioxalate d'urée moins de l'eau :

$$C^2H^4Az^2O^2, C^4H^2O^8 - H^2O^2 = C^6H^4Az^2O^8$$

Bioxalate d'urée.

Acide
oxalurique.

101. L'acide oxalurique est une poudre cristalline, blanche, de saveur acide, très peu soluble dans l'eau. Ses sels alcalins se dissolvent aisément dans l'eau. Quand on fait bouillir la solution aqueuse d'acide oxalurique avec de l'acide chlorhydrique étendu ou avec une solution alcaline diluée on le dédouble en acide oxalique et en urée. La solution d'acide oxalurique n'est pas précipitée par la solution de chlorure de calcium même en présence de l'ammoniaque pure. Si ce mélange est chauffé à l'ébullition, il se trouble et dépose de l'oxalate de chaux. Ainsi donc, après avoir séparé l'oxalate de chaux par une addition de chlorure de calcium, on pourra rechercher dans le précipité obtenu à l'ébullition après une addition d'alcali, l'oxalate calcaire provenant du dédoublement de l'acide oxalurique.

Pour obtenir l'oxalurate d'ammoniaque on filtre sur une colonne de charbon animal environ 100 litres d'urine récente et acide, de façon à recueillir 16 à 20 litres de liquide chaque jour pour une pipette contenant 400 c. c. de noir animal. On renouvelle le noir quand son action décolorante s'affaiblit. Le charbon est lavé à l'eau pour enlever les chlorures et les phosphates, desséché à l'air, puis soumis à l'action de l'alcool bouillant tant que ce liquide se décolore. L'alcool évaporé au bain-marie, on traite l'extrait par l'eau tiède, on concentre la liqueur aqueuse en consistance sirupeuse et on laisse déposer lentement de l'oxalurate d'ammoniaque cristallisé. On traite les eaux-mères par l'alcool absolu, et on fait cristalliser dans l'eau le nouveau dépôt cristallin.

102. Acide lactique, $C^6H^5O^5,HO$.

$$C = 40, \quad H = 5,55, \quad O = 44,45, \quad \text{Eau} = 10.$$

L'urine normale ne contient pas d'acide lactique. On a signalé la présence de l'acide lactique dans quelques urines sucrées, peut-être aussi dans des urines fermentées ayant contenu de l'inosite. Dans l'état de maladie, c'est dans l'ostéomalacie que l'on dit avoir trouvé de l'acide lactique dans l'urine (Langendorff et Mommsen, *Virchow's Archiv*, t. LIX).

On distingue deux acides lactiques : l'acide lactique du lait aigri et du contenu de l'estomac après de mauvaises digestions, et l'acide lactique du suc musculaire, connu aussi sous le nom *d'acide paralactique*. Tous les deux, dans leur plus grand état de concentration, sont liquides, inodores, non volatils sensiblement à 100 degrés, très-solubles dans l'eau et l'alcool, moins solubles dans l'éther. L'acide lactique du lait produit une légère déviation du plan de la lumière polarisée vers la droite, tandis que l'acide paralactique dévie à gauche.

Ces deux acides diffèrent l'un de l'autre par les propriétés de leurs sels de chaux et de zinc. Le lactate de chaux du lait aigri et de la fermentation des matières sucrées a pour formule $C^6H^5CaO^6,5HO$, il se dissout dans 9 fois $\frac{1}{2}$ son poids d'eau froide, tandis que le sel correspondant de l'acide des muscles n'a que 4 équivalents d'eau et se dissout seulement dans 12,4 parties d'eau froide ; ce dernier sel est aussi plus facile à déshydrater à 100°. Cristallisés dans l'alcool, ces deux sels ont 5 équivalents d'eau. Le lactate de zinc est aussi fort peu soluble, celui de l'acide du lait aigri a 3 équivalents d'eau et se dissout dans 6 p. d'eau bouillante et 58 p. d'eau froide, tandis que celui des muscles se dissout dans 2,88 p. d'eau bouillante et 5,7 p. d'eau froide ; ce dernier a deux équivalents d'eau.

Le lactate de chaux cristallise en aigrettes formées de petites aiguilles. Celui de zinc peut s'obtenir en petites aiguilles qui se disposent autour d'un centre commun, de manière à figurer des boules. La faible solubilité de ces deux sels aide à les caractériser. Le lactate de zinc, mis en solution dans l'eau, se laisse décomposer par un courant d'hydrogène sulfuré ; il se dépose du sulfure de zinc, et l'acide lactique reste en solution.

On a signalé la présence de l'acide paralactique dans les urines des personnes empoisonnées par le phosphore. Voici ce que MM. Schultzen et Riess conseillent de faire pour l'extraire. L'urine concentrée en consistance sirupeuse est additionnée d'alcool à 95 p. 100 jusqu'à cessation de précipité. Après vingt-quatre heures de repos, la liqueur alcoolique, décantée, est évaporée de nouveau en consistance sirupeuse, acidulée avec de l'acide sulfurique étendu, puis agitée à diverses reprises avec une assez grande quantité d'éther. Le résidu de l'évaporation de l'éther est dissous dans l'eau, filtré, précipité par l'acétate de plomb, et le liquide filtré privé de plomb par un courant d'hydrogène sulfuré. On chasse l'acide acétique en laissant le résidu pendant un temps suffisant au bain-marie, puis on le sature de carbonate de baryte, on filtre, et l'on précipite le lactate de baryte par l'alcool absolu. Par une digestion suffisamment prolongée dans l'alcool le lactate de baryte prend la forme de grains cristallins ; on le transforme en lactate de zinc en traitant sa solution aqueuse par le sulfate de zinc.

103. ACIDE SUCCINIQUE, $C^8H^4O^6,2HO$.

C = 40,68, H = 3,39, O = 40,68, Eau = 15,25.

L'acide succinique pris par la bouche ou injecté sous la peau se retrouve inaltéré dans l'urine. On en rencontre ordinairement quelques traces provenant des aliments dans l'urine normale ; l'alimentation animale en augmente la quantité, une alimentation plus exclusivement végétale l'abaisse au point de la rendre presque nulle. L'usage des asperges accroît notablement la quantité ordinaire de l'acide succinique de l'urine. Le vin contient de l'acide succinique qui passe dans l'urine sans subir la moindre métamorphose.

104. L'acide succinique cristallise en tables rhombes ou hexagonales, peu solubles dans l'eau froide, beaucoup plus solubles dans l'eau chaude, fusibles vers 180°, bouillant vers 235° C. en donnant de l'eau et de l'acide succinique anhydre. Il est peu soluble dans l'alcool et presque insoluble dans l'éther. L'acide azotique ne l'attaque pas, même à l'ébullition. L'acide sulfurique ordinaire le dissout, à chaud, sans le décomposer.

La solution aqueuse neutralisée par la soude caustique donne avec le perchlorure de fer un précipité rouge brun pâle, de succinate basique de fer insoluble dans les acides, avec l'acétate neutre de plomb du succinate de plomb soluble dans l'acide azotique, à peu près insoluble dans l'acide acétique, avec l'azotate d'argent un précipité blanc d'azotate d'argent, avec le chlorure de baryum, après addition d'ammoniaque et d'alcool, un précipité blanc de succinate de baryum.

105. *Extraction de l'acide succinique de l'urine.* — On ajoute à l'urine de l'eau de baryte, en évitant un trop grand excès de baryte ; on filtre, on sature par l'acide chlorhydrique, et l'on concentre le liquide en consistance sirupeuse. On soumet l'extrait à l'action de l'alcool, qui précipite les succinates mélangés aux chlorures, aux urates et à divers sels. On exprime ce précipité, on le dissout dans l'eau, et on évapore de nouveau la liqueur filtrée ; il se dépose d'abord de l'urate de soude, plus tard ce sont des cristaux de succinate de soude sous la forme de lancettes, ou d'aiguilles disposées en aigrettes. Pour en séparer l'acide succinique, on acidule la liqueur avec de l'acide chlorhydrique, on l'agite

avec de l'éther et on laisse évaporer l'éther décanté. On purifie les cristaux obtenus en les faisant bouillir avec de l'acide azotique pur dilué.

106. Acide phénique, $C^{12}H^6O^2$.

$$C = 76,93, \quad H = 6,40, \quad O = 16,67.$$

L'acide phénique ou acide carbolique n'existe qu'en très-minime quantité dans l'urine de l'homme ; on en trouve une proportion beaucoup plus considérable dans l'urine des herbivores, plus particulièrement dans l'urine de cheval. A l'état de pureté, il entre en fusion vers 37°,5 et en ébullition à 183° C. Il est peu soluble dans l'eau froide ; l'alcool et l'éther le dissolvent aisément.

La solution de perchlorure de fer suffisamment diluée donne avec la solution aqueuse d'acide phénique une coloration violette (1) qui brunit peu à peu. Un acide minéral libre empêche que la coloration violette se manifeste.

Quand on traite l'acide phénique par l'acide azotique on le transforme en acide picrique (acide phénique trinitré), qui est cristallisable et sert à teindre en jaune la soie, la laine et les plumes d'oiseaux. Cette réaction n'est applicable qu'à l'acide phénique isolé.

L'acide phénique (comme aussi les acides thymique et crésylique brut) donnent une coloration bleue par l'action successive des hypochlorites et de l'ammoniaque.

Un excès d'eau bromée (2) versé dans une solution aqueuse d'acide phénique y détermine peu à peu la formation d'un précipité blanc légèrement jaunâtre d'acide phénique tribromé (Landolt). Ce précipité recueilli sur un filtre, on peut en extraire de l'acide phénique ; dans ce but on l'introduit dans un tube à essai avec une petite quantité d'eau, on ajoute de l'amalgame de sodium, puis on chauffe légèrement. Cela fait, on verse le contenu du tube dans une petite capsule, on y ajoute de l'acide sulfurique qui isole l'acide phénique avec son odeur propre et sous la forme de gouttelettes huileuses si la quantité est suffisante.

107. Pour rechercher l'acide phénique dans une urine on peut faire agir directement les réactifs (perchlorure de fer, eau bromée) sur cette urine ; mais dans la plupart des cas on obtiendrait difficilement des réactions nettes. Il est préférable de distiller l'urine dans une cornue de verre avec de l'acide tartrique et mieux encore avec de l'acide phosphorique, puis d'agiter le liquide distillé avec de l'éther. On laisse évaporer l'éther dans une capsule de porcelaine, on reprend le résidu par une petite quantité d'eau. La nouvelle solution soumise à l'action du per-

---

(1) Quelques autres acides organiques, les acides salicylique, mélilotique, hydrocumarique donnent la même coloration dans les mêmes circonstances.

(2) L'eau bromée précipite également l'aniline, la toluidine et la plupart des alcaloïdes.

chlorure de fer ou de l'eau bromée donne des réactions très-caractéristiques.

L'acide phénique paraît être un élément constant de l'urine des herbivores; il n'existe normalement qu'en quantités extrêmement faibles dans l'urine humaine. En se nourrissant presque exclusivement de viande, M. Munk (1) n'a obtenu en moyenne que $0^g,006$ de tribromophénol ou $0^g,00011$ de phénol chaque jour. L'urine de cheval lui a donné $5^g,204$ de tribromophénol par litre ou $0^g,913$ de phénol, quantité 1,800 fois plus grande que celle constatée dans l'urine humaine.

La proportion de phénol s'élève dans l'urine normale quand l'alimentation est mixte avec prédominance des aliments végétaux.

MM. Schultzen et Naunyn considèrent le benzol comme la source du phénol de l'urine. M. Munk n'a pas trouvé de phénol libre dans l'urine pendant une alimentation fortement animalisée à laquelle on ajoutait 20 à 50 gouttes de benzol. Mais en distillant l'urine avec de l'acide sulfurique la proportion du phénol peut être 17 fois plus élevée que dans l'état normal.

M. Baumann a montré que dans certaines conditions l'urine des mammifères contenait des éthers sulfuriques acides dont la décomposition fait apparaître dans l'urine le phénol, la pyrocatéchine, l'indigo. Il a pu extraire du sulfophénate et du sulfocrésylate de potassium de quelques urines. Administré à un animal, l'acide phénique est en partie éliminé à l'état d'acide sulfophénique. Le thymol et le crésol sont également en partie éliminés à l'état d'éthers sulfuriques acides (Voir *Composés sulfurés*).

108. Assez fréquemment on rencontre des urines à teinte brunâtre plus ou moins foncée, provenant d'individus soumis à l'action de l'acide phénique, soit par le tube digestif, soit et plus particulièrement quand la peau a été frictionnée sur une large surface. Le pansement de Lister, le traitement de la gale par des solutions phéniquées ont souvent occasionné cette coloration brunâtre des urines. J'ai signalé quelques urines noires ou brunes dans les cas d'empoisonnement par l'acide phénique que j'ai publiés dans l'*Annuaire pharmaceutique*, année 1871-72, p. 149; année 1873, p. 206, 214, 215, 217; année 1874, p. 216. On pourra également consulter un rapport rédigé par M. le docteur A. Ferrand sur l'empoisonnement par les phénols inséré dans les *Annales d'Hygiène et de Médecine légale*, 1876, 2e série, t. XLV.

La même coloration brune des urines a été notée après des frictions de goudron végétal, lequel contient de l'acide phénique.

La créosote du commerce n'est souvent que de l'acide phénique rectifié; il n'est pas surprenant dès lors que l'on ait observé des urines brunes dans les cas d'empoisonnement par la créosote, et caractérisé l'acide phénique dans le liquide distillé avec de l'acide chlorhydrique.

109. ACIDE SALICYLIQUE, $C^{14}H^5O^5,HO$. — Depuis quelques années l'acide

(1) *Pflüger's Archiv.*, t. XII, p. 142.

salicylique libre et surtout ses combinaisons avec la soude et la quinine, sont d'un grand emploi en médecine. A l'état de pureté, l'acide salicylique est en aiguilles inodores et incolores, peu solubles dans l'eau froide, très-solubles dans l'eau bouillante, dans l'alcool et dans l'éther. Quand on le chauffe à une température suffisamment élevée, il se décompose en acide carbonique et acide phénique.

Comme l'acide phénique, l'acide salicylique s'oppose énergiquement à la putréfaction des matières organiques.

110. M. Byasson (1), qui a étudié les transformations de l'acide salicylique administré à l'homme, est arrivé aux conclusions suivantes : 1° l'acide salicylique ingéré à l'état de salicylate de soude apparaît dans les urines, et peut y être constaté 25 minutes après son administration ; une dose de 3 grammes s'élimine dans 36 à 40 heures environ ; 2° une portion de l'acide salicylique est éliminée en nature, une autre portion est transformée en salicine optiquement active, en acide salicylurique et probablement aussi en acide oxalique ; 3° les premières urines, quelques heures après l'ingestion de 2 ou 3 grammes de salicylate de soude dévient à gauche le plan de polarisation. La déviation est due à la salicine produite ; 4° le salicylate de soude augmente dans l'urine la proportion des substances azotées et en particulier de l'acide urique ; 5° la salicine ingérée par l'homme s'élimine en nature et avec ses propriétés optiques dans les quelques heures qui suivent son ingestion.

111. Une solution aqueuse d'acide salicylique dans laquelle on verse quelques gouttes d'une solution de perchlorure ou de persulfate de fer donne une coloration violette très-foncée si la quantité d'acide salicylique n'est pas trop faible.

Quand on verse quelques gouttes de perchlorure de fer dans une urine brute, on obtient d'ordinaire un précipité de phosphate de fer qui masque

____

(1) *Journal de Thérapeutique*, 4e année. p. 721.

la coloration violette du salicylate ferrique. Si l'on a eu le soin d'aciduler très-légèrement l'urine à essayer avec de l'acide chlorhydrique (1 ou 2 gouttes d'acide chlorhydrique par 10 grammes d'urine), le précipité de phosphate de fer ne se forme point, et la coloration violette apparaît dans toute son intensité. On arrive au même résultat en se servant d'une solution ferrique suffisamment acide; mais il ne faut pas oublier qu'un excès d'acide minéral serait un obstacle absolu à la manifestation de la coloration violette.

111. Pour extraire l'acide salicylique de l'urine qui renferme des salicylates, on ajoute à cette urine de l'acide sulfurique (environ 5 grammes d'acide sulfurique par litre d'urine), puis on agite ce mélange avec de l'éther aussi peu alcoolique que possible de façon à dissoudre l'acide salicylique mis en liberté. L'éther évaporé dans une capsule de porcelaine laisse l'acide salicylique impur; on dissout ce résidu dans l'eau et l'on fait agir sur cette liqueur le persel de fer.

La même méthode est applicable à l'extraction des acides phénique benzoïque, thymique et de la pyrocatéchine.

La recherche de l'acide salicylique dans l'urine (1) est plus facile que dans la bière, soit que l'on agisse directement sur le liquide, soit que l'on opère sur le précipité plombique. Il est assez difficile de mettre en évidence moins d'un décigramme d'acide salicylique dans un litre de bière, tandis que $0^g,0012$ d'acide salicylique se retrouve aisément dans un litre d'urine, à l'aide du perchlorure de fer. Aussi est-ce après avoir bu la bière que l'on recherchera plus aisément dans l'urine qui en proviendra la présence de l'acide salicylique.

112. **Pyrocatéchine ou acide oxyphénique**, $C^{12}H^6O^4$. — La pyrocatéchine est un des produits de la distillation du cachou, de l'acide morintannique et de diverses autres substances végétales. Elle est très-soluble dans l'eau, dans l'alcool, et très peu soluble dans l'éther. Elle peut cristalliser en prismes qui appartiennent au système rhombique; ses cristaux desséchés à $80°$ fondent à 110 ou $115°$, et le produit fondu entre en ébullition vers $240-245°$; ses vapeurs se condensent en un liquide qui prend peu à peu la forme cristalline. On peut distiller l'acide oxyphénique sur les alcalis et la baryte à l'état caustique sans la décomposer. Les solutions alcalines abandonnées à l'air deviennent vertes, puis brunes, puis noires. Les carbonates alcalins et l'eau de chaux produisent les mêmes effets. La solution réduit aisément le chlorure d'or, l'azotate d'argent, le bichlorure de platine; sans action sur les sels ferreux, elle donne avec le perchlorure de fer une coloration vert foncé.

Pour caractériser la pyrocatéchine, on se sert de la solution de perchlorure de fer ordinairement employée dans les usages médicaux, que l'on étend 10 fois de son volume d'eau. Quelques gouttes de ce réactif

---

(1) Blas, *Journ. f. prakt, Chemie*, (3), t. XIX, p. 43.

colorent en vert une solution aqueuse de pyrocatéchine; l'addition d'une goutte d'une solution de bicarbonate de soude à ce mélange lui donne une belle coloration violette que l'acide acétique détruit en ramenant la coloration verte précédente.

On additionne quelquefois la solution de perchlorure de fer d'assez d'acide tartrique pour que l'ammoniaque ne la trouble plus. La coloration verte obtenue au contact de la solution de pyrocatéchine, on la fait passer au violet par une addition d'ammoniaque.

On obtient aussi la pyrocatéchine en précipitant l'urine par l'acétate neutre de plomb, agitant le liquide filtré avec l'éther, évaporant l'éther.

Exposée à l'air, l'urine de cheval perd peu à peu sa coloration jaune pâle, sa surface devient brune en deux ou trois jours, tandis que les couches inférieures gardent leur couleur primitive. On considère souvent cette transformation comme le résultat de la décomposition de l'indican par la fermentation putride. Le plus ordinairement, cette coloration brune est due à la pyrocatéchine et à quelques substances dérivées du tannin.

Pour isoler la pyrocatéchine de l'urine de cheval, E. Baumann [1] l'acidule avec de l'acide acétique, puis l'agite avec de l'éther. L'éther évaporé laisse une masse brune, visqueuse, que l'on traite par l'eau; cette solution aqueuse filtrée donne par l'acétate neutre de plomb un précipité coloré et visqueux. Ce précipité séparé, on ajoute du carbonate d'ammoniaque, puis de l'acétate de plomb tant qu'il se forme un précipité. On recueille celui-ci, on le lave, on le divise dans l'eau et on le décompose par un courant d'hydrogène sulfuré, on sépare le sulfure de plomb, on neutralise la liqueur par du carbonate de baryte, on agite avec de l'éther, on évapore ce liquide, et on caractérise la pyrocatéchine dans le résidu. On obtient aussi la pyrocatéchine en précipitant l'urine par l'acétate neutre de plomb, agitant le liquide filtré avec de l'éther, évaporant l'éther et dissolvant le résidu dans l'eau. En traitant par l'éther cette nouvelle solution, on enlève la pyrocatéchine aux substances étrangères qui la souillent.

Ces deux méthodes donnent de la pyrocatéchine cristallisée, mais en trop faible quantité pour une analyse élémentaire.

L'urine de cheval donne de la pyrocatéchine quand on la laisse putréfier ou qu'on la traite par l'acide chlorhydrique. MM. Müller et Ebstein [2] ont signalé la pyrocatéchine dans l'urine du bœuf, M. Rajewsky dans l'urine d'un malade qui prenait du tannin, mais non pas dans l'état de santé.

Pour rechercher la pyrocatéchine dans l'urine, on peut donc la laisser pourrir jusqu'à ce qu'elle ait une coloration brune. Dans quelques cas, il faut évaporer l'urine, l'aciduler et la traiter par l'éther; l'évaporation

(1) *Archiv. für die gesammte Physiologie*, 1875, t. XII.
(2) *Virchow. Archiv.*, t. LXV.

de ce dernier liquide laisse un résidu qui donne les réactions de la pyrocatéchine.

L'urine de douze bœufs en bonne santé, abandonnée à elle-même pendant huit jours, était devenue brune ; une addition de perchlorure de fer la rendit verte. Une partie de cette urine additionnée d'acide acétique, puis agitée avec de l'éther, donna franchement les réactions précitées.

L'urine d'un chien exclusivement nourri de viande ne contient pas de pyrocatéchine ; on en trouve si l'alimentation est mixte. Aussi conclut-on que la pyrocatéchine provient des substances végétales.

Pour reconnaître la pyrocatéchine dans l'urine, MM. W. Ebstein et J. Müller traitent par l'alcool absolu le résidu de l'évaporation de 180 grammes d'urine. La liqueur alcoolique qui contient la pyrocatéchine est évaporée au bain-marie, le résidu est agité avec de l'éther, et la solution éthérée concentrée à son tour en consistance sirupeuse ; on traite le résidu par une petite quantité d'eau froide et l'on caractérise la pyrocatéchine dans la solution aqueuse.

M. E. Baumann (1) reconnaît dans l'urine trois éthylsulfates aromatiques lesquels donnent : 1° l'acide phénique, 2° l'indigo, 3° la pyrocatéchine. L'acide acétique ne peut les séparer de leurs combinaisons métalliques, mais l'acide chlohydrique les décompose.

Ces combinaisons n'existent qu'en très-minimes quantités dans l'urine humaine. Les urines de vache et de cheval en renferment une notable quantité. Städeler avait signalé dans les urines de vache et de cheval, les acides taurylique et damalurique qui paraissent aujourd'hui des produits de décomposition de ces éthers acides. D'après M. Baumann, l'acide taurylique serait de l'acide crésylique, bouillant vers 190°.

113. Sulfocrésylate de potassium. — L'urine de cheval peut donner du sulfocrésylate de potassium cristallisé. Dans ce but on traite par de l'alcool à 80 pour 100 l'urine concentrée en consistance sirupeuse, on distille pour recueillir l'alcool, on concentre le liquide en consistance sirupeuse, puis on laisse cristalliser pendant plusieurs jours dans un milieu froid. On sépare les cristaux de leur eau mère et on les essore le plus possible. Par de nouvelles cristallisations dans l'eau et dans l'alcool, on obtient des tables blanches, d'un éclat nacré.

Pur, le sulfocrésylate de potassium ne donne pas la coloration bleue par le perchlorure de fer. Si on le chauffe vers 160°, il se décompose partiellement et le nouveau produit bleuit au contact du perchlorure de fer. En même temps que le sulfocrésylate, l'urine de cheval fournit une petite quantité de sulfophénate de potassium.

Cette formation de phénol et de ses homologues dans le tube intestinal et leur apparition dans l'urine semble pouvoir être expliquée par

(1) *Berichte d. Chem. Gesellschaft*, t. IX, p. 1389, p. 1715. — *Zeitschrift für physiol. Chemie*, t. I, p. 244.

un effet de décomposition putride des combinaisons aromatiques contenues dans les végétaux qui servent à la nourriture des animaux, par la formation des carbures d'hydrogène aromatiques et par la transformation de ces derniers en éthers acides. Cette théorie, qui a besoin de démonstration plus ample, est d'accord avec la production en plus grande quantité de ces combinaisons acides dans l'urine des herbivores. Elle fait pressentir que la proportion de ces combinaisons serait nulle chez les carnivores, si d'autres causes ne pouvaient être invoquées pour expliquer l'apparition dans leur urine d'une minime quantité de ces produits. La décomposition des matières albuminoïdes a donné, en effet, des traces d'acide phénique.

M. Baumann (1) maintient un mélange d'albumine, de pancréas et d'eau à une température de 40° C. pendant six jours. En même temps qu'il y constate une abondante quantité d'indol, il trouve dans la masse en putréfaction un corps qui jouit de toutes les propriétés de l'acide phénique, mais la quantité signalée est des plus minimes.

114. Acide uro-chloralique. — L'urine des personnes soumises à l'usage de l'hydrate de chloral dévie à gauche le plan du rayon de la lumière polarisée; la déviation est d'autant plus appréciable que la dose de chloral a été plus forte. Elle réduit la liqueur de Fehling.

Agitée avec l'éther alcoolisé après une addition suffisante d'acide sulfurique, l'urine cède à l'éther une matière douée d'un fort pouvoir rotatoire à gauche. L'extrait éthéré neutralisé par la potasse est repris par l'alcool à 90°. Au liquide filtré, on ajoute de l'éther jusqu'à cessation de précipité. Celui-ci se dissout dans l'eau; décoloré par le noir animal, il laisse à l'évaporation une masse cristalline, qui est le sel potassique de l'acide uro-chloralique, à peu près insoluble dans l'alcool absolu. Une solution au centième de ce sel, examinée dans un tube de 20 centimètres du saccharimètre Soleil, tourne de 5° à gauche, ce qui correspond sensiblement à $(\alpha) = -60°$. Les urines obtenues avec une dose de 4 à 5 grammes de chloral donnent directement une déviation de 5°.

L'acide uro-chloralique est très-soluble dans l'eau et dans l'alcool, et à peu près insoluble dans l'éther pur. Il rougit énergiquement le papier de tournesol, décompose les carbonates et n'est point déplacé par l'acide acétique. A l'ébullition, il réduit les solutions alcalines de cuivre et de bismuth et les sels d'argent. Il dévie à gauche le plan du rayon de la lumière polarisée. On a préparé ses sels de potassium, de sodium et de cuivre à l'état cristallisé. Sa formule $= C^7H^{12}Cl^3O^6$ (Musculus et de Mering, *Bull. de la Soc. chimique de Paris*, 1875, t. XXIII, p. 487).

(1) *Zeitschrift f. physiol. Chemie*, t. 1, p. 60.

URÉE, $C^2H^4Az^2O^2$

$$C = 20, \quad H = 6,67, \quad Az = 46,67, \quad O = 26,66.$$

115. L'urée forme environ le tiers du poids des matières fixes (à 100°) de l'urine, souvent les 2/5 de ce poids. Elle n'existe pas seulement dans l'urine, on en trouve de minimes quantités dans d'autres liquides de l'économie. C'est surtout à l'état d'urée que sont éliminées les matières albuminoïdes qui constituent la principale masse de nos tissus.

Le nom d'urée fut donné par Fourcroy et Vauquelin (1) au produit isolé nettement pour la première fois par Rouelle le cadet en 1773.

On a essayé de faire remonter à Boerhaave (2) la découverte de l'urée. La lecture du *Processus XCVIII* me fait conclure que le *sel natif de l'urine* de Boerhaave n'était autre chose que du chlorure de sodium impur. Boerhaave dit de ces cristaux « *Nec valdè volatiles* » et plus loin « *ipse sal marinus inest, sed neque solus.* » La dissertation de M. C. Ph. Falck (3) sur ce passage de Boerhaave n'enlève rien, à mon avis, à l'honneur qui revient tout entier à Rouelle dans la découverte de l'urée.

L'urée ne fut isolée dans un parfait état de pureté que par Fourcroy et Vauquelin.

L'urée cristallise en longues aiguilles incolores, d'une saveur fraîche assez semblable à celle de l'azotate de

(1) *Système des connaissances chimiques*, de FOURCROY, t. V, édition in-4°, p. 460. Paris, brumaire an IX.
(2) *Elementa Chemiæ*, t. II, p. 199. Parisiis, MDCCLIII.
(3) *Archiv der Pharmacie*, t. CL (1872), p. 38.

potasse (salpêtre). Ses cristaux appartiennent au système du prisme droit à base carrée, ce sont des prismes à 4 pans terminés à leurs extrémités par une ou deux facettes obliques. Elle se dissout dans son poids d'eau froide, dans son poids d'alcool bouillant et dans cinq fois son poids d'alcool froid. L'éther non alcoolique ne la dissout pas sensiblement.

L'urée résiste à une température de 120° sans se décomposer; mais à une température plus élevée elle donne de l'ammoniaque, et finalement disparaît sans laisser de résidu.

L'urée est sans action sur le papier de tournesol.

116. L'urée peut se combiner avec les éléments de l'eau et passer à l'état de carbonate d'ammoniaque :

$$C^2H^4Az^2O^2 + 4HO = 2(AzH^3,HO,CO^2).$$

Abandonnée à elle-même, une solution aqueuse d'urée se transforme peu à peu en carbonate d'ammoniaque. Cette transformation, presque nulle quand il s'agit d'une solution d'urée pure, devient d'autant plus manifeste que la température s'élève davantage. Elle est surtout favorisée par la présence des matières azotées en décomposition, jouant le rôle de ferments, aussi l'urée se décompose-t-elle avec une extrême facilité dans l'urine placée dans un milieu chaud, en lui communiquant cette odeur ammoniacale fétide bien connue de tous.

Les corps facilement putréfiables ne sont pas les seuls qui déterminent cette assimilation de l'eau, et cette transformation de l'urée en sel ammoniacal.

L'urée en solution aqueuse chauffée dans un tube de

verre fermé aux deux bouts à un température élevée se transforme également (vers 140°) en carbonate d'ammoniaque.

Chauffée avec les acides minéraux puissants comme l'acide sulfurique, ou avec les alcalis concentrés (potasse ou soude caustique, chaux sodée), l'urée donne encore de l'acide carbonique et de l'ammoniaque. Si l'on a fait usage d'un acide, il s'empare de l'ammoniaque, tandis que le gaz acide carbonique se dégage. Si, au contraire, on a eu recours à un alcali minéral, c'est l'acide carbonique qui reste en combinaison avec le réactif, et l'ammoniaque qui se volatilise.

Ce qui précède montre que l'urée se comporte comme un amide, c'est-à-dire comme un sel ammoniacal auquel il manque 2 éq. d'eau ; on peut la regarder comme de la carbamide (amide du carbonate d'ammoniaque) et remarquer que sa formule est exactement celle du cyanate d'ammoniaque :

$$C^2H^4Az^2O^2 = AzH^3,HO,C^2AzO.$$

L'urée forme avec les acides des combinaisons qui rappellent les sels ammoniacaux correspondants ; en effet, les combinaisons de l'urée avec les hydracides sont anhydres ; les combinaisons de l'urée avec les oxacides contiennent au moins un équivalent d'eau.

L'urée se combine aussi avec certaines bases et certains sels ; on a tout particulièrement étudié ses combinaisons avec l'oxyde et l'azotate de mercure.

Elle se combine avec le bichlorure de mercure, le chlorure de sodium, l'azotate de chaux. Elle liquéfie certains sels, le sulfate de sodium par exemple, comme pour s'emparer de leur eau de cristallisation.

L'urée est produite dans un grand nombre de réactions chimiques, les unes se passant au sein de l'organisme, les autres dans de pures expériences de laboratoire. L'acide urique, la créatine, l'allantoïne, soumis à l'action de certains agents physiques ou chimiques, donnent de l'urée (1).

117. **Azotate d'urée**, $C^2H^4Az^2O^2,AzO^5,HO$. — Cette combinaison découverte par Cruikshank (2) est la plus importante à connaître.

100 parties de ce sel contiennent :

$$
\left.\begin{array}{l}
\text{Acide azotique } (AzO^5) \dots \dots \quad 43,89 \\
\text{Urée} \dots \dots \dots \dots \dots \dots \quad 48,80 \\
\text{Eau} \dots \dots \dots \dots \dots \dots \dots \quad 8,30
\end{array}\right\} 100,00
$$

L'azotate d'urée forme des cristaux blancs, d'un assez brillant éclat quand ils sont volumineux ; ce sont des prismes à six côtés, plus souvent des tables hexagonales (fig. 25).

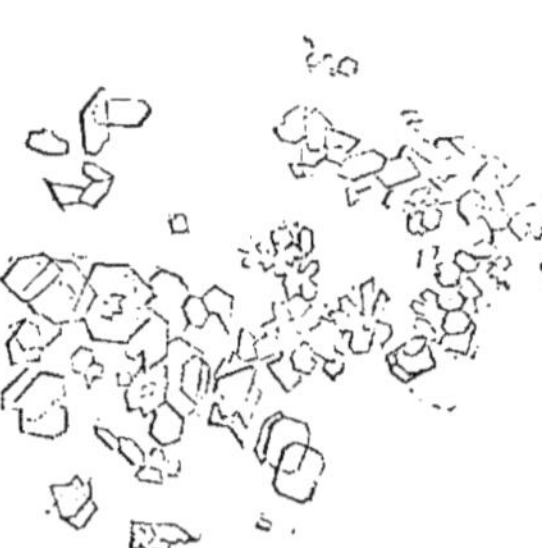

Fig. 25. — Azotate d'urée.

L'eau pure n'en dissout qu'une petite quantité, 1/60 de son poids environ ; l'eau additionnée d'acide azotique pur en dissout moins que l'eau pure ; il se dissout assez aisément dans l'eau bouillante et cristallise pendant le refroidissement.

(1) Sur les origines chimiques de l'urée, consultez : SALKOWSKI : *Centralblatt f. med. Wiss.*, 1875, n° 53, et *Zeitschr. f. phys. Chem.*, t. I, p. 374.
(2) *Système des Connaissances chimiques*, de FOURCROY, édit. in-4°, t. VI, p. 465.

Pour obtenir l'azotate d'urée on verse peu à peu de l'acide azotique pur bien exempt de vapeurs nitreuses dans une solution au dixième d'urée dans l'eau distillée. Le mélange s'échauffe, ce qu'il est bon d'empêcher en ne versant l'acide que par petites fractions ou en maintenant le vase refroidi dans la glace. Après vingt-quatre heures de repos, l'azotate d'urée s'est déposé. Un léger excès d'acide azotique diminue la quantité de sel qui reste en solution dans l'eau mère. On essore les cristaux, on les fait cristalliser de nouveau dans l'eau distillée.

118. L'urine de chien (densité = 1,038) additionnée d'un excès d'acide azotique pur donne assez aisément et sans aucune évaporation préalable des cristaux d'azotate d'urée, surtout si l'on refroidit le mélange. L'urine humaine, de densité voisine de 1,035 est également assez riche en urée pour donner de l'azotate d'urée dans les mêmes conditions. Ces urines sont assez rares, on les observe surtout en été, chez les personnes qui boivent peu, suent beaucoup et font usage d'aliments plus exclusivement azotés. Chez les carnivores, l'urine ordinairement plus chargée d'urée que l'urine humaine est fréquemment précipitable par l'acide azotique pur.

119. **Oxalate d'urée**, $2C^2H^4Az^2O^2,2(C^2O^3,HO).+2HO$. — Ce sel est encore moins soluble dans l'eau froide que l'azotate d'urée ; l'alcool de densité 0,83 n'en dissout qu'1/60 de son poids. (fig. 26).

On l'obtient en versant une solution saturée d'acide oxalique dans une solution concentrée d'urée.

120. **Phosphate d'urée.** — Le phosphate d'urée a été obtenu par M. Lehmann en évaporant l'urine du porc.

On peut préparer le chlorhydrate d'urée ; mais on n'a pas réussi jusqu'à présent à obtenir le sulfate ni un grand

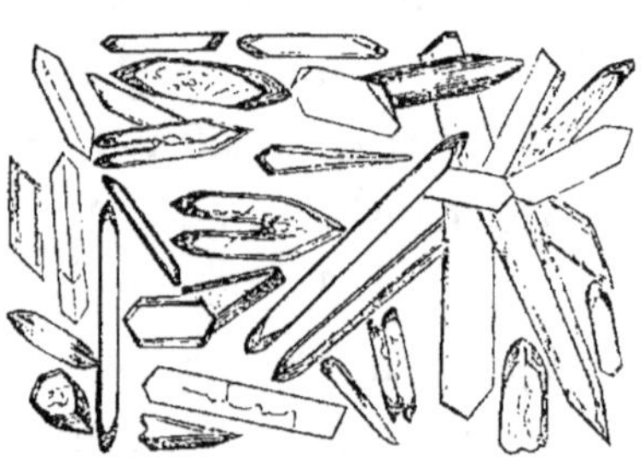

Fig. 26. — Oxalate d'urée.

nombre d'autres combinaisons de l'urée avec les acides minéraux ou organiques.

121. Production artificielle de l'urée. — La composition de l'urée est exactement celle du cyanate d'ammoniaque. On produit l'urée artificielle en mélangeant deux solutions concentrées, l'une de cyanate de potassium, l'autre de sulfate d'ammoniaque. Il se précipite du sulfate de potassium ; on évapore le mélange de ces sels à siccité, puis on traite le résidu par l'alcool bouillant qui laisse indissous le sulfate de potassium, dissout le cyanate d'ammoniaque ou urée artificielle et la dépose pendant le refroidissement.

Pratiquement, on mélange intimement 28 parties de ferrocyanure de potassium bien sec avec 14 parties de bioxyde de manganèse finement pulvérisé ; on chauffe ce mélange sur une plaque de fer et on le porte au rouge ; le mélange prend feu et brûle peu à peu ; on l'agite continuellement pour éviter qu'il se prenne en masse compacte. A ce mélange qui contient le cyanate de potassium, on ajoute de l'eau froide, puis 20 et 1/2 parties de sulfate d'ammoniaque. Il se dépose du sulfate de potassium, et l'on décante le liquide pour l'évaporer. On sépare le sulfate de potassium qui s'est déposé pendant la concentration, puis on dessèche. Le résidu, traité par l'alcool bouillant, dépose en refroidissant de l'urée cristallisée.

On obtient de l'urée en décomposant le cyanate d'argent par le chlorhydrate d'ammoniaque, ou en traitant le cyanate de plomb par l'ammoniaque caustique ou le carbonate d'ammoniaque. Diverses autres réactions chimiques donnent aussi de l'urée.

Si l'on chauffe, au contraire, une solution d'urée additionnée d'azotate d'argent, on produit de l'azotate d'ammoniaque et du cyanate d'argent.

122. Extraction de l'urée de l'urine. — Pour extraire l'urée de l'urine, ajoutez à ce liquide 1 p. 100 environ d'hydrate de baryte, puis filtrez pour séparer un abondant précipité de phosphates alcalino-terreux et de sulfate de baryte. Vous obtiendriez le même résultat en ajoutant à l'urine brute la moitié de son volume d'eau saturée de baryte, mais en augmentant le volume du liquide l'évaporation qui suit exige beaucoup plus de temps. Cela fait, évaporez le liquide filtré au bain-marie presque à siccité et épuisez le résidu par l'alcool froid concentré. Filtrez puis évaporez la solution alcoolique à siccité. Reprenez le résidu par l'alcool absolu et laissez évaporer lentement la solution ; si elle renfermait de l'urée, celle-ci cristallisera. Pour la purifier, vous la ferez cristalliser de nouveau après l'avoir fait bouillir dans l'eau ou dans l'alcool avec du noir animal purifié.

L'alcool, déjà conseillé par Fourcroy et Vauquelin, élimine les sels minéraux, les urates, l'acide urique, l'acide hippurique, la plupart des matières colorantes. Alors même que l'évaporation d'une urine a lieu au bain-marie exclusivement, l'urée s'est en partie transformée en carbonate d'ammoniaque, surtout dans les derniers moments de la concentration ; un papier de tournesol rougi, suspendu au-dessus de la capsule de porcelaine dans laquelle se fait l'évaporation, bleuit très-rapidement. Afin de rendre la perte d'urée aussi faible que possible, on doit opérer à une basse température. Un appareil à faire le vide serait éminemment avantageux, mais il ne serait applicable qu'à de faibles quantités.

Cette décomposition facile de l'urée en carbonate d'ammoniaque rend inexacte l'application de cette méthode d'extraction au dosage de l'urée. Il en est de même toutes les fois qu'il faut évaporer l'urine avant d'opérer le dosage de l'urée.

Autre procédé. — L'urine traitée par l'hydrate de baryte (1 p. 100 de son poids) est filtrée, et évaporée en consistance sirupeuse. On traite le résidu par l'alcool, pour éliminer la plus grande partie des sels, on évapore le liquide alcoolique en consistance sirupeuse ; après refroidissement complet, on verse un léger excès d'acide azotique pur, non chargé de vapeurs nitreuses. L'azotate d'urée se dépose à l'état de bouillie cristalline ; on essore ce sel sur des briques ou sur une toute autre surface absorbante. Pour en extraire de l'urée, on dissout ce sel dans l'eau bouillante, on y ajoute du carbonate de baryte ou du carbonate de plomb récemment précipité, tant qu'il se dégage de l'acide carbonique, on filtre le liquide après ébullition, on évapore à siccité et l'on sépare l'urée des azotates de baryum ou de plomb en traitant le résidu par l'alcool.

Si l'on opère sur de grandes quantités d'urine on se dispense ordinairement du premier traitement par l'alcool en vue d'éliminer la plus grande partie des sels et surtout du chlorure de sodium ; mais, quand on verse l'acide azotique pour obtenir l'azotate d'urée, une partie de l'acide azotique réagit sur le chlorure de sodium et détruit une notable quantité d'urée. L'azotate d'urée obtenu directement avec le produit de l'évaporation de l'urine est impur; il est avantageux de le faire cristalliser de nouveau avant d'en extraire l'urée.

123. **Extraction de l'urée des urines albumineuses, sanguinolentes ou chargées de pus.** — Si l'urine sur laquelle on opère est albumineuse, il faut préalablement la priver de son albumine ; pour cela, on l'acidule légèrement avec de l'acide acétique, on la fait bouillir, et on la filtre pour séparer l'albumine. Cela fait, on traite le liquide filtré comme il a été dit précédemment.

Quand le liquide est à la fois chargé de sang, de pus, d'albumine, il peut être avantageux de le traiter par 4 fois son volume d'alcool à 90 p. 100 après addition de quelques gouttes d'acide acétique. Après quelques heures de repos, on filtre, on évapore à siccité, et l'on reprend le résidu par l'alcool absolu. L'alcool évaporé laissera de l'urée impure que l'on transformera en azotate ou en oxalate.

124. **Recherche d'une très-petite quantité d'urée.**

— Pour rechercher une très-petite quantité d'urée, évaporez le liquide au bain-marie sur une large surface et mieux encore, à froid, à l'aide de la machine pneumatique ou sous la cloche à acide sulfurique (fig. 4). Traitez le résidu sec par l'alcool absolu, à plusieurs reprises ; évaporez l'alcool à siccité ; reprenez le résidu par quelques gouttes d'acide azotique *pur*, ou une solution alcoolique d'acide oxalique, et maintenez le tube dans un milieu refroidi par de la glace : il se produira bientôt un dépôt cristallin d'azotate ou d'oxalate d'urée.

Parfois on ne dispose que d'une ou de deux gouttes de liquide, il faut examiner le dépôt cristallin au microscope. Pour faciliter la cristallisation, prenez un brin de fil, plongez une de ses extrémités dans le liquide où vous recherchez l'urée, recouvrez ce liquide et cette partie du fil avec une plaque de verre pour prévenir l'évaporation du liquide. Cela fait, versez une goutte d'acide azotique pur sur l'autre extrémité du fil : peu à peu les deux liquides se mélangeront et la cristallisation de l'azotate d'urée se produira sur la plaque de verre de chaque côté du fil avec une remarquable régularité. Au microscope, vous verrez des prismes dont l'angle aigu est de 82°; leur angle obtus venant à s'émousser et à être remplacé par une face, des prismes hexagonaux apparaîtront, sous la forme de tables à six côtés (fig. 26) ; cette dernière forme est la plus fréquente quand l'évaporation est un peu rapide. Enfin, vous pourrez observer des cristaux hémitropes, assez semblables à ceux du gypse, résultant de la combinaison de deux cristaux formés simultanément avec un angle de rotation de 180°.

125. Un liquide contient-il de l'urine? — On a quelquefois besoin de s'assurer si un liquide est de l'urine, ou contient de l'urine. C'est l'urée qu'il faut y chercher; car aucun autre liquide que l'urine ne renferme d'urée en quantité notable (1), et par conséquent une proportion un peu élevée d'urée caractérise la présence de l'urine. Si donc une ponction donnait un liquide où la recherche de l'urée conduirait à un résultat négatif, il faudrait en déduire que ce liquide ne contient pas d'urine, car le pus, le sang, l'albumine coagulable peuvent exister en quantités égales dans le cas d'affections graves des reins aussi bien dans l'urine que dans le contenu d'une tumeur rénale ou voisine des reins.

BIURET, $C^4H^5Az^3O^4$. — Le biuret se produit quand on chauffe l'urée vers 160°, en même temps que l'acide cyanurique et l'ammélide. Quand le dégagement de l'ammoniaque a cessé, on traite le résidu pâteux par l'eau bouillante, on précipite la solution par le sous-acétate de plomb, et on recueille le précipité sur un filtre. Le liquide, débarrassé du plomb en excès par un courant d'hydrogène sulfuré, dépose du biuret (2).

Ce corps très-soluble dans l'eau et dans l'alcool possède une curieuse propriété qu'on utilise quelquefois pour caractériser l'urée. Quand on ajoute à la solution du biuret un excès de potasse caustique puis un sel de cuivre, on produit une belle *coloration rouge violacé* caractéristique.

Le biuret peut être considéré comme du bicyanate d'ammonium:

$$2\ C^2H^4Az^2O^2 = AzH^3 + C^4H^5Az^3O^4$$

Urée.   Biuret.

126. Quantité d'urée contenue dans l'urine. — Le poids de l'urée rendue en vingt-quatre heures varie considérablement avec l'âge, avec l'état de santé et l'état de maladie. Ces variations sont encore plus grandes si l'on considère le poids d'urée que renferme un volume constant d'urine dans les cas d'oligurie et de polyurie.

D'une façon générale, dans l'état de santé, si l'alimentation est suffisante pour entretenir le même poids du corps, ou, ce qui revient au même, à réparer la perte qu'il subit chaque jour, on retrouve dans l'urine à peu près autant d'azote qu'en renfermaient les aliments. Aussi

(1) L'urée existe en petite quantité dans le sang, dans les eaux de l'amnios, dans le chyle, le lait, la sueur, l'humeur vitrée de l'œil, la bile.

(2) WIEDEMANN, *Annalen von Poggendorff*, t. LXXIV, p. 67.

chez les individus qui meurent d'inanition, la quantité d'urée que renferme l'urine est réduite au dixième environ de ce qu'elle était dans l'état de santé; elle provient de la résorption des matières albuminoïdes, des muscles, des glandes, enfin des éléments azotés de nos tissus.

Quand la respiration n'est pas libre, l'urée excrétée est en moindre quantité. La respiration cesse-t-elle d'être gênée, le volume de l'urine devient plus considérable, et le poids de l'urée excrétée s'accroît d'une façon absolue. Dès que l'obstacle à la respiration est rétabli, la quantité d'urée diminue; cette quantité peut être réduite à zéro si le besoin de respirer devient très-grand (H. EICHHORST) (1).

L'urine humaine contient d'ordinaire 15 à 25 grammes d'urée par litre, rarement plus de 30 grammes. Dans les hôpitaux, les malades donnent des chiffres plus faibles, et les femmes rejettent encore moins d'urée que les hommes. L'urine la plus riche en urée se rencontre chez les hommes robustes, jouissant d'un bon appétit, d'une riche alimentation azotée, buvant modérément.

D'après Ulhe, un enfant de trois à six ans rend 1 gramme d'urée en vingt-quatre heures pour chaque kilogramme de son corps.

De huit à onze ans, $0^{gr},8$.

De treize à seize ans, $g^{gr},4$ à $0^{gr},6$.

Les expériences de Lehmann ont surtout mis en relief l'influence de l'alimentation sur la contenance de l'urine en urée. Les résultats suivants, obtenus par O. Franque, en sont la confirmation :

(1) *Virchow's Archiv.*, 1877, t. LXX, p. 57.

Urée
par 24 heures.

L'urine d'un homme en bonne santé, soumis à une alimentation
exclusivement animale, donnait. . . . . 51 à 92 gr.

    —   —

alimentation animale et végétale . . . . 36 à 38

    —   —

alimentation végétale. . . . . 24 à 28

    —   —

alimentation non azotée. 16   »

Dans les affections chroniques non fébriles qui donnent
lieu à un état anémique plus ou moins marqué, la quantité d'urée tend à s'abaisser au-dessous de la moyenne.

La migraine provoque fréquemment un état de polyurie de courte durée, pendant lequel le poids de l'urée
peut s'abaisser dans une proportion d'autant plus considérable que le volume de l'urine devient lui-même plus
grand. L'urine presque incolore d'une dame de vingt-huit
ans qui souffrait d'une migraine intense, contenait :

Urée. . . . . 2,10 ⎫
Matières organiques diverses. . 0,67 ⎬ 3,75 ⎫
Sels minéraux anhydres. . . . 0,98 ⎭   ⎬ 1000,00
Eau . . . . 996,25 ⎭

En général, dans les affections qui donnent lieu à une
fièvre intense (la pneumonie, le rhumatisme aigu, la
pleurésie, la fièvre typhoïde), la quantité d'urée rendue
en vingt-quatre heures est très-sensiblement augmentée,
elle peut dépasser 60 grammes par jour, bien que les
malades soient assez généralement maintenus à la diète.
En même temps que la proportion d'urée s'élève, la quantité de l'urine s'abaisse. Quand la fièvre vient à diminuer,
l'urée diminue également, bien que le malade prenne
quelques aliments et que la quantité d'urine tende à
redevenir normale.

Dans le choléra, l'urine n'est rendue qu'en très-minime quantité, elle est pauvre d'urée ; les reins semblent cesser leurs fonctions et l'urée s'accumule dans le sang. Quand vient la période de réaction, l'urine apparaît très-chargée d'urée pendant le premier jour ; en même temps qu'une sueur profuse dépose une assez forte proportion d'urée sur la surface du corps.

127. Urine des nouveau-nés. — Cette urine est peu colorée, exempte d'albumine. Sa densité varie de 1,001 à 1,006. Elle est faiblement acide et contient de 1 à 8 $^{gr.}$ d'urée par litre (DOHRN).

L'urine des nouveau-nés (1) contient quelquefois de l'urobiline.

128. DOSAGE DE L'URÉE PAR L'HYPOBROMITE DE SODIUM. — Les méthodes à l'aide desquelles on extrait l'urée de l'urine, ne peuvent servir au dosage de l'urée, parce que l'urée brute extraite par l'alcool et l'azotate d'urée brut sont des produits impurs et que la quantité obtenue dépend de l'habileté de l'opérateur et d'un grand nombre de causes qui vicient les résultats.

Fourcroy et Vauquelin (2) ont reconnu que l'urée était décomposable par le chlore avec dégagement de volumes égaux d'azote et d'acide carbonique :

$$C^2H^4Az^2O^2 + 2HO + 6\,Cl = 2\,CO^2 + 2\,Az + 6\,HCl.$$

Divers chimistes ont eu l'idée d'appliquer cette réac-

(1) *Indications bibliographiques.* — J. PARROT et ALB. ROBIN. Sur l'urine des nouveau-nés dans l'athrepsie (*Archives générales de médecine*).
(2) *Annales de Chimie*, t. XXXI (messidor an VII), p. 48 ; t. XXXII (vendémiaire et brumaire an VIII), p. 80. — FOURCROY, *Système des connaissances chimiques*, édit. in-4°, t. V, p. 464.

tion au dosage de l'urée de l'urine ; de nombreux essais ont été faits, et ce n'est que dans ces dernières années que l'on a réussi à obtenir pratiquement des résultats satisfaisants de la mesure de l'azote dégagé de l'urée.

En 1853, M. Wöhler s'était déjà servi pour doser l'ammoniaque du guano de la mesure du volume de l'azote dégagé de ce corps par le chlorure de chaux. M. Erdmann avait apporté quelques perfectionnements au mode opératoire.

En 1854, M. Ed. W. Davy (1) proposait comme moyen de dosage de l'urée la mesure du volume de l'azote dégagé de ce corps par les hypochlorites alcalins, conformément à l'équation :

$$C^2H^4Az^2O^2 + 3NaO,ClO = 3NaCl + 2CO^2 + 2Az + 4HO.$$

Plusieurs chimistes ont vainement essayé d'obtenir avec les hypochlorites tout l'azote de l'urée, conformément aux résultats annoncés par M. Ed. W. Davy.

En 1858, M. Ch. Leconte (2) constatait que l'hypochlorite de sodium ne dégage, à chaud, que 34 centimètres cubes d'azote, à la température 0° et sous la pression 760^{mm}, au lieu de 37^{cc},3 qu'indique la théorie.

129. Malgré ces divers perfectionnements, la méthode de dosage par les hypochlorites n'obtenait qu'un succès médiocre, en raison surtout des difficultés pratiques qu'elle offrait. En 1860, M. W. Knop (3) démontrait que la substitution des hypobromites de baryum et de sodium

(1) *Philosophical Magazine*, IVe série, t. VII. p. 385.

(2) *Nouveau procédé de dosage de l'urée par l'hypochlorite de soude;* thèse de l'École supérieure de pharmacie de Paris, 1858, et *C. R. de l'Acad. des sciences*, t. XLVII, p. 237.

(3) *Chemisches Centralblatt.* En substance dans FRÉSÉNIUS: *Traité d'analyse chimique quantitative* (analyse des terres).

aux hypochlorites rendait possible et rapide le dosage des sels ammoniacaux et de l'urée par la mesure de l'azote dégagé de ces corps à la température ordinaire ou à une température un peu plus élevée.

En 1870, M. Hüfner (1) imagina un appareil d'un emploi plus commode que celui de M. Knop. Il établit qu'en chauffant le mélange d'hypobromite et de solution d'urée vers 60 à 70° on pouvait obtenir la totalité de l'azote qu'indique la théorie, et, par de nombreuses expériences, il fit connaître l'action du réactif sur les produits qui accompagnent normalement l'urée dans l'urine ou qui n'y apparaissent qu'accidentellement.

Bien que certains opérateurs aient imprudemment annoncé que l'hypobromite de soude donnait *à froid*, tout son azote à l'état de gaz libre, il est certain que l'on n'obtient en réalité que les 34/37 indiqués par M. Leconte. En 1870, M. Hüfner n'avait pas obtenu, à froid, un rendement d'azote sensiblement plus élevé.

Pour un décigramme d'urée, MM. Russell et West n'ont recueilli, en moyenne, que 34^{cc},05 et 33^{cc},75 ; MM. Maxvell Simpson et A. Dupré, puis O'Keefe 33^{cc},85. Ces nombres sont aussi très-voisins de ceux qu'indique M. Fenton (2) ; ils s'éloignent sensiblement du rendement moyen 35^{cc},433 de M. Hüfner (3).

130. Diverses circonstances font varier cette perte d'azote ; nous ignorons tout particulièrement le coefficient de la solubilité de l'azote dans des liquides chargés

(1) *Journ. für prakt. Chemie*, nouvelle série, 1871, t. III, p. 1.
(2) *Jounal of the chemical Society*, 1874-1879, et *Journal de Pharmacie et de Chimie*, 1874-1879, où j'ai résumé ces divers articles.
(3) *Centralblatt f. med. Wiss.*, 1878.

d'hypobromite à des degrés divers et dans la liqueur sucrée chargée d'hypobromite ou des produits de sa décomposition par l'urée en présence d'une quantité variable d'alcali caustique, de sels minéraux et de matières organiques. Si faible que paraisse cette solubilité, elle n'est pas sans exercer une influence sur le résultat final. Il ne faut pas oublier non plus que faute d'agiter le mélange de la solution d'urée avec l'hypobromite, une partie de l'azote n'est pas mise en liberté, tout au moins dans l'espace de quelques minutes, et que cette agitation est nécessaire pour compléter le dégagement de gaz et rendre les observations comparables.

131. Une longue série d'observations (1) m'a conduit à penser que les urines des diabétiques donnaient un rendement d'azote plus complet que les urines non chargées de glycose. En comparant les rendements d'azote de deux solutions contenant rigoureusement le même poids d'urée sous le même volume de liquide, l'une d'elles préparée avec de l'eau pure, l'autre avec de l'eau additionnée de glycose ou de sucre de canne, j'ai constamment obtenu avec la liqueur sucrée un volume d'azote plus élevé de 1 / 14 environ qu'avec la liqueur non sucrée. De là, l'indication d'ajouter du sucre aux urines non sucrées pour que l'hypobromite de sodium mette la totalité de leur azote en liberté, suivant l'équation aujourd'hui justifiée par l'expérience :

$$C^2H^4Az^2O^2 + 3NaO,BrO = 3NaBr + 2CO^2 + 2Az + 4HO.$$

(1) *Comptes rendus de l'Académie des sciences*, séances des 21 juillet et 1er septembre 1879, et *Bulletin général de Thérapeutique*, 15 août et 15 septembre 1879.

J'ai momentanément attribué au dégagement assez considérable de chaleur qui résulte du mélange de la solution sucrée avec l'hypobromite l'obtention d'un plus grand volume d'azote. Mais je me suis convaincu par des essais directs qu'en évitant l'élévation de la température, en faisant arriver assez lentement, par petites fractions, la solution d'hypobromite sur la solution sucrée d'urée, de façon à éviter tout échauffement sensible du liquide, j'obtenais finalement un volume d'azote égal à celui que donne le mélange brusque des deux liquides.

A quel état est l'azote retenu par le mélange liquide quand on opère sur un liquide non sucré? Je l'ignore absolument. M. Fenton pense qu'il existe à l'état de cyanate, M. Forster à l'état de nitrate; les expériences qu'invoquent ces deux expérimentateurs à l'appui de leurs théories ne me paraissent pas convaincantes.

132. URÉOMÈTRES. — Pour obtenir le volume d'azote que peut produire l'urée d'une urine, on pourrait introduire successivement sous une cloche remplie de mercure le volume de l'urine à examiner, puis une solution de sucre, enfin l'hypobromite. En agitant le mélange, puis mesurant sur l'eau le volume gazeux, faisant toutes les corrections de température et de pression, on aurait le volume réel de l'azote, et, par le calcul, le poids correspondant de l'urée. Une pareille série d'opérations exigerait beaucoup de calculs et un volume de mercure considérable. C'est pour simplifier la mesure des volumes des liquides et des gaz et pour opérer plus rapidement, presque sans calculs, que l'on a créé divers instruments qui ont reçu le nom d'*uréomètres*.

Les premiers uréomètres ont été imaginés par MM. Knop et Hüfner. Un peu plus tard, en France, M. Yvon a fait construire un instrument qui ne pouvait servir qu'au dosage d'une faible dose d'urée. Cet uréomètre a reçu de son auteur de très-notables perfectionnements qui rendent aujourd'hui son usage plus facile et donnent plus de précision aux résultats. C'est pour remédier aux défauts de l'instrument primitif que j'avais fait construire, sur les mêmes principes, l'appareil que je vais d'abord décrire, et dont je fais exclusivement usage depuis quelques années.

133. Les *solutions d'hypobromite de soude* varient beaucoup suivant les appareils. Il n'est pas indifférent d'employer telle ou telle solution ; car il est avantageux que la réaction se fasse en présence d'une faible quantité de liquide. D'autre part, en réagissant sur l'urée, l'hypobromite donne un mélange d'azote et d'acide carbonique ; c'est dans le but d'absorber complètement l'acide carbonique que les solutions d'hypobromite doivent contenir un suffisant excès de soude caustique. J'indiquerai d'ailleurs la composition de la plupart de ces solutions d'hypobromite en décrivant les appareils auxquels elles sont destinées.

Les solutions d'hypobromite sont dans un état continu de décomposition lente que la lumière vive et l'élévation de la température rendent plus rapide ; elles dégagent sans cesse de l'oxygène. Aussi quand on soulève doucement le bouchon d'un flacon à demi-rempli d'hypobromite et au repos depuis quelques jours et que l'on introduit dans l'espace vide une allumette à demi éteinte, cette allumette se rallume aussitôt et brûle avec un vif éclat. En chauffant la solution d'hypobromite dans un matras, on en dégage lentement de l'oxygène. M. Hüfner a recueilli 16 centimètres cubes de gaz oxygène presque pur de 100 centimètres cubes de la solution d'hypobromite maintenue pendant cinq heures à une température de 80 à 90° C.

134. *Solution d'hypobromite de soude de M. Knop.*

```
Soude caustique fondue. . . . . . . . .   100 grammes
Eau distillée. . . . . . . . . . . . .    250     —
Brome. . . . . . . . . . . . . . . . .     25 centimèt. cubes.
```

Dissolvez la soude caustique dans l'eau distillée, et dans la solution froide versez le brome mesuré dans une éprouvette graduée sous une mince couche d'eau.

On peut faire usage de la soude caustique liquide du commerce ou lessive des savonniers ($D = 1,33$), laquelle renferme à très-peu près le tiers de son poids de soude fondue ; alors on prendra :

```
Soude caustique liquide 120 grammes ou   90 c. c.
Eau. . . . . . . . . . . . . . . . . .    20 c. c.
Brome. . . . . . . . . . . . . . . . .    10 c. c.
```

Cette solution est presque exclusivement usitée en Allemagne et en Angleterre.

135. L'addition du sucre de canne à une urine en vue d'obtenir par l'hypobromite tout l'azote de son urée produit une élévation de température et une dilatation des gaz d'autant plus marquées que la quantité de sucre est plus considérable. Aussi est-il avantageux de ne pas dépasser la quantité que j'ai indiquée, afin d'éviter la sortie du liquide de l'uréomètre et de dépenser un trop long

temps au refroidissement du tube sous un courant d'eau. L'emploi du sucre réclame en même temps une proportion plus considérable d'hypobromite. Quand on opère sur une solution aqueuse d'urée on est certain d'avoir employé assez d'hypobromite, si, après la réaction, le liquide est de couleur jaune.

Quand on fait agir la solution d'hypobromite sur une solution d'urée, et que la réaction est terminée, c'est en vain que l'on ajouterait au liquide une certaine quantité de sucre pour avoir l'azote (8 pour 100) non dégagé. Cette addition de sucre après la réaction n'augmenterait pas le rendement. Aussi est-il de toute nécessité pour obtenir tout l'azote de faire agir l'hypobromite sur le mélange bien homogène de l'urée (ou de l'urine) avec la solution sucrée employée en suffisante quantité.

136. Uréomètre Méhu. — L'appareil se compose de deux pièces principales : 1° d'un tube (fig. 27) dans lequel s'effectue la réaction et le mesurage de l'azote dégagé ; 2° d'une éprouvette (fig. 28) remplie de mercure jusqu'à 2 centimètres environ du bord de la cuvette qui la termine.

Le tube (fig. 27) est en verre assez épais ; il est divisé en deux compartiments que l'on met en communication l'un avec l'autre ou que l'on maintient séparés à l'aide du robinet *r*. La capacité totale du compartiment supérieur terminé par un entonnoir est de 12 centimètres cubes environ ; la partie cylindrique de ce compartiment est divisée en demi-centimètres cubes.

Le compartiment inférieur contient 60 centimètres cubes ; il est divisé en demi-centimètres jusqu'à 50 cen-

timètres cubes ; il porte par conséquent 100 divisions,
Chacun des centimètres cubes est indiqué par un chiffre,
ce qui rend la lecture du volume de gaz très-rapide. Ce

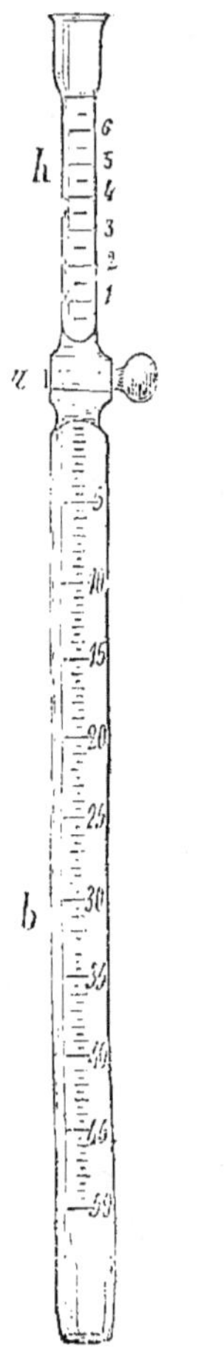

Fig. 27. — Uréomètre.

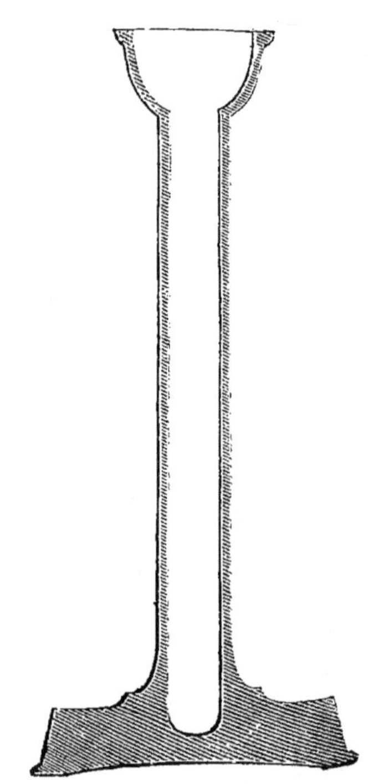

Fig. 28. — Éprouvette de l'uréomètre.

tube est légèrement rétréci à sa partie inférieure de façon
à empêcher que le bord du verre ne s'éraille le long de
la paroi de l'éprouvette ainsi qu'à prévenir des frotte-

ments brusques qui mettraient en danger la fragilité de l'appareil (1). Le robinet a besoin d'être assez fréquemment graissé, de préférence avec du suif, pour assurer son parfait fonctionnement et une longue durée à l'appareil.

L'éprouvette (fig. 28) est en fonte émaillée; son pied large et épais assure sa parfaite stabilité; sa longueur interne est de 37 centimètres et le diamètre de sa partie cylindrique est de 26 millimètres. Pour s'en servir commodément, il faut y verser 3 à 4 kilogrammes de mercure. L'émail dont elle est revêtue, la protège contre l'oxydation et dissimule l'aspect désagréable de la fonte brute. Une éprouvette de verre ou de marbre remplirait le même but, mais la fragilité et le peu de stabilité de ces appareils m'ont fait renoncer à leur usage. Le bois même vernissé ne résiste pas longtemps à l'action destructive d'une liqueur aussi chargée d'alcali caustique que le réactif.

137. *Solution d'hypobromite.*

Solution caustique de soude (lessive des savonniers : D = 1,33).	100 c. c.
Eau distillée.	100 —
Brome.	10 —

Au mélange de soude caustique liquide et d'eau distillée, j'ajoute le brome (mesuré dans une petite éprouvette sous quelques gouttes d'eau). Ce réactif s'affaiblit peu à peu, alors même qu'il est conservé dans un milieu obscur; il se décompose plus rapidement à une température un peu élevée et à la lumière vive, aussi faut-

(1) Construit par Darsonville, 5, rue Gay-Lussac, à Paris.

il le maintenir dans l'obscurité et s'assurer chaque jour de son état de conservation.

Si l'on remplace la lessive des savonniers par la soude caustique fondue, la formule précédente devient :

Soude caustique fondue. . . . .   34 grammes.
Eau distillée. . . . .   166 c. c.
Brome. . . . .   10 —

138. *Opération.* — Pour procéder au dosage de l'urée à l'aide de cet appareil, plongez le tube (fig. 27) de verre dans l'éprouvette (fig. 28) remplie de mercure jusqu'à 2 ou 3 centimètres du bord, et remplissez-en exactement le compartiment inférieur *b*. Si le tube est préalablement mouillé, une petite quantité d'eau vient occuper le fond du compartiment supérieur. Fermez alors le robinet *r* convenablement graissé pour rendre la manœuvre plus facile, plus précise et en même temps pour prévenir toute perte de gaz. Cela fait, à l'aide d'une baguette de verre autour de laquelle est enroulé un papier à filtrer, essuyez tout l'intérieur du compartiment supérieur *h*; puis versez 2, 3, 4, 5 centimètres cubes d'urine suivant que ce liquide est très-chargé d'urée ou qu'il en renferme une faible proportion.

2 c. c. d'urine si la densité est voisine de   1,035
3 c. c.   1,025
4 c. c.   1,020
5 c. c.   1,015

Avec les urines de polyuriques dont la densité est voisine ou inférieure à 1,005 j'opère sur 10 c. c. d'urine, ce qui oblige à verser le liquide en deux fois si l'on se sert de la graduation du compartiment supérieur de l'uréomètre; on peut également verser d'emblée dans le compartiment supérieur 10 c. c. de liquide mesurés dans une pipette, et même jusqu'à 15 c. c. pour l'urine des grands polyuriques, car le volume d'azote à recueillir sera encore peu considérable.

On conçoit d'ailleurs que l'on pourrait étendre l'urine très-dense de son volume d'eau distillée pour opérer sur 5 c. c. d'urine ainsi diluée, mais cette dilution est absolument inutile.

Pour les *urines très-chargées d'urée*, ce que fait prévoir la densité (en l'absence du sucre), je me sers d'un uréomètre pareil à celui que je viens de décrire, mais dont le compartiment inférieur contient 100 c. c., ce qui permet de recueillir une quantité de gaz double de celle que contient l'uréomètre ordinaire, tout en opérant sur 5 c. c. d'urine non diluée. Je fais usage de cet instrument pour les urines non sucrées dont la densité est supérieure à 1,025. Le diamètre de l'éprouvette de fonte est suffisant pour admettre un tube de ce calibre. Cet instrument n'est d'ailleurs pas nécessaire.

Ajoutez à l'urine exactement mesurée 2 centimètres cubes d'une solution contenant 30 grammes de sucre de canne par 100 centimètres cubes. Soulevez le tube et ouvrez le robinet *r* pour faire descendre l'urine sucrée dans le compartiment inférieur, et fermez le robinet au moment précis où il ne reste plus de liquide dans le compartiment supérieur. S'il était entré de l'air dans le compartiment inférieur, il faudrait l'en chasser exactement. Versez goutte à goutte dans le compartiment supérieur un gramme d'eau environ pour en laver les parois, et faites passer cette petite quantité de liquide dans le compartiment inférieur, en répétant la manœuvre précédente. Remplissez alors le compartiment supérieur (capacité 10 à 12 c. c.) de la solution d'hypobromite précédente (§ 137); soulevez le tube, ouvrez le robinet pour que ce liquide descende dans le compartiment inférieur où la réaction s'effectue rapidement. Fermez le robinet dès qu'il ne reste que quelques gouttes de réactif dans le compartiment supérieur; favorisez le mélange des liquides par des mouvements de bas en haut et de haut en bas. La réaction terminée, soulevez le tube juste assez pour pouvoir en fermer exactement l'extrémité inférieure à l'aide du doigt, sans laisser entrer l'air extérieur, inclinez-le deux ou trois fois pour favoriser le dégagement de l'azote, puis portez le tube dans une éprouvette de verre suffisamment profonde. Au bout de quelques instants, lisez le volume du gaz, notez la température et la pression, de façon à ramener le volume de gaz à la pression 760 millimètres et à la température 0°, au moyen de la formule :

$$V' = V \; \frac{1}{1 + 0,003665 \times t} \times \frac{H - f}{760},$$

dans laquelle V' = le volume cherché ;
     — V = le volume trouvé ;
     — t = la température ;
     — H = la pression supportée par le gaz ;
     — f = la tension de vapeur à la température t ;
     —   0,003665 = le coefficient de dilatation des gaz ;
     —   0,760 = la pression normale.

Après chaque opération, il convient de laver soigneusement l'uréomètre avec de l'eau, parfois même avec de l'acide chlorhydrique, car sans cette précaution le robinet cesserait bientôt de fonctionner régulièrement.

139. *Pratiquement*, tout calcul sera inutile, si vous déterminez le volume de gaz azote que donnent 5 ou 10 centigrammes d'urée pure (1) au moment où vous opérez sur l'urine ; car alors vous n'aurez plus qu'à comparer des volumes de gaz recueillis à la même température et sous la même pression.

Exemple. — 5 c. c. d'une solution d'urée contenant 2 gr. d'urée par 100 c. c. donnent, après addition de sucre, 39,5 c. c. d'azote dans l'uréomètre ; ce qui

(1) Pour avoir une *solution titrée d'urée*, à 1 pour 100 par exemple, on dessèche 1 gramme environ d'urée pure dans une étuve à eau bouillante. On couvre la capsule pendant son refroidissement, on la pèse avec son contenu sec, et l'on déduit de ce poids le poids de la capsule vide, ce qui fait connaître le poids de l'urée. Sur cette urée introduite dans une éprouvette graduée on verse de l'eau en quantité suffisante pour que la solution mesure un nombre de centimètres cubes égal à celui des centigrammes d'urée.

veut dire que 1 décigramme d'urée donne 39,5 c. c. d'azote à la température et sous la pression du moment de l'expérience. A la même heure, 5 c. c. d'urine brute (sucrée) donnent 48 c. c. d'azote. On conclura que ces 5 c. c. d'urine contiennent $\frac{48}{39,5}$ d'un décigramme d'urée, et que 1000 c. c. d'urine auraient fourni $\frac{48 \times 1000}{39,5 \times 5} = 24^g,3$ d'urée. Si la densité de l'urine $= 1,022$, le poids de l'urée d'un kilogramme d'urine est représenté par $\frac{24^g.3 \times 1000}{1022} = 23^g,77$.

140. Indications diverses. — Plus la solution d'hypobromite est concentrée, plus elle tend à donner de la mousse dans l'uréomètre pendant et après la décomposition de l'urée. Cette mousse ne dure que de courts instants avec les solutions d'urée dans l'eau pure, au contraire elle persiste plus ou moins longtemps avec l'urine albumineuse et surtout avec les urines putrides qui contiennent du pus ou du sang. Une solution concentrée d'hypobromite alcalin donne plus de mousse qu'une solution diluée. Je préfère pourtant une solution concentrée pour effectuer la réaction, afin de diminuer la quantité de liquide dans l'appareil, laisser un plus grand espace libre au gaz à recueillir et rendre en même temps aussi faible que possible la perte due à sa solubilité.

On peut *faire disparaître la mousse* qui gêne l'appréciation du niveau du liquide pendant un temps parfois fort long quand on opère sur des liquides albumineux putrides, en faisant passer dans le compartiment inférieur de l'uréomètre quelques gouttes d'alcool. Il faut se garder d'ajouter l'alcool avant que l'hypobromite ait terminé son action décomposante, parce que l'alcool arrêterait immédiatement la réaction, car l'addition de l'alcool à la solution d'hypobromite la rend absolument inerte sur l'urée (1). Afin que la tension de la vapeur de l'alcool ne s'ajoute pas à celle de la vapeur d'eau et du gaz, on fera passer une quantité d'eau suffisante dans le compartiment inférieur de l'uréomètre pour entraîner tout l'alcool. Cette addition d'alcool peut être évitée dans tous les cas où l'on n'a pas besoin de connaître rapidement le résultat de l'expérience.

141. *Urines diluées. Urines des polyuriques.* — Quand l'urine est très-diluée (densité 1,001 à 1,006), à cause de la très-faible proportion de l'urée on doit opérer sur plus de 5 centimètres cubes et même avec le double ou le triple de cette quantité si l'on se sert de mon appareil. Avec l'uréomètre de M. Yvon il ne sera pas nécessaire de diluer l'urine comme dans les cas ordinaires et l'on opérera sur 2 à 5 centimètres cubes.

142. *Urines concentrées.* — J'ai dit (138 note) que pour les urines très-concentrées je me servais de deux ou trois centimètres cubes d'urine brute, ou de 5 centimètres cubes d'urine avec le tube de plus grande capacité (138 note). Avec l'uréomètre de M. Yvon (149), il peut devenir nécessaire de n'opérer, en raison du volume considérable d'azote, que sur un demi-centimètre cube ou sur 5 centimètres cubes d'urine diluée au dixième.

143. *Urines sucrées.* — Loin d'entraver la réaction de l'hypobromite sur l'urée, le sucre en assure la complète décomposition ; il n'y a donc pas à se préoccuper de la présence de la glycose dans l'urine, à moins que la quantité n'en soit très-faible.

____

(1) L'hypobromite agit sur les mains d'une façon fort désagréable ; on arrête immédiatement cet effet en les mouillant avec de l'alcool.

Avant que j'eusse fait connaître cette influence du sucre sur la décomposition de l'urée par l'hypobromite alcalin, on multipliait le volume de l'azote fourni par l'expérience par $\frac{100}{92}$ pour avoir le volume d'azote indiqué par la théorie. En réalité, cette correction élevait d'environ 8 p. 100 le poids de l'urée des urines sucrées, puisque le volume de l'azote obtenu des urines sucrées est conforme à celui qu'indique la théorie.

Quand l'urine est à peine sucrée, il est prudent de l'additionner d'une quantité suffisante de sucre de canne pur pour assurer la complète décomposition de l'urée. Un excès de sucre n'a pas d'inconvénient.

144. *Matières azotées diverses.* — L'urée et l'acide urique sont accompagnés dans l'urine par d'autres produits également azotés, qui n'existent pour la plupart qu'en très-minimes quantités et dont la séparation exacte n'est pratiquement pas possible sur un petit volume de liquide. Une partie de ces produits accessoires est décomposable par l'hypobromite de sodium, l'autre résiste à son action.

MM. Knop et Wolf (1) ont obtenu de l'acide urique un tiers de l'azote qu'il contient en faisant réagir sur lui l'hypobromite alcalin. En 1870, M. Hüfner (2) a reconnu qu'en laissant pendant longtemps le réactif au contact de la solution alcaline d'acide urique, on parvenait à obtenir à peu près la moitié de l'azote. D'autre part, MM. Russell et West (3) ont annoncé qu'ils obte-

(1) *Chemisches Centralblatt*, 1860, p. 258.
(2) *Journal f. prakt. Chemie*, 1871, t. III, p. 20.
(2) *Journal of the chemical Society*, 1874, t. XXVII, p. 749.

naient 35 p. 100 de l'azote, rapport très-voisin d'un tiers indiqué pour l'expérience faite à froid par les précédents opérateurs. M. Magnier de la Source (1) dit avoir obtenu la moitié de l'azote de l'acide urique en opérant à froid et la totalité à une température plus élevée. M. Tichborne dit avoir obtenu 66 p. 100 de l'azote total.

La créatine cède les deux tiers de son azote au réactif (Hüfner).

L'acide hippurique ne cède pas d'azote à l'hypobromite. Ce fait avait déjà été signalé par Knop ; je l'ai vérifié. Il faut donc considérer comme une erreur le fait annoncé par MM. Russell et West que l'acide hippurique cède à l'hypobromite 82, 5 p. 100 de son azote.

La leucine, le glycocolle, l'acide amido-benzoïque, la tyrosine, la taurine, ne donnent pas d'azote au contact de l'hypobromite. La benzamide, la salicylamide, l'acétamide, l'aniline, la coniine, l'éthylamine, la nicotine, l'asparagine, résistent également à l'action décomposante de l'hypobromite (Hüfner).

La guanine donne un à deux cinquièmes de son azote, et la caféine moins d'un quart.

Le réactif n'agit que très-lentement sur les matières albumineuses pour en séparer l'azote.

L'état actuel de la science ne me paraît pas permettre de fixer exactement la part d'azote qui revient à ces produits azotés accessoires dans le dosage de l'urée de l'urine brute par l'hypobromite. M. Lecoute estimait à 5,4 p. 100, et M. Yvon à 4,5 p. 100 le volume de l'azote provenant de ces produits azotés. Ces nombres supposent

____

(1) *Bull. de la Soc. chim. de Paris*, 1874, t. XXI, p. 291.

constant le rapport des poids de l'urée et de ces matières azotées, ce qui est loin d'être démontré ; même en opérant à une température constante, on n'est pas absolument certain du coefficient de la correction.

Quand on dose, à froid, l'urée d'une urine non sucrée, à l'aide de la solution d'hypobromite, la perte d'azote est de 7 à 8 p. 100 du volume théorique. Une partie de cette perte est compensée par l'azote qui provient de l'acide urique, de la créatinine et de quelques autres substances azotées que renferme l'urine. En opérant sur l'urine sucrée, on obtient un volume d'azote un peu plus élevé que le volume qu'aurait donné l'urée seule, puisque ce volume s'augmente de celui qui est fourni par les matières azotées (acide urique, créatine, acide hippurique, etc.). Je conseille néanmoins de prendre comme terme de comparaison constant le volume d'azote produit par l'urine sucrée, jusqu'au jour où il sera possible d'évaluer exactement l'influence des causes accessoires.

145. *Alcaloïdes*. — Le sulfate de quinine n'est pas décomposable par l'hypobromite de soude dans l'uréomètre. On n'a donc pas à se préoccuper de sa présence dans l'urine au point de vue du dosage de l'urée.

La morphine, la strychnine, l'aniline, ne cèdent pas d'azote, à froid, à l'hypobromite de soude.

146. *Sels ammoniacaux*. — L'hypobromite de soude décompose les sels ammoniacaux et tout particulièrement le carbonate d'ammoniaque et dégage tout leur azote. Cette propriété est très-avantageuse, car, dans beaucoup de cas, l'urée des urines, pendant l'été surtout et à la suite de longs transports, a été plus ou moins complète-

ment transformée en carbonate d'ammoniaque. Les urines putrides des calculeux sont dans le même cas. Le *dosage de l'urée des urines putréfiées* n'en donne pas moins de bons résultats, puisque le volume de l'azote qui provient du carbonate d'ammoniaque est sensiblement le même que celui de l'urée dont il provient.

L'urine abandonnée à elle-même pendant plusieurs semaines, *en vase clos*, subit la transformation presque totale de son urée en carbonate d'ammoniaque. L'uréomètre donne avec l'urine putréfiée très-sensiblement le même rendement d'azote qu'avec l'urine récente.

147. *Urines albumineuses.* — Les urines doivent être privées d'albumine avant d'être essayées à l'uréomètre, parce que l'hypobromite dégage une partie de l'azote des matières albumineuses. Cette quantité d'azote est très-faible avec les matières albumineuses qui n'ont subi aucun commencement de décomposition putride, elle est plus marquée quand ces produits ont eu le contact prolongé de l'urine en putréfaction.

Pour que la manipulation à faire subir à l'urine pour la priver d'albumine ne devienne pas une cause d'erreur dans le dosage de l'urée, versez cette urine dans un matras jusqu'à ce que le liquide affleure un trait tracé dans le verre sur la tubulure. Cela fait, et sans vous occuper du volume réel de l'urine, ajoutez quelques gouttes d'acide acétique au liquide, chauffez-le directement sur la lampe à alcool, ou plus prudemment (à cause des projections probables) au bain-marie d'eau bouillante. L'albumine coagulée, laissez refroidir le matras ; dès qu'il aura repris la température de l'air ambiant, ajoutez les quelques gouttes d'eau distillée nécessaires pour remplacer la petite quantité d'eau qui a disparu par l'évaporation ; filtrez pour séparer l'albumine coagulée, et essayez le liquide filtré comme il a été dit précédemment pour l'urine normale. Vous aurez ainsi dosé l'urée sans que le volume de l'urine ait été modifié.

On peut aussi procéder par pesées : on prend 100 grammes d'urine albumineuse, par exemple, que l'on chauffe dans une capsule de porcelaine sur la lampe à alcool. Quand le liquide est bouillant, on ajoute quelques gouttes d'acide acétique, on filtre pour séparer le coagulum albumineux ; on reçoit le liquide dans un flacon taré ; on remplace l'eau évaporée dans cette opération par l'eau de lavage du filtre. Il est bien entendu que l'on ne procède au lavage du filtre qu'après que tout le liquide s'est écoulé, ce qui peut exiger beaucoup de temps si le liquide contient du pus.

148. *Urines chargées de sang, de pus.* — Quand l'urine contient du sang, du pus, des éléments solides (leucocytes, hématies) en suspension, il faut la laisser reposer, filtrer le liquide décanté, le priver de toutes les matières albumineuses coagulables par la chaleur et l'acide acétique en suivant le mode opératoire précédent, puis doser l'urée du liquide filtré, refroidi et ramené à son volume primitif.

S'il y a eu un commencement de putréfaction, on s'expose à une perte d'urée, par la perte correspondante en ammoniaque, mais le plus souvent l'erreur est tout à fait négligeable. Car si, d'une part, il résulte une perte due à la formation d'un peu d'ammoniaque, d'autre part, il reste en solution une plus grande quantité de matières albumineuses provenant de la décomposition putride des leucocytes ou des hématies ; la compensation peut s'établir, mais elle ne saurait être justifiée dans aucun cas.

149. Uréomètre de M. Yvon (1). — L'uréomètre de

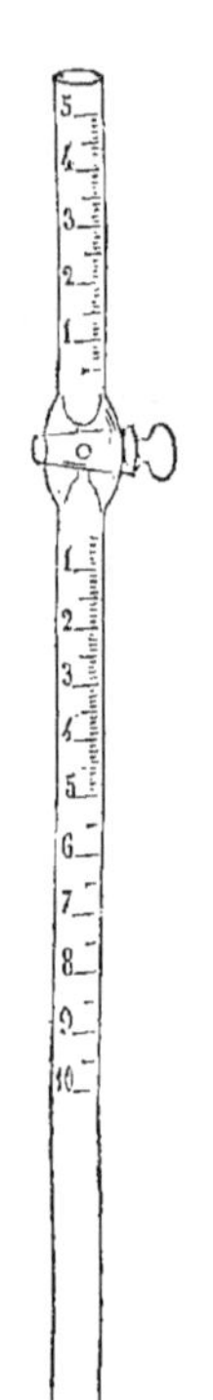

M. Yvon comprend : 1° un tube de verre d'environ 40 centimètres de longueur, séparé en deux compartiments par un robinet. Le compartiment supérieur est divisé en 5 centimètres cubes et en dixièmes de centimètre cube ; ces divisions sont numérotées de bas en haut à partir du robinet. Le compartiment inférieur, trois fois plus long que le précédent, est divisé de la même façon et les divisions numérotées de haut en bas.

2° Une éprouvette de fer à peu près remplie de mercure.

3° Une éprouvette de verre remplie d'eau, assez longue pour que l'uréomètre puisse y être plongé jusqu'au robinet.

150. Solution d'hypobromite de soude de M. Yvon.

Fig. 29. — Tube uréométrique à mercure de M. Yvon.

Lessive caustique de soude (D = 1,33).　　30 gr.
Eau distillée......................　125 —
Brome............................　　5 —

La solution titrée d'urée qui sert à déterminer le volume d'azote que dégage 1 centigramme d'urée

(1) *De l'Analyse chimique de l'urine normale et pathologique.* Thèse de l'École supérieure de pharmacie de Paris, 1875. — Un nouveau modèle de cet instrument a figuré à l'Exposition universelle de 1878. Construit par M. Alvergniat.

est obtenue en dissolvant 1 gramme d'urée pure et desséchée dans 500 centimètres cubes d'eau distillée ; elle contient donc 1 centigramme d'urée par 5 centimètres cubes.

On se sert de cet appareil comme du précédent, mais on n'opère que sur 1 centimètre cube d'urine brute, quelquefois sur 1/2 centimètre cube, rarement sur 2 à 5 centimètres cubes (dans les cas de polyurie). L'urine est préalablement diluée ; on en mesure 10 centimètres cubes dans une éprouvette graduée (fig. 30), on ajoute de l'eau distillée de façon à porter ce volume à 50 centimètres cubes ; cela fait, on verse 5 centimètres cubes de cette urine diluée dans le compartiment supérieur de l'appareil. On compare le volume de l'azote recueilli à celui qu'une première opération a fait connaître pour 1 centigramme d'urée, on en déduit la richesse de l'urine en urée.

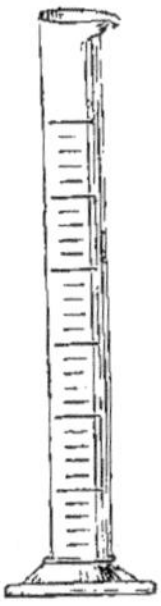

Fig. 30.—Éprouvette graduée.

1ᵉʳ *Exemple* : 5 centimètres cubes de la solution normale d'urée ou 1 centigramme d'urée pure ont donné 3ᶜᶜ,9 ou 39 divisions d'azote. A la même heure, 5 centimètres cubes de l'urine diluée (ou 1 centimètre cube de l'urine brute) à essayer donnent 6ᶜᶜ,4 ou 64 divisions de l'uréomètre ; donc, 1 centimètre cube d'urine brute contient $\frac{64}{39}$ de 1 centigramme d'urée, ou 16ᵍʳ,41 d'urée par litre. Si la densité de l'urine = 1,017, le poids de l'urée d'un kilogramme d'urine est représenté par $\frac{16^{gr},41 \times 1000}{1017}$ = 16ᵍʳ,13.

IIᵉ *Exemple* : 5 centimètres cubes de la solution normale d'urée ou 1 centigramme d'urée donnent 3ᶜᶜ,8 ou 38 divisions d'azote. A la même heure, 5 centimètres cubes de l'urine diluée au cinquième (ou 1 centimètre cube de l'urine brute) ont fourni 3ᶜᶜ,1 d'azote ou 31 divisions de l'uréomètre. On conclut que 1 centimètre cube d'urine brute contient

$\frac{31}{38}$ de 1 centigramme d'urée, ou $8^{gr},157$ par litre, ou (la densité de l'urine $= 1,012$) $\frac{8^{gr},157 \times 1000}{1012} = 8^{gr},06$ par kilogramme d'urée.

151 URÉOMÈTRES A EAU — Dans un but économique on a substitué l'eau au mercure et construit divers appareils qui suffisent aux besoins courants de la médecine. Ces instruments rendent tous les jours de grands services et leur prix est peu élevé. La solubilité des gaz dans une masse d'eau d'un volume variable et relativement considérable et diverses autres circonstances rendent quelques-uns de ces instruments peut-être un peu moins exacts, à mon avis, que les uréomètres à mercure.

152. **Uréomètre de M. P. Noël.** — La solution d'hypobromite de soude contient :

> 60 c. c. de lessive caustique de soude.
> 140 c. c. d'eau distillée.
> 7 c. c. de brome.

L'appareil est représenté (fig. 31). Pour en faire usage, remplissez la cuve à eau A jusqu'à l'affleurement du zéro de la cloche divisée G, puis versez 10 centimètres cubes de la solution d'hypobromite de soude dans l'éprouvette graduée B, et 2 centimètres cubes d'urine dans le petit tube jaugé C. Bouchez l'appareil en ayant soin de laisser libre l'orifice de dégagement D, et faites le raccord avec le caoutchouc. En inclinant l'éprouvette B, vous mélangerez les deux liquides, le gaz dégagé abaisse le niveau de l'eau de la cloche G ; en soulevant cette cloche on fait coïncider les niveaux des deux liquides et on lit le volume de l'azote.

A la température de 15° centigrades, chaque centimètre cube de gaz représente 1^{gr},281 d'urée par litre. Pour chaque différence de 5° en plus, on retranche 0^{gr}, 02 par centimètre cube de gaz ; pour chaque différence de 5° en

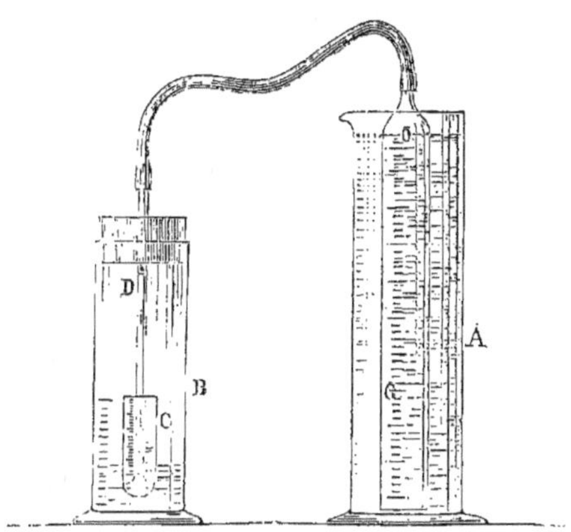

Fig. 31. — Uréomètre de M. G. Noël.

moins on ajoute 0^g, 02 par centimètre cube de gaz. (Construit par Darsonville, 5, rue Gay-Lussac, à Paris.)

153. Uréomètre de M. Regnard. — La solution d'hypobromite est celle indiquée précédemment pour l'appareil G. Noël. L'appareil (fig. 32) consiste en un tube en U présentant à sa partie moyenne une courbure A B. De chaque côté de cette courbure se trouve une boule soufflée ; dans la boule B on introduit, au moyen d'une pipette graduée, 2 centimètres cubes de l'urine à essayer. Dans la boule A, on verse un excès de la solution d'hypobromite de soude. On adapte les bouchons et l'on met la cloche à gaz en communication avec le tube en U. L'eau doit affleurer au niveau zéro dans la cloche ; on obtient ce résultat à l'aide d'une petite tige de verre. Il ne reste plus qu'à incliner l'une des

branches du tube en U pour opérer le mélange des deux
liquides. Quand l'équilibre de température s'est rétabli,
on soulève la cloche du gaz de l'éprouvette pour amener
le niveau des deux liquides sur un même plan, et on lit

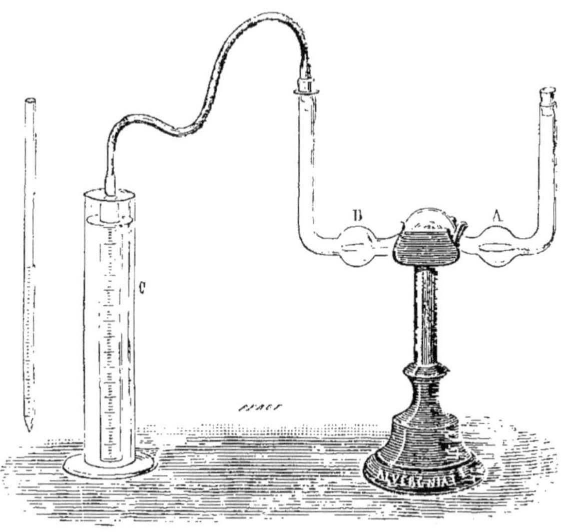

Fig. 32. — Uréomètre de M. Regnard.

le nombre de centimètres cubes d'azote. Construit par
M. Alvergniat.

Uréomètre à eau de M. Yvon (1). — Il se compose
(fig. 32) d'un tube de verre divisé en deux compartiments
par un robinet. Le compartiment inférieur est muni de
deux boules dont l'une B sert de chambre à réaction. Le
tube C mesureur de l'azote porte en B' un renflement et
se termine en une pointe effilée d qui pénètre dans la
boule supérieure B. La portion A du tube sert à mesurer
l'urine et la solution d'hypobromite. Le mélange des

(1) *Journal de Pharmacie et de Chimie*, 1879, t. XXX, p. 206.

deux liquides s'effectuera dans la boule B et l'azote dégagé viendra par le tube *d* dans la boule B' et déplacera le liquide dans le tube C. La graduation de ce tube ne commence qu'en un point *o*. Entre les deux boules BB' on a tracé une ligne *a*. L'espace compris entre ce trait *a* et le point *o* (y compris le tube *d*) est exactement égal à celui de la boule B.

Pour faire usage de cet instrument on ouvre le robinet R, on plonge le tube dans une éprouvette pleine d'eau jusqu'à ce que le niveau intérieur de cette eau affleure en *a*, on ferme le robinet et on soulève le tube. On mesure alors dans le tube A 1 à 5 centimètres cubes d'urine, puis on ouvre lentement le robinet pour faire passer cette urine dans la boule B. On lave le tube mesureur avec une solution étendue de soude caustique, puis on introduit l'hypobromite de soude, en évitant dans toutes ces manœuvres la rentrée de l'air. La réaction s'établit et l'eau est refoulée dans le tube C. Quand la réaction est terminée, on verse de l'eau par le tube A de façon à la faire arriver dans la boule B jusqu'à l'orifice du tube *d*. A ce moment, tout le volume du gaz accumulé au-dessous du zéro représente l'azote provenant de la réaction. Il est bien entendu que dans tous les cas la boule supérieure sera débarrassée avant chaque essai de toute trace d'eau, sans quoi sa capacité serait diminuée, ce

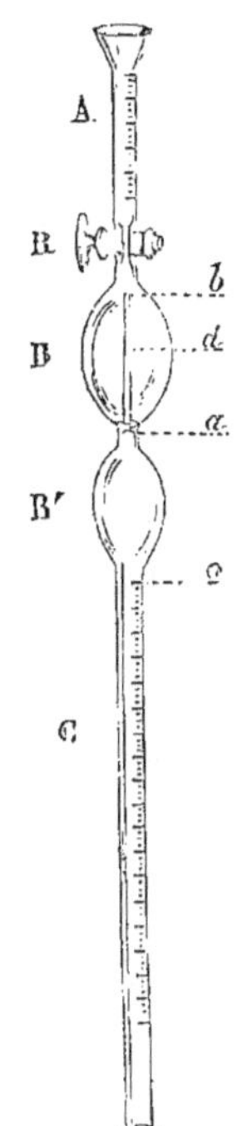

Fig. 33. — Uréomètre à eau de M. Yvon.

qui fausserait le résultat. Construit par MM. Alvergniat.

154. Uréomètre à eau de M. Buts (1). — L'appareil comprend : 1° un tube gradué A divisé en 12 centimètres cubes (fig. 34)
fermé à sa partie supérieure par un robinet B, se terminant inférieurement
par un robinet R. 2° Un ballon C relié
par un tube D. 3° Un tube gradué E divisé en 50 centimètres cubes, lequel
s'effile dans le ballon C.

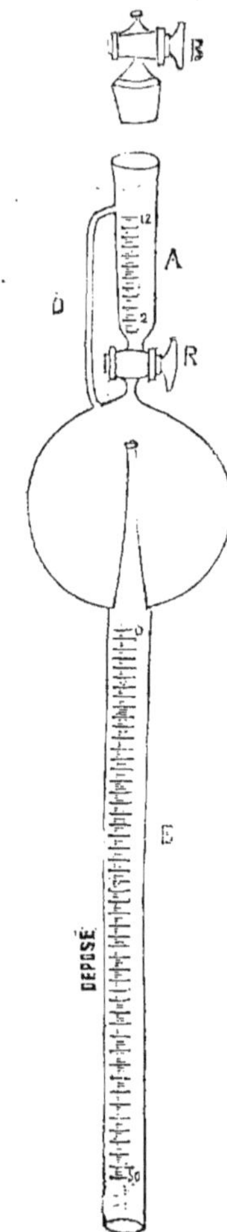

Fig. 34. — Uréomètre
de M. Buts.

L'urine préalablement diluée ($^1/_5$) est
mesurée dans le tube A ; par le robinet R on la fait passer dans le ballon C,
on lave les parois du tube A avec quelques centimètres cubes d'eau alcaline et
on ferme le robinet R. Cela fait, on
verse dans le tube A 12 centimètres cubes d'hypobromite (Br = 5 centimètres
cubes, lessive des savonniers = 50 centimètres cubes, eau distillée = 100 centimètres cubes). On place alors le robinet B servant de bouchon et on le maintient ouvert, puis on introduit l'appareil
dans une large éprouvette contenant de
l'eau de façon à faire affleurer l'eau au
zéro. A ce moment on ferme le robinet
B, puis on ouvre le robinet R pour faire
écouler l'hypobromite et le faire réagir sur l'urine. A
l'aide de quelques mouvements de rotation que l'on im-

(1) Communication particulière.

prime à l'appareil, le mélange est instantané et la réaction très-promptement terminée. En faisant usage des tables dressées par M. Buts pour les températures de 0 à 30° et les pressions 740 à 780 millimètres, on réduit les calculs au minimum. En comparant le volume de l'azote obtenu avec celui que donne une solution titrée d'urée dans les mêmes conditions de pression et de température on évite pour ainsi dire tout calcul. Construit par MM. Alvergniat.

155. Autres uréomètres — Tantôt pour opérer sur une quantité d'urée ou d'urine plus ou moins grande, tantôt pour obtenir des résultats plus rapides, ou pour rendre la manipulation plus commode, des chimistes ont fait construire des appareils plus ou moins répandus. Je ne puis les décrire tous; je ne connais même la plupart d'entre eux que par la description et les figures qui en ont été tracées. Aussi je me bornerai à indiquer les sources bibliographiques que l'on pourra consulter :

156. 1° L'uréomètre de M. Magnier de la Source qui permet d'opérer sur 5 centimètres cubes d'urine (*Bulletin de la Société chimique de Paris*, 1874, t. XXI, p. 290).

2° L'uréomètre de M. Knop ou azotomètre (*Chemisches Centralblatt*, 1860).

3° L'uréomètre de M. Hüfner (*Anleitung zur qualit. und quant. Analyse des Harns*, de Neubauer et Vogel et *Journal f. prakt. chimie*, 1871).

L'uréomètre de M. Apjohn (*Chem. News*, t. XXI, p. 36).

L'uréomètre de M. A. Dupré (*Journal of the chemical Society*, mai 1877, p. 524).

11

L'uréomètre de MM. Maxwell Simpson et O'Keefe (même volume, p. 538).

L'uréomètre de M. Galley Blackley (même recueil, nov. 1876, p. 466).

L'uréomètre de MM. Russell et West (même recueil, 1874, p. 749).

L'uréomètre de M. Borodine (*Bull. de la Société chimique*, 1877, t. XXVII, p. 261).

L'uréomètre à eau de M. Esbach (*Bulletin de Thérapeutique*, 1874, t. LXXXVII, p. 119).

L'uréomètre à eau de M. Emerson Reynolds (*Philosophical Magazine*, 5e série, t. V, p. 144-153).

L'uréomètre à eau de M. Yvon (*Journal de Chimie et de Pharmacie*, 1879, 4e série, t. XXX, p. 206).

L'uréomètre à eau de M. Gillet.

157. MÉTHODES DIVERSES DE DOSAGE DE L'URÉE. — La plupart des méthodes anciennes de dosage de l'urée sont abandonnées, parce que l'hypobromite de sodium permet aujourd'hui de doser l'urée avec une précision plus grande et dans un plus court espace de temps. Aussi ne décrirai-je point ces méthodes de dosage dans tous leurs détails ; je me bornerai à rappeler les principes sur lesquels elles reposent, à cause de leur grande importance pour l'histoire de l'urée.

158. **Méthode de Liebig** (1). — Cette méthode a été assez généralement pratiquée pendant de longues années ; elle est d'une application difficile aux urines pathologiques et exige un véritable apprentissage. Je l'ai décrite dans la première édition de mon *Traité de chimie médicale appliquée aux recherches cliniques*, p. 242.

L'urée forme trois combinaisons avec l'oxyde de mercure et avec l'azotate de mercure :

$$C^2H^4Az^2O^2, 2\,HgO, AzO^5$$
$$—\quad 3\,HgO, —$$
$$—\quad 4\,HgO, —$$

(1) *Annalen der Chemie und Pharmacie*, t. LXVIII, p. 370 et t. CXXXIII, p. 55.

Si l'on verse une solution diluée d'azotate de bioxyde de mercure aussi neutre que possible dans une solution étendue d'urée et que l'on neutralise le mélange au fur et à mesure que l'on verse la liqueur mercurique, on obtient un précipité blanc qui renferme 4 équivalents d'oxyde mercurique pour un équivalent d'urée. Tant que l'urée n'est pas complètement précipitée, le carbonate neutre de soude donne dans la liqueur un précipité blanc; au moment où la liqueur ne contient plus d'urée libre, une goutte de la solution mercurielle donne au mélange la faculté de précipiter en jaune par l'addition du carbonate de soude. On déduit du volume de la solution mercurique employé pour arriver à ce résultat la quantité d'urée précipitée. Il faut tenir compte dans cette méthode du chlorure de sodium, de la proprotion d'urée que renferme l'urine et de diverses circonstances qui en rendent l'application toujours longue et difficile.

159. Méthode de Bunsen (1). — L'urée chauffée en vase clos avec de l'eau à une température suffisamment élevée se transforme en carbonate d'ammoniaque. Si l'on fait intervenir dans la réation un sel neutre de baryum soluble, le chlorure de baryum par exemple, on obtient un poids de carbonate de baryum proportionnel au poids de l'acide carbonique et par conséquent au poids de l'urée dont il provient.

Pour procéder à ce dosage, on verse 30 à 40 centimètres cubes d'urine dans un ballon de verre, puis 8 à 10 grammes d'une solution saturée de chlorure de baryum dans l'ammoniaque. Le ballon étant fermé, on l'agite, puis on le laisse reposer, enfin on reçoit le précipité (phosphate et sulfate de baryum) sur un filtre. A l'aide d'un entonnoir muni d'un long tube d'écoulement dont l'extrémité est effilée en pointe, on fait arriver au fond d'un fort tube de verre, d'un poids déterminé, contenant 3 grammes de cristaux de chlorure de baryum, 25 ou 30 grammes de la liqueur filtrée précédente, puis on retire l'entonnoir sans mouiller les parois du tube, on pèse de nouveau le tube pour connaître le poids du liquide que l'on y introduit, on le ferme à la lampe, puis on le maintient pendant quatre à six heures à la température de 200°. Après quoi, on brise la pointe effilée du tube, et l'on recueille le précipité cristallin de carbonate de baryum sur un filtre taré qu'on lave à l'eau privée d'acide carbonique et que l'on pèse après dessiccation à 100°. 100 parties de carbonate de baryum correspondent à 40, 41 parties d'urée.

Cette méthode offre des chances d'erreur; l'acide urique, la créatine (SALKOWSKI), le sucre, l'albumine (HOPPE-SEYLER), à la température de l'expérience, donnent une quantité sensible d'acide carbonique. Divers autres composés de l'urine contribuent aussi à élever notablement le poids du carbonate de baryum.

(1) *Annalen der Chemie und Pharmacie*, t. LXV, p. 375.

160. Méthode de Heintz (1). — L'urée chauffée avec de l'acide sulfurique concentré se décompose en acide carbonique qui se dégage et en ammoniaque que l'acide sulfurique retient. Pour procéder au dosage de l'urée, on chauffe un poids déterminé d'urine avec l'acide sulfurique concentré, et l'on dose l'ammoniaque du sulfate d'ammoniaque ainsi formé à l'aide d'une solution de bichlorure de platine. L'urine contenant des sels de potassium, on est obligé d'en faire séparément le dosage, pour en déduire le poids du potassium contenu dans le poids d'urine mis en expérience.

161. Méthode de Millon (2). — Millon s'est servi pour le dosage de l'urée d'une solution d'azotite de mercure dans l'acide azotique, ou plutôt d'un mélange d'azotite et d'azotate de mercure avec excès d'acide azotique. Ce mélange se comporte vis-à-vis de l'urée comme l'acide azoteux, et décompose l'urée en azote, acide carbonique et eau.

$$C^2H^4Az^2O^2 + 2AzO^3 = 2CO^2 + 2Az + 4HO.$$

L'acide carbonique desséché est condensé dans un appareil à boules rempli de potasse caustique; du poids de l'acide carbonique condensé on déduit le poids de l'urée, en multipliant ce poids par 1,3636. Ce procédé exige une grande habitude des manipulations.

M. Gréhant a employé au dosage de l'urée le réactif de Millon et la pompe à mercure de MM. Alvergniat.

Mais, contrairement aux résultats qu'indique la formule précédente, il a obtenu un volume d'azote égal à celui de l'acide carbonique et non pas le double de ce volume. M. Gréhant (3) se trouve d'accord en cela avec les expériences de MM. Wöhler, Liebig, Ludwig, Krohmeyer et avec l'équation :

$$C^2H^4Az^2O^2 + AzO^3 + AzO^5,HO = 2CO^2 + 2Az + AzH^4O,AzO^5 + HO.$$

M. Gréhant a toujours trouvé de l'ammoniaque dans le résidu de l'opération; il suffit de chauffer ce résidu avec un alcali caustique pour la mettre en évidence.

162. Méthode de M. G. Bouchardat (4). — Sous l'influence de l'hydrogène naissant, l'azotate d'urée se décompose en azote, eau et acide carbonique :

$$C^2H^4Az^2O^4,AzO^5,HO + H^2 = 2CO^2 + AzH^3 + 2H^2O^2 + Az$$

| Azotate d'urée. | Hydrogène. | Acide carbonique. | Ammoniaque. | Eau. | Azote. |

(1) *Annalen von Poggendorff*, t. LXVI, p. 114 et t. LXVIII, p. 393.

(2) *Comptes rendus de l'Académie des sciences*, t. XXVI, p. 119.

(3) *Comptes rendus de l'Acad. des sc.*, 1872, t. LXXV, p. 143.

(4) *Faits pour servir à l'histoire de l'urée*. Thèse de la Faculté de médecine de Paris (1869), très-riche d'indications bibliographiques.

On absorbe l'acide carbonique par une solution de potasse caustique et l'on mesure l'azote, puis on déduit du volume de ce gaz la quantité d'urée.

163. Dosage de la quantité totale d'azote d'une urine. — La plupart des procédés de dosage de l'urée sont rendus quelque peu inexacts par la présence de la créatine, de l'acide urique et d'autres produits azotés indéterminés que décomposent partiellement ou dont s'emparent les réactifs employés au dosage de l'urée.

On a quelquefois besoin de connaître la quantité totale d'azote que renferme un poids donné d'urine. L'évaporation d'un poids déterminé d'urine et le dosage de l'azote du résidu sec ne donneraient qu'un résultat inexact, puisque pendant l'évaporation, une partie de l'urée est volatilisée à l'état de carbonate d'ammoniaque surtout dans les derniers moments de l'opération.

Pour obtenir la totalité de l'azote que renferme une urine, on se sert de la méthode de MM. Will et Varentrapp, laquelle consiste essentiellement dans la décomposition des matières azotées par la chaux sodée et dans la condensation de l'ammoniaque qui en provient par l'acide sulfurique titré.

On prend un matras de verre bien sec, de la capacité de 100 centimètres cubes environ dont le col mesure 10 à 12 centimètres, dans lequel on met de la chaux sodée jusqu'à une hauteur d'environ 2 centimètres. On enfonce le matras dans un bain de sable, et l'on protège le col du matras contre tout dépôt de vapeur d'eau par une feuille métallique, de cuivre mince, par exemple. Cela fait, on verse dans le matras 5 centimètres cubes d'urine et on le ferme aussitôt avec un bouchon de caoutchouc percé de deux trous dans lesquels deux tubes de verre sont engagés. L'un des tubes plonge jusqu'au voisinage du niveau de la couche de chaux sodée ; son extrémité supérieure est effilée et fermée à la lampe. L'autre tube est mis en communication avec un condensateur de Will et Varrentrapp contenant 20 centimètres cubes d'acide sulfurique normal, si l'on procède au dosage de l'ammoniaque par la méthode volumétrique, et à peu près le même volume d'acide chlorhydrique pur, si l'on veut précipiter l'ammoniaque à l'état de chloroplatinate.

On chauffe le bain de sable sur un bec de gaz (un brûleur de Bunsen) tant qu'il se dégage des gaz. Quand ce dégagement de gaz a cessé, on brise l'extrémité supérieure du tube et l'on adapte à l'extrémité du condensateur un tube de caoutchouc qui sert à faire passer par aspiration de l'air dans le matras, pendant environ deux minutes, de façon à amener dans le condensateur l'ammoniaque qu'il renferme encore. Puis on détache le tube condensateur, on vide son contenu dans un verre (fig. 7) et l'on procède au dosage de l'acide sulfurique non saturé à l'aide de la solution de soude normale.

Indications bibliographiques. — Dumas: *Chimie physiologique et médicale*, p. 532, in *Traité de chimie appliquée aux arts*, Paris, 1846. — Gorup-Besanez: *Lehrbuch der physiologischen Chemie*, p. 241. Braunschweig, 1867. — F. N. Gallois: *Essai physiologique sur 'urée et les urates*. Thèse de la Faculté de Paris, 1857. — Boymond: *De l'urée*. Thèse de l'École de pharmacie de Paris, 1872. — Ch. Gerhardt: *Traité de chimie organique*. — *Dictionnaire de chimie* d'Ad. Würtz. — C. L. Husson: *De l'urée au point de vue clinique et physiologique*. Thèse de l'École de pharmacie de Strasbourg, 1869.

164. CYSTINE, $C^6 H^7 Az S^2 O^4$.

100 parties = C = 29,73, H = 5,80, Az = 11,57, S = 26,45, O = 26,45 (1).

La cystine a été découverte en 1810 par Wollaston dans un calcul vésical. On la désigne quelquefois sous le nom d'oxyde cystique. On la trouve dans quelques calculs rares et dans l'urine, mais toujours dans celle-ci en très-minime quantité.

La cystine pure est incolore, inodore, insoluble dans l'eau, dans l'alcool et dans l'éther. J'ai obtenu pour sa densité 1,6685 à la température 0°.

Elle est soluble dans les acides minéraux, surtout dans l'acide chlorhydrique ; elle forme avec l'acide chlorhydrique une combinaison que l'eau dédouble en cystine libre et en sel acide. Elle se dissout dans l'acide azotique, dans l'acide oxalique, mais elle est insoluble dans l'acide acétique.

Les alcalis fixes (potasse, soude) et leurs carbonates dissolvent la cystine ; l'ammoniaque caustique la dissout également, mais le carbonate d'ammoniaque ne la dissout pas. Aussi emploie-t-on avec de grands avantages l'acide acétique à la précipitation de la cystine de ses dissolutions alcalines ; on peut aussi saturer d'acide carbonique la solution ammoniacale.

165. *Caractères divers.* — La cystine est éminemment caractérisée par ses formes cristallines faciles à produire.

Elle contient 26,45 pour 100 de son poids de soufre faisant partie de la molécule organique. Ce soufre

______

(1) Si l'on admet la formule $C^6 H^6 Az S^2 O^4$, on a C = 30, H = 5, Az = 11,67, S = 26,665, O = 26,665.

y fut découvert par A. Baudrimont et Malaguti. C'est à sa contenance en soufre qu'il faut rapporter les trois réactions suivantes : 1° chauffée avec une solution de potasse caustique contenant en dissolution du protoxyde de plomb, elle cède son soufre qui passe successivement à l'état de sulfure de potassium et de sulfure de plomb : ce dernier colore la liqueur en noir. — 2° Chauffée avec quelques gouttes de potasse ou de soude caustique sur une lame d'argent, elle cède son soufre à l'alcali, et laisse une tache noire de sulfure d'argent. Ces deux dernières réactions sont aussi produites par l'albumine et ses congénères, mais à un bien moindre degré. — 3° Dissoute à chaud dans une solution de potasse caustique concentrée, elle donne une solution qui, étendue d'eau et additionnée de nitroprussiate de soude, se colore en violet.

Chauffée seule sur une lame de platine, elle brûle sans entrer en fusion, avec une flamme bleue-verdâtre, en dégageant une odeur piquante et laisse un résidu de charbon très-volumineux.

Chauffée avec de l'acide azotique, dans les conditions décrites pour produire la murexide avec l'acide urique, elle donne un résidu rouge brun, mais l'addition de l'ammoniaque à ce résidu ne développe pas la belle coloration pourpre de la murexide.

La solution ammoniacale de cystine lentement évaporée dépose des prismes ou des tables à 6 côtés, qu'il est bien difficile de confondre avec des formes à peu près similaires de l'acide urique d'ailleurs à peu près insoluble dans l'ammoniaque.

166. Abandonnée à l'évaporation lente sous une cloche

de verre, la solution ammoniacale de cystine donne principalement les plaques hexagonales de la figure 36.

L'évaporation est-elle plus rapide et la cystine moins
pure, on observe les formes irrégulières (*b,b*, fig. 37).
Les formes *dd* représentent le prisme hexagonal primitif
vu perpendiculairement à son grand axe. *ccc* sont des
plaques carrées ou rectangulaires d'une grande minceur,
très-fréquemment obtenues avec la cystine pure.

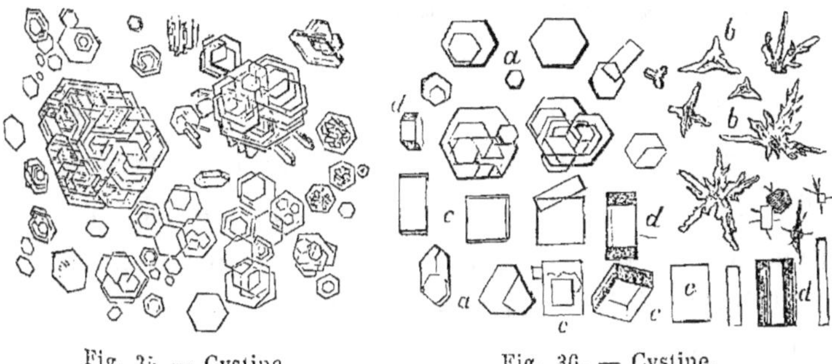

Fig. 35. — Cystine.   Fig. 36. — Cystine.

167. *Extraction.* — Pour obtenir la cystine, on réduit
en poudre les calculs bruts qui la renferment, et l'on
traite la poudre par l'ammoniaque.

La solution ammoniacale filtrée, abandonnée à l'air,
dépose des cristaux de cystine. Un courant d'acide carbonique ou l'acide acétique la précipiterait beaucoup plus
rapidement. — Si elle était mélangée avec une grande
quantité de phosphates terreux et d'urates, l'eau bouillante enlèverait ces derniers; puis, à l'aide de l'acide acétique bouillant, il serait facile de dissoudre les phosphates. On ferait cristalliser le résidu dans l'ammoniaque.
Le produit lavé à l'alcool et à l'éther cède à ces liquides
quelques impuretés.

168. *Dosage de la cystine dans l'urine.* — Pour doser la cystine, M. Toel (1) a proposé de déterminer la quantité d'acide sulfurique existant à l'état de sulfates minéraux dans le résidu. Cela fait, il évapore un poids donné d'urine, puis il traite le résidu par un mélange de carbonate de soude et d'azotate de potasse dans un creuset chauffé au rouge. Le dosage de l'acide sulfurique du produit de cette combustion indique par différence avec le nombre trouvé par la précédente opération le poids de l'acide sulfurique et par conséquent du soufre provenant du soufre à l'état de combinaisons organiques. Mais le poids du soufre ainsi obtenu comprend, outre celui de la cystine, le poids du soufre présent à l'état de sulfocyanures, de méthylsulfates, de sulfophénates, de sulfocrésylates, de produits d'origine albumineuse, etc.

M. Loebisch (2) ajoute à 500 centimètres cubes d'urine 20 centimètres cubes d'acide acétique à 20 pour 100; il laisse le mélange en repos dans un milieu froid pendant au moins vingt-quatre heures. Le sédiment contient la cystine cristallisée, mélangée à l'acide urique, à l'oxalate de chaux, à divers détritus organiques. Ce dépôt recueilli sur un filtre est lavé à l'acide acétique dilué, au besoin avec un peu d'eau chaude s'il contient de l'urate sodique, puis le filtre est exactement desséché et pesé. Ce filtre est alors lavé à l'eau acidulée d'acide chlorhydrique, qui dissout la cystine.

La pesée directe de l'évaporation de la solution chlorhydrique ou la différence des poids des deux filtres secs

(1) *Liebig's Annalen*, t. XCVI.
(2) *Ibid*, t. CLXXXII, p. 231.

fera connaître le poids de la cystine. L'erreur due à l'oxalate de chaux et à l'action que l'acide exerce sur le papier et les détritus organiques sera d'autant plus sensible que le poids de la cystine est plus faible. En ajoutant de la cystine à de l'urine normale, M. Loebisch en a retiré 96 pour 100 par son procédé.

Indications bibliographiques. — NIEMANN : sur la cystinurie (*Deutsch Archiv f. klin. Med.*, 1876, t. XVIII, p. 232). — ULTZMANN (*Wiener Med. Presse*, 1878). — FAURE : Thèse de la Faculté de médecine de Paris, 1859. — THUDICHUM, *Pathology of the urine*. Nombreuses indications bibliographiques dans ces deux derniers ouvrages.

169. XANTHINE, $C^{10} H^4 Az^4 O^4$.

100 parties = C, 39,47, H, 2,63, Az, 36,85, O, 21,05.

La xanthine a été extraite par Marcet d'un calcul vésical. On l'a rencontrée dans quelques bézoards chez les ruminants. On a constaté sa présence dans les muscles, le cerveau, et dans quelques variétés de guano. M. Neubauer a extrait 1 gramme de xanthine de 300 kilogrammes d'urine d'adultes en bonne santé.

La xanthine porte encore les noms *d'oxyde xanthique*, *d'acide ureux*, parce qu'elle ne diffère de l'acide urique que par 2 équivalents d'oxygène en moins. Elle est un intermédiaire entre la sarcine ou hypoxanthine de Scherer et l'acide urique.

Sarcine ou hypoxanthine	$C^{10}H^4Az^4O^2$
Xanthine	$C^{10}H^4Az^4O^4$
Acide urique	$C^{10}H^4Az^4O^6$

A l'état de pureté, la xanthine est une matière blanche, amorphe, plus dense que l'eau ; elle prend sous la pression du doigt l'éclat de la cire. Elle est peu soluble dans l'eau bouillante 1/1178 (STAEDELER), et l'eau froide n'en conserve qu'1/14500 de son poids (1). Cette solution aqueuse est encore précipitable par le bichlorure de mercure quand elle contient encore 1/30000 de son poids de xanthine.

La xanthine n'est soluble ni dans l'alcool ni dans l'éther.

La xanthine se dissout aisément dans les alcalis caustiques, elle est précipitée de ses solutions alcalines par les acides. Aussi est-elle facile à extraire des calculs ; en traitant ceux-ci par l'ammoniaque on dissout la xanthine ; en sursaturant la solution ammoniacale par l'acide acétique on la précipite. La solution ammoniacale de la xanthine est précipitée par le chlorure de zinc, par l'acétate de plomb. Elle est également précipitée par la solution d'azotate d'argent dans l'ammoniaque ($C^{10}H^4Az^4$, $2AgO$) et le précipité ne se dissout pas dans un excès d'ammoniaque.

La xanthine se dissout dans les acides minéraux ; elle est séparée de ses dissolutions acides par l'ammoniaque. On a obtenu des combinaisons définies et cristallisées d'acide azotique et d'acide chlorhydrique avec la xanthine. 100 parties de xanthine donnent 122, 81 parties de chlorhydrate. L'acide chlorhydrique peut donc, comme aussi l'ammoniaque, servir à séparer la xanthine de l'acide urique.

Un caractère des plus importants à connaître, le plus caractéristique de tous, consiste à faire réagir à chaud de l'acide azotique sur un fragment de xanthine ; la dissolu-

<hr>

(1) STAEDELER : *Journal de Pharmacie et de Chimie*, 1859, 3ᵉ série, t. XXXVI, p. 313.

tion s'effectue, et, quand l'acide est évaporé, le résidu est *jaune* tandis qu'avec l'acide urique le résidu devient rouge. Ce résidu jaune ne rougit pas au contact de l'ammoniaque, mais la potasse caustique lui donne une coloration orangée, qui passe au rouge violacé quand on élève la température.

Si l'on place dans un verre de montre du chlorure de chaux et de la soude caustique liquide, et par-dessus ce mélange quelques granules de xanthine, il se produit autour de ces granules une auréole d'un vert foncé qui passe ensuite au brun et finit par disparaître (Hoppe-Seyler).

170. La xanthine est un des éléments les plus rarement observés, aussi ne savons-nous presque rien des conditions physiologiques qui lui donnent naissance. M. Mosler a trouvé une augmentation de la quantité de xanthine dans l'urine des leucémiques, et M. M. Durr et Stromeyer chez les individus qui prennent des bains sulfureux ou qui font usage de pommades soufrées.

On a décrit comme propre à la xanthine une forme cristalline dite en pierre à aiguiser que j'ai fréquemment observée avec l'acide urique et dont on trouve des exemples dans la fig. 15. Ces cristaux apparaissent dans l'urine abandonnée pendant quelque temps sur le porte-objet du microscope, ils se redissolvent aisément par une légère élévation de température.

171 Créatine, $C^8H^9Az^3O^4, 2HO$. — La créatine a été découverte par M. Chevreul dans le suc de la viande. Elle passe dans l'urine à l'état de créatinine. Il suffit de maintenir une solution aqueuse de créatine dans l'eau à une température un peu élevée pour amener sa transfor-

mation lente en créatinine. L'ébullition avec les acides dilués change également la créatine en créatinine, et réciproquement la créatinine se transforme aisément en créatine en s'assimilant les éléments de l'eau. La transformation de la créatine en créatinine et réciproquement s'effectue si aisément, par des réactions nombreuses, qu'il n'est pas étonnant que l'on trouve de la créatine dans l'urine bien que l'on n'y admette d'ordinaire (trop exclusivement, à mon avis) que la présence de la créatinine.

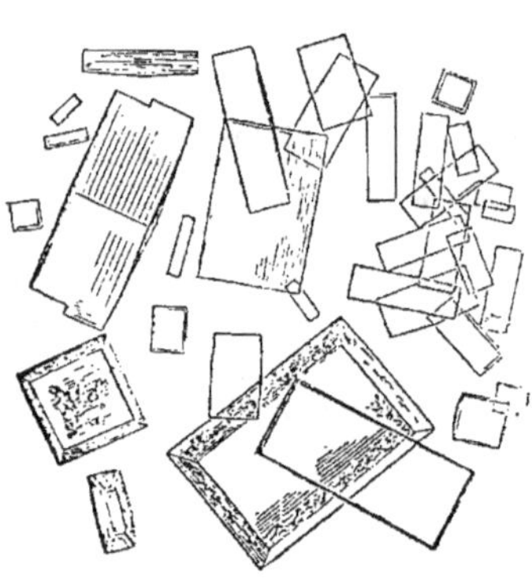

Fig. 37. — Créatine.

172. La créatine cristallise en prismes brillants, qui appartiennent au système klino-rhombique (fig 38). Elle se dissout dans 75 parties d'eau froide, dans 94 parties d'alcool absolu, dans une quantité moindre d'alcool étendu d'eau. L'éther ne la dissout pas. Sa solution aqueuse est sans action sur le papier de tournesol.

Les acides concentrés la transforment à la température de l'ébullition en créatinine, en lui enlevant les éléments de l'eau.

$$C^8H^9Az^3O^4 = C^8H^7Az^3O^2 + 2HO.$$
Créatine.   Créatinine.

Le chlorure de zinc ne précipite pas la créatine, mais en faisant bouillir le liquide, il se produit de la créatinine et la combinaison s'effectue. Une petite quantité d'acide chlorhydrique ou sulfurique aide à la réaction.

L'oxyde de mercure est réduit par une solution bouillante de créatine, il y a dégagement d'acide carbonique, dépôt de mercure métallique et formation d'oxalate de méthyluramine ($C^4H^7Az^3$).

173. CRÉATININE, $C^8H^7Az^3O^2$. — La créatine est une base énergique qui déplace même l'ammoniaque de ses combinaisons. Elle diffère de la créatine par deux équivalents d'eau en moins. La créatine et la créatinine se trouvent d'ailleurs en même temps dans l'urine. — J. Liebig a, le premier, signalé la présence de la créatinine dans l'urine. La créatine cristallise en prismes incolores d'une saveur très-alcaline, solubles dans 11 1/2 parties d'eau à la température de 16 degrés et plus solubles encore dans l'eau bouillante ; la solution aqueuse est alcaline. L'alcool froid n'en dissout qu'1/100 de son poids ; l'alcool bouillant la dissout aisément.

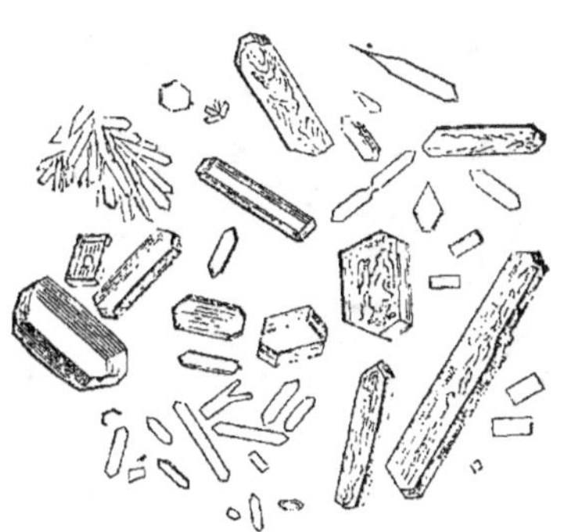

Fig. 38. — Créatinine.

La créatinine forme avec les acides minéraux des sels bien définis, généralement très-solubles dans l'eau et dans l'alcool (sulfate, chlorhydrate).

Une solution un peu concentrée de créatinine additionnée d'une solution pas trop étendue d'azotate d'argent se prend en une masse cristalline, facilement soluble à chaud, qui se dépose par le refroidissement.

Le bichlorure de mercure précipite aussi la créatinine en blanc ; le précipité devient cristallin en peu de temp

L'azotate de mercure ne précipite pas la solution de créatinine, mais si l'on ajoute goutte à goutte au mélange une solution de carbonate de soude jusqu'à ce qu'il se produise un trouble persistant, il se fait un dépôt d'aiguilles microscopiques $(C^8H^7Az^3O^2, AzO^5 + 2HgO)$. Le carbonate de soude neutralise l'acide azotique libre, dans lequel le précipité est soluble.

A ces caractères, il faut en ajouter un d'une extrême importance. Si l'on verse une solution concentrée de chlorure de zinc dans une solution concentrée de créatinine, il se produit un précipité cristallin, résultant de la combinaison à équivalents égaux de la créatinine et du chlorure de zinc $(C^8H^7Az^3O^2, ZnCl)$. Si cette combinaison se dépose assez lentement, elle prend une forme cristalline où le microscope fait distinguer des groupes d'aiguilles rayonnant d'un centre, ou disposées en aigrettes. Ce chlorure double de créatinine et de zinc est très-peu soluble dans l'eau froide, il est encore moins soluble dans l'alcool; l'eau bouillante le dissout un peu. Il faut noter encore que le chlorure de zinc ne précipite pas les sels (chlorhydrate, sulfate, azotate) de créatinine, à moins qu'on ne les additionne préalablement d'une quantité suffisante d'acétate de soude.

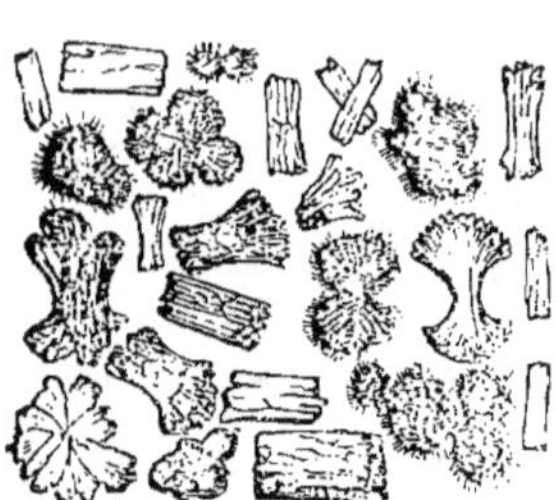

Fig. 39. — Combinaison de la créatinine et du chlorure de zinc.

Si l'on ajoute à une solution de créatinine quelques gouttes d'une solution étendue de nitroprussiate de sodium, puis goutte à goutte une solution de soude caustique, il se manifeste une belle coloration rouge-rubis. La créatine peut être caractérisée par la même réaction (WEYL) (1).

174. *Extraction et dosage de la créatinine.* — Opérez sur 300 grammes d'urine au moins. Neutralisez le liquide avec un lait de chaux, puis versez-y une solution de chlorure de calcium tant qu'il se produit un précipité : au bout d'une heure recueillez le précipité sur un filtre (phosphate, sulfate de chaux), lavez-le, et concentrez rapidement le liquide au bain-marie en consistance de sirop épais. Traitez ce sirop par de l'alcool à 95 pour 100, laissez déposer les sels pendant dix heures environ dans un lieu frais, filtrez et versez dans la liqueur limpide réduite à 50 ou 60 centimètres cubes, un demi-centimètre cube d'une solution très-concentrée et neutre de chlorure de zinc. Le liquide se trouble peu à peu et dépose du chlorure double de créatinine et de zinc. Au bout de deux jours, tout le dépôt sera formé, surtout si vous avez mis le mélange dans un lieu froid ; recueillez le dépôt sur un filtre et lavez-le à l'alcool. 100 parties de la combinaison chlorure de zinc-créatinine $C^8H^7Az^3O^2,ZnCl$, desséchées à 100 degrés C., correspondent à 62,44 de créatinine.

Pour séparer la créatinine de sa combinaison avec le chlorure de zinc, on la fait bouillir avec de l'eau et de l'oxyde de plomb hydraté récemment précipité ; on filtre, on enlève la petite quantité de plomb que retient le liquide par quelques bulles d'hydrogène sulfuré, on filtre de nouveau, on concentre et on laisse cristalliser.

La créatinine ainsi obtenue est impure et colorée ; pour

_____
(1) *Pharm. Zeitschr. f. Russland,* 1er fév. 1879.

la purifier, il faut la dissoudre dans l'eau, la faire bouillir avec du charbon de sang ou du noir animal bien lavé. Elle est d'ailleurs mélangée à de la créatine ; on isole ce dernier corps au moyen de l'alcool froid et concentré qui dissout la créatinine et laisse la créatine indissoute. L'alcool dépose de la créatinine pure en s'évaporant ; la créatine s'obtiendra à son tour en beaux cristaux quand on la fera cristalliser dans l'eau chaude (LIEBIG, NEUBAUER).

Si l'urine était albumineuse, il faudrait à l'aide de la chaleur et de quelques gouttes d'acide acétique coaguler l'albumine, puis la filtrer avant d'appliquer ce procédé.

175. Quand l'urine est sucrée, il faut préalablement se débarrasser du sucre par la fermentation à l'aide de la levûre de bière (1). Les variations de poids de la créatinine dans les urines diabétiques n'ont rien de caractéristique. Il ne faut pas oublier que dans les cas de polyurie, la quantité de liquide à évaporer est considérable et que la longue durée de l'évaporation transforme la créatinine en créatine.

176. Dans l'état de santé, l'urine d'un adulte renferme en moyenne un gramme de créatinine par vingt-quatre heures ; souvent le poids de la créatinine ne dépasse pas la moitié de ce chiffre, plus rarement il s'élève à 1ᵍ,50. La proportion de la créatinine augmente dans l'urine sous l'influence d'un régime azoté, de la viande surtout ; elle diminue considérablement si le régime est plus exclusivement végétal.

K. B. Hofmann n'a pas trouvé de créatinine dans l'urine des nourrissons qui ne prenaient que du lait,

(1) *Virchow's Archiv*, 1876, t. LXVIII, p. 422.

tandis que l'urine d'un enfant de huit mois nourri de viande et de bouillie en donnait 0^g,318. Il a trouvé une moyenne de 0^g,387 de créatinine par jour chez les enfants de dix à douze ans, et une moyenne de 0^g,555 chez un vieillard de soixante-dix ans. L'activité corporelle ne paraît pas exercer une influence marquée sur la quantité de créatinine excrétée.

Chez les diabétiques qui consomment de grandes quantités de viande, la créatinine éliminée chaque jour s'élève parfois à un poids assez considérable ; M. Senator (1) en a obtenu jusqu'à 1^g,86 de l'urine rendue en vingt-quatre heures. Le rapport de la créatinine à l'urée est en moyenne comme 1 : 65.

Dans la polyurie simple (diabète insipide) onze dosages ont donné une moyenne de 0^g,78 de créatinine par jour. Le rapport de la créatinine à l'urée est, en moyenne, le même que dans les cas de diabète sucré (Senator).

On a signalé une augmentation de la proportion de la créatinine de l'urine dans la fièvre typhoïde, la pneumonie, la fièvre intermittente au plus fort de la maladie.

On trouve moins de créatinine chez les individus cachectiques, tuberculeux, chlorotiques, ou en état de démence. M. Rosenthal a constaté trois fois cette diminution dans l'atrophie musculaire progressive. M. Weiss n'a extrait que 0^g,081 de créatinine de 1900 centimètres cubes d'urine rendue en vingt-quatre heures dans un pareil cas (*Wiener medic. Wochenschr.*, 1877, p. 29).

La créatinine provient en partie de la créatine que renferment les tissus des animaux qui servent à notre ali-

(1) *Virchow's Archiv.*, t. LXVIII, p. 422.

mentation ; elle paraît aussi provenir de la créatine qui se produit dans nos propres muscles.

177. Leucine, $C^{12}H^{13}AzO^4$. — Dans son état de parfaite pureté, la leucine est en paillettes blanches, légères, inodores et insipides, peu solubles dans l'eau froide, un peu solubles dans l'alcool chaud, insolubles dans l'éther. Elle est soluble dans les alcalis caustiques et dans les acides minéraux.

Chauffée dans un tube de verre, elle se volatilise vers 170°, sans entrer en fusion ; ce caractère la distingue nettement de la tyrosine. Elle donne du valérate de potasse, de l'hydrogène et de l'ammoniaque quand on la chauffe avec de la potasse caustique.

La leucine existe dans les foies cancéreux et dans quelques rares affections hépatiques (ramollissement aigu) ; je l'ai vainement cherchée dans quelques foies de cirrhotiques. Chez ces malades elle passe dans l'urine en même temps que la tyrosine ; on la constate au microscope dans le résidu de l'urine évaporée en consistance sirupeuse conservé pendant un temps suffisant dans un lieu froid.

178. Tyrosine, $C^{18}H^{11}AzO^6$. — La tyrosine accompagne presque toujours la leucine ; ces deux substances se rencontrent assez généralement dans les produits de la décomposition des matières albuminoïdes. Il se forme de la tyrosine quand on fait réagir le suc pancréatique sur la fibrine cuite (Kühne) ; on a trouvé de la tyrosine dans la rate et dans le pancréas du bœuf.

L'urine contient de la tyrosine (en même temps que de la leucine) dans certaines affections graves du foie (ramollissement, atrophie aiguë) ; on en a signalé la présence dans l'urine des typhiques et des varioleux.

179. La tyrosine cristallise en aiguilles fines, blanches et brillantes comme la soie, qui se groupent souvent autour d'un centre commun et prennent la forme de boules. Dans d'autres cas, ces aiguilles cristallines sont disposées en croix ou en étoiles. La tyrosine est inodore, insipide, très-peu soluble dans l'eau froide, assez soluble dans l'eau bouillante, insoluble dans l'alcool concentré et dans l'éther. Elle se dissout très-aisément dans l'ammoniaque, et, par l'évaporation lente de l'ammoniaque, se sépare parfois sous la forme de petites boules.

Elle n'est pas volatile ; elle répand l'odeur de la corne brûlée quand on la brûle.

Au contact des acides minéraux, la tyrosine se dissout, et, si l'acide est volatil, l'acide chlorhydrique par exemple, la liqueur en s'évaporant à l'air libre dépose peu à peu de la tyrosine inaltérée.

Chauffée avec de l'acide azotique, la tyrosine passe à l'état de nitrotyrosine, se combine avec l'acide azotique en excès pour former de l'azotate de nitrotyrosine qui se dépose en grains cristallins de couleur jaune ; ce composé se dissout dans les alcalis, cette solution alcaline est d'un rouge foncé.

Chauffée avec de l'acide sulfurique concentré, dans une capsule de porcelaine, la tyrosine donne d'abord une coloration rouge. Si l'on étend la liqueur d'eau distillée, puis qu'on la sature de carbonate de baryte, enfin que l'on décompose le bicarbonate de baryte formé par l'ébullition, on obtient par la filtration un liquide qui prend au contact du perchlorure de fer une magnifique coloration violette (PIRIA).

La présence d'une quantité importante de leucine dans la tyrosine fait sensiblement obstacle à la netteté de la réaction. Dans un tube à essai, avec de la tyrosine pure, la coloration rouge vermeil est encore très-apparente, quand la liqueur est étendue de 6000 fois son volume d'eau.

Une solution aqueuse de tyrosine saturée à froid, additionnée d'une solution d'azotate mercurique autant que possible exempte d'acide libre (par un contact prolongé avec l'oxyde de mercure) est troublée en sept ou dix minutes ; au bout de quelques heures on peut obtenir un précipité floconneux d'un blanc jaunâtre, lequel ne se forme pas en présence de l'acide azotique libre. A la solution faite à chaud de ce précipité vient-on à ajouter quelques gouttes d'azotite de potassium qui contienne une petite quantité d'acide azotique libre, la liqueur prend immédiatement une coloration rouge. Si la liqueur est rapidement refroidie, elle dé-pose un précipité rouge-brun, soluble à chaud en donnant une liqueur d'un rouge intense, et se précipitant de nouveau pendant le refroidisse-ment. Ce précipité brun se dissout dans l'acide azotique concentré qu'il colore en rouge ; la liqueur devient orangée quand on la fait bouillir.

Il résulte des expériences de M. de Nencki que la tyrosine donnée à des chiens à la dose de 20 grammes, se retrouve sans altération dans l'urine et les excréments (*Bull. de la Soc. chimique*, 1872, t. XVII).

180. *Extraction de la leucine et de la tyrosine de l'urine.* — Quand une urine contient de la tyrosine et de la leucine, il suffit de la concentrer à une basse température, et d'examiner le résidu au microscope. La leucine apparaît sous la forme de boules dont l'aspect rappelle celui des boules graisseuses ; elles sont à peu près transparentes, souvent colo-rées en jaune ou en brun. A côté de ces surfaces arrondies on observe des aiguilles fines rayonnant d'un centre commun, figurant des aigrettes qui sont constituées par de la tyrosine. Mais la leucine prend également cette forme d'aiguilles déliées quand elle est à l'état de pureté.

Pour séparer la leucine de la tyrosine, précipitez l'urine par l'acé-tate basique de plomb, filtrez, enlevez l'excès de plomb par un courant d'hydrogène sulfuré, et évaporez. Au bout de vingt-quatre heures, le ré-sidu sirupeux déposera un mélange cristallin de leucine et de tyrosine. Pour en séparer la leucine, on traitera cette masse imparfaitement cristallisée par l'alcool bouillant, qui ne dissoudra pas la tyrosine, et déposera en refroidissant la plus grande partie de la leucine.

Après un long repos, l'extrait alcoolique déposera encore de la leucine que l'on purifiera et que l'on obtiendra cristallisée par une nouvelle cristallisation. La tyrosine non dissoute par l'alcool sera purifiée en la faisant dissoudre dans l'ammoniaque ou dans l'eau bouillante, puis en abandonnant la solution à l'évaporation lente.

Si l'urine était albumineuse, il faudrait d'abord la débarrasser de son albumine par l'ébullition.

181. Cholestérine, $C^{52}H^{44}O^2 + 2$ aq. — La cholestérine est un des éléments anormaux les plus rares de l'urine. Elle paraît y avoir été signalée pour la première fois par Möller (1).

Elle a été l'objet d'intéressantes études (2).

La cholestérine a été trouvée par M. A. Poehl (3) dans l'urine d'un épileptique soumis depuis quelque temps à l'action du bromure de potassium.

Elle est l'élément principal d'un grand nombre de calculs biliaires.

La cholestérine est blanche, fusible à 145°, insoluble dans l'eau, à peine soluble dans l'alcool froid, soluble dans 9 parties d'alcool bouillant (D = 0,84) et dans une moindre quantité d'alcool absolu. Elle se dissout dans 3,7 parties d'éther à la température de 15° et dans 2,2 parties à l'ébullition. Le chloroforme, la benzine, le sulfure de carbone, la dissolvent aisément. Sa densité s'élève à 1,047.

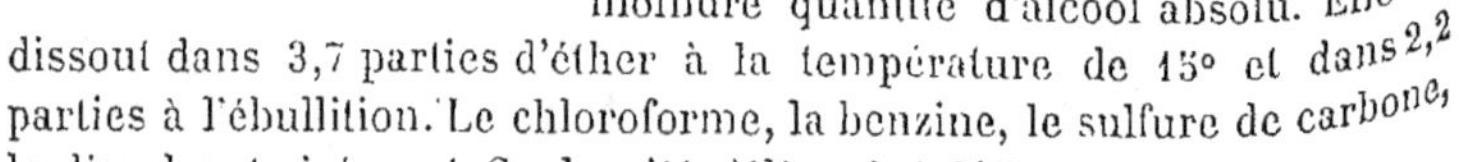

Fig. 41. — Cholestérine.

Elle se dépose de ses solutions alcooliques bouillantes sous la forme cristalline. Les plus beaux cristaux (fig. 40) sont ceux que l'on trouve dans les liquides séreux (hydrocèle de la tunique vaginale, liquide ovarique, etc.). C'est surtout par sa forme cristalline très-caractéristique que l'on reconnaît sa présence, quand elle n'existe qu'en minime quantité et qu'il serait difficile d'opérer chimiquement, que ce caractère est précieux.

Au contact de l'acide sulfurique et d'un peu d'iode, la cholestérine se colore en violet, en bleu, en vert, en rouge ; on utilise quelquefois cette succession de colorations pour les observations microscopiques.

Si l'on dissout quelques parcelles de cholestérine dans du chloroforme, et que l'on ajoute à la solution un volume d'acide sulfurique concentré double du sien, puis 2 ou 3 gouttes de perchlorure de fer, le mélange se trouble peu à peu ; il se fait un dépôt rouge-brique très-

(1) *Casper's Wochenschr. f. d. ges. Heilkunde*, 1845.
(2) *Virchow's Archiv.*, t. LXV et LXVI.
(3) *Pharmaceutische Zeitschrift für Russland*, 15 déc. 1876, p. 737.

foncé, et la liqueur devient rouge, violette, puis bleue. Finalement le dépôt se décolore. Le sulfure de carbone peut remplacer le chloroforme dans la réaction précédente.

URINES ALBUMINEUSES.

182. L'urine d'un homme en parfait état de santé est exempte d'albumine. On rencontre fréquemment de l'albumine dans l'urine des malades, le plus souvent en quantité inférieure à 2 grammes par litre ; dans quelques cas le poids de l'albumine est dix fois plus élevé ; je ne l'ai jamais vu dépasser 24 grammes par kilogramme, en l'absence d'une quantité notable de sang. La maladie de Bright, les fièvres éruptives, les empoisonnements par le plomb et par les cantharides, le diabète, l'état puerpéral, le purpura, les affections cardiaques, les tumeurs abdominales, déterminent fréquemment l'apparition de l'albumine dans l'urine. Toutes les lésions des voies urinaires peuvent provoquer l'apparition dans l'urine d'une quantité généralement faible d'albumine, le plus ordinairement accompagnée de sang et de pus.

L'introduction dans le sang d'une grande quantité d'eau rend l'urine albumineuse et même sanguinolente (MAGENDIE).

Les matières albuminoïdes solubles injectées dans le sang des animaux se retrouvent dans l'urine ; bien plus, elle provoquent l'élimination par les reins d'une quantité d'albumine sensiblement plus élevée que celle qui a été injectée. Les diverses variétés d'albumine cuite introduites dans l'estomac des animaux ne se retrouvent pas dans l'urine. Mais l'albumine de l'œuf injectée à l'état liquide dans l'estomac des chiens et des lapins fait apparaître l'albuminurie; à l'autopsie, on ne trouve aucune lésion des reins (STOKVIS). On a vu quelquefois l'albumine de l'œuf absorbée par le tube digestif passer dans l'urine sans changement notable (1).

Dans l'urine des adultes qui jouissent d'une bonne santé apparente, on rencontre quelquefois une quantité d'albumine pouvant s'élever à 1 gramme par kilogramme et même au delà (2).

183. Caractères de l'albumine des urines. — Identique à la matière albumineuse du sang et des liquides séreux, la matière albumineuse des urines est un mélange de deux corps distincts : la *sérine* proprement dite et la *fibrine dissoute* appelée aussi *hydropisine* . Cette dernière substance est seule précipitée des liquides séreux bruts et du sérum sanguin par un léger excès de sulfate de magnésie. Dans la pratique courante, on omet cette distinction et l'on appelle albumine l'ensemble de ces deux matières; car, si l'on excepte leur caractère différentiel vis-à-vis du sulfate de magnésie, ces deux substances présentent aussi la même composition (3); c'est leur ensemble que l'on dose sous le nom d'albumine ou de matières albumineuses dans les liquides séreux, dans le sérum sanguin, dans l'urine.

(1) FERNET : thèse de la Faculté de médecine de Paris, 1876.
(2) *Wiener und med. Press.*, 1870. — W. LEUBE, *Wirchow's Archiv.*, t. LXXII, p. 145.
(3) La composition élémentaire des diverses espèces d'albumine est pour 100 parties :

Carbone	53	
Hydrogène	7	
Azote	15,5	100,°
Oxygène	23	
Soufre	0,8 à 1,5	

Denis, de Commercy, a démontré que le sérum du sang, considéré jusqu'alors comme une solution d'une matière albumineuse unique, était un mélange de deux principes albumineux, l'un d'eux précipitable par le sulfate de magnésie.

Denis a donné le nom de *fibrine dissoute* à cette portion du sérum sanguin qu'il a séparée en ajoutant un excès de sulfate de magnésie au sérum brut.

De son côté, M. F. Gannal a appelé *hydropisine* une matière albumineuse qu'il a extraite des liquides d'ascites.

De nombreux essais m'ont convaincu que la fibrine dissoute de Denis et l'hydropisine de Gannal sont idenques. — J'ai retrouvé cette fibrine dissoute dans tous les liquides séreux proprement dits de formation peu ancienne. On peut la retrouver également dans l'albumine brute qui passe dans les urines, mais assez rarement il est possible de faire cette expérience avec netteté, car elle exige une urine riche en albumine, exempte de sang et de pus.

La sérine est la partie du sérum du sang (et des liquides séreux en général) que le sulfate de magnésie ne précipite pas.

Ce mélange de matières albumineuses est complètement précipité par l'alcool (si le liquide est légèrement acidulé et le volume de l'alcool 4 à 5 fois plus considérable que celui de l'urine). Le précipité alcoolique peut se redissoudre dans l'eau distillée ; un long séjour dans l'alcool concentré diminuerait sa solubilité dans l'eau.

A petites doses, les acides acétique, phosphorique,

tartrique, citrique, oxalique, ne précipitent pas l'albumine du sang ou des urines, à la température ordinaire.

Même à froid, le tannin et l'infusion de noix de galle précipitent l'albumine des urines, et, en général, les matières albumineuses en formant avec elles des composés imputrescibles.

184. CARACTÈRES DES URINES ALBUMINEUSES. RECHERCHE DE L'ALBUMINE. — L'urine albumineuse est ordinairement pâle, mais souvent aussi elle a l'aspect de l'urine normale, et n'est pas moins riche en couleur et en matières solides que celle-ci. On y trouve souvent des traces de matières grasses, sur la fin de la maladie principalement.

L'urine albumineuse mousse par l'agitation beaucoup plus qu'une urine non albumineuse, les bulles sont plus fines et surtout persistantes. Ce caractère a peu de valeur ; la densité très-variable du liquide, une quantité un peu plus considérable de détritus épithéliaux, un commencement de putréfaction peuvent donner à l'urine la faculté de mousser aisément en l'absence de toute trace d'albumine. Les urines non albumineuses, mais fortement alcalines, offrent à un haut degré ce caractère d'urine mousseuse par l'agitation.

L'alcool précipite l'albumine de ses solutions ; mais, dans l'urine, l'alcool précipite des sels et des détritus organisés qu'il est aisé de confondre avec de l'albumine au premier coup d'œil : ce moyen ne saurait donc être employé avec efficacité pour distinguer une urine albumineuse. L'addition d'une petite quantité d'acide acétique préviendrait en grande partie la précipitation des phosphates par l'alcool.

La recherche de l'albumine dans l'urine comme aussi dans les divers liquides de l'économie est surtout fondée : 1° sur la coagulabilité de l'albumine à une température voisine de 80°; 2° sur la coagulabilité de l'albumine par l'acide azotique.

Ces deux moyens de recherche sont les plus usités. Le premier suffit à lui seul à tous les besoins de la pratique ordinaire; je le décrirai dans ses détails les plus importants.

D'autres méthodes de recherche peuvent être également utilisées; elles rendent des services dans des cas particuliers; j'en exposerai quelques-unes.

185. Recherche de l'albumine au moyen de la chaleur. — Ce qui caractérise au plus haut degré une urine albumineuse c'est le précipité d'albumine coagulée que toute urine albumineuse fournit quand on la fait bouillir après l'avoir légèrement acidulée par l'acide acétique, ou par l'acide phosphorique. Cette condition bien exactement remplie, c'est vers 75° que la coagulation de l'albumine devient très-apparente; mais, pour être certain qu'elle est complète, il faut chauffer le liquide jusqu'à l'ébullition.

Pour procéder à la recherche de l'albumine dans l'urine, assurez-vous d'abord que ce liquide est acide et qu'il rougit nettement le papier de tournesol. Pour atteindre ce but, ajoutez goutte à goutte une quantité suffisante d'acide acétique faible en agitant sans cesse le liquide, puis saturez-le de sulfate de soude cristallisé, et parfaitement pur. Cela fait, filtrez la liqueur, remplissez-en aux trois quarts un tube de verre, chauffez-le sur la lampe à alcool dans la partie supérieure seulement (fig. 41) en tenant le tube incliné. Vous pourrez tenir le tube par la partie inférieure, et le tourner sans cesse autour du même axe pour répartir bien également la chaleur à la surface du liquide. Gardez-vous de chauffer la partie du tube qui n'a pas le contact du liquide, car vous la feriez bientôt

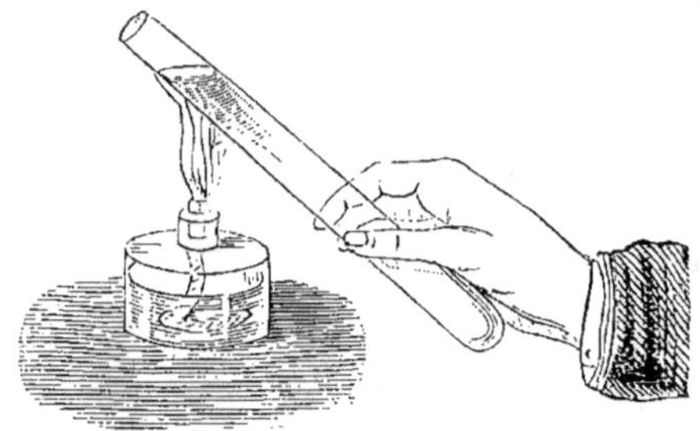

Fig. 42. — Recherche de l'albumine par l'ébullition.

éclater. Quand la température se sera élevée vers 60°, le liquide deviendra opalescent, puis, la température s'élevant à 72° — 80°, le trouble sera plus manifeste, s'il y a de l'albumine. Il n'est pas nécessaire de chauffer jusqu'à l'ébullition pour produire la coagulation de l'albumine, mais on est bien sûr d'avoir complété le coagulum quand un commencement d'ébullition se manifeste par des bulles de plus en plus grosses qui s'élèvent le long des parois du verre.

Le trouble produit par le coagulum est parfois très-faible, il tranche pourtant avec la couche sous-jacente dont la température s'est très peu élevée à cause de la faible conductibilité du liquide. Aussi faut-il prendre garde de mélanger les deux couches par une agitation trop brusque.

Dans d'autres cas, ce sont les plus fréquents, le trouble

est plus complet, des flocons blancs se séparent et se déposent lentement ; enfin, si l'albumine existe dans une proportion considérable, le coagulum se prend en une masse compacte, et, si l'on chauffe le tube dans toute sa longueur, on peut, l'opération terminée, le retourner sans qu'il s'écoule une seule goutte de liquide.

L'emploi du sulfate de soude est inutile quand la proportion de l'albumine n'est pas trop faible, il suffit de rendre le liquide légèrement acide par l'acide acétique.

Si vous n'avez à votre disposition qu'une très-faible dose de liquide, employez un tube très-étroit, de quelques millimètres seulement de diamètre ; l'opération réussira tout aussi bien.

Le trouble produit par la chaleur ne doit pas disparaître quand on ajoute à la liqueur encore chaude, goutte à goutte, de l'acide acétique ou de l'acide azotique dilué. Une urine, par exemple, rougit légèrement le papier de tournesol, parce qu'elle est chargée d'acide carbonique, et, quoique dépourvue de toute trace d'albumine, se trouble dès que la chaleur agit sur elle. Dans ce cas, elle dépose du phosphate bibasique de chaux, parfois du carbonate de chaux que l'acide carbonique maintenait en dissolution. Au fur et à mesure du dégagement de l'acide carbonique en bulles visibles, le liquide se trouble. Vient-on à faire tomber à sa surface quelques gouttes d'acide acétique ou d'acide azotique faible, le liquide va s'éclaircir instantanément s'il ne renferme pas d'albumine, et si le trouble est le résultat unique de la présence du carbonate et des phosphates terreux. Des bulles d'acide carbonique se dégageront si le liquide est encore chaud. L'acide chlorhydrique produit dans ce cas le même effet que l'acide acétique et l'acide azotique ; il rend à l'urine toute sa transparence. *Mais, si le trouble produit par la chaleur ne disparaît pas quand on ajoute à l'urine encore chaude 1/20° de son volume d'acide azotique, c'est qu'elle renferme de l'albumine.*

186. *Influence des acides et des sels minéraux sur la coagulation de l'albumine.* — L'addition d'une petite quantité d'un acide qui ne coagule pas l'albumine à froid (acide acétique, phosphorique trihydraté) tend à abaisser le point de coagulation de l'albumine de plusieurs degrés. Certains sels neutres, le sulfate de soude, le chlorure de sodium, le sulfate de magnésie, agissent comme les acides précités. En saturant donc l'urine où l'on recherche l'albumine, de préférence avec le sulfate de soude, on constatera un trouble dès que la température dépassera 50°.

A l'exception de l'acide phosphorique tri-hydraté, les acides minéraux employés en suffisante quantité coagulent l'albumine à la température ordinaire. Il faut une quantité assez considérable d'acide chlorhydrique, aussi ce réactif n'est-il pas employé dans la recherche de l'albumine ; si l'on fait bouillir le précipité albumineux avec une assez forte proportion d'acide chlorhydrique, le précipité se redissout en grande partie et la liqueur devient violacée, puis bleuâtre. Malgré l'intensité de la coloration ainsi produite dans quelques cas, on ne peut faire usage de cette réaction avec avantage quand il s'agit d'urines albumineuses, parce que divers effets peuvent induire en erreur.

Quand on verse de l'acide azotique pur de concentration ordinaire dans une solution d'albumine, on détermine la formation d'un précipité dont l'apparition sert aussi à caractériser la présence de l'albumine dans l'urine. Pour obtenir un bon résultat, il faut employer un volume d'acide azotique égal au dixième du volume de l'urine.

Une trop faible quantité d'acide azotique donne tout d'abord un précipité, lequel se redissout dans la masse liquide dès qu'on l'agite ; ce n'est qu'alors que cette masse liquide est très-acide que l'albumine y devient insoluble. L'addition d'une notable quantité d'eau distillée peut amener la redissolution nouvelle presque complète du précipité. L'acide azotique ne se combine pas avec l'albumine ; de simples lavages à l'eau distillée enlèvent l'acide azotique en même temps qu'ils redissolvent la plus grande partie du précipité albumineux, ce qui empêche que l'on fasse servir l'acide azotique au dosage de l'albumine.

Au contact d'un trop grand excès d'acide le précipité jaunit et se redissout en partie; il se produit, surtout à l'aide de la chaleur, de l'acide xanthoprotéique dont la coloration jaune est un caractère précieux des matières albumineuses (1).

L'acide acétique ne précipite pas l'albumine. Très-concentré et employé en proportion suffisante, il empêche non seulement la coagulation de l'albumine à la tem-

(1) On désigne sous le nom d'*acide xanthoprotéique* une matière d'un jaune orangé qui se produit quand on fait réagir l'acide azotique sur les matières albumineuses. Ce corps ne se dissout ni dans l'eau, ni dans l'alcool, ni dans l'éther. L'acide xanthoprotéique est amorphe, il se dissout dans les alcalis qu'il colore en rouge; il est également soluble dans les acides concentrés et l'eau le sépare de ces solutions en combinaison avec l'acide dissolvant. C'est également à la formation de l'acide xanthoprotéique qu'il faut rapporter la coloration jaune des plumes et de l'épiderme qui ont eu le contact de l'acide azotique.

pérature de l'ébullition, mais il peut redissoudre l'albumine déjà coagulée par la chaleur. Dans la recherche de l'albumine, l'acidification légère de la liqueur est de première nécessité, puisque l'albumine ne se coagule pas dans une liqueur très-alcaline. Ce qui précède montre aussi qu'il ne faut pas non plus forcer la dose d'acide acétique. Le sulfate de soude en solution concentrée précipite l'albumine de sa solution acétique ; aussi, *dans la recherche de l'albumine, quand celle-ci n'existe qu'en minime proportion, après avoir acidifié légèrement l'urine par l'acide acétique, on la sature de sulfate de soude cristallisé, on filtre la liqueur, puis on la chauffe jusqu'à l'ébullition naissante : si la liqueur se trouble, c'est qu'elle contient de l'albumine.*

Une solution d'albumine dans l'acide acétique, faite à froid, n'est pas précipitée par le sulfate de soude ; si, au contraire, on a dissous, à chaud, de l'albumine dans l'acide acétique concentré, le sulfate de soude précipite la solution, preuve que *l'acide acétique concentré modifie à l'ébullition les qualités de l'albumine et de la sérine.*

187. *Influence des alcalis caustiques.* — L'addition des alcalis caustiques (soude, potasse) ou de leurs carbonates à une solution d'albumine retarde la coagulation de l'albumine par la chaleur si l'alcali est en petite proportion, et l'empêche tout à fait si la quantité d'alcali est plus considérable. L'ammoniaque produit le même résultat ; j'étudierai plus en particulier les urines chargées de carbonate d'ammoniaque (Voir *Urine albumineuse ammoniacale*).

L'urine alcaline portée à l'ébullition donne un dépôt blanchâtre que l'on peut recueillir sur un filtre. L'examen de ce précipité démontre qu'il est formé presque entièrement par des phosphates terreux mélangés à des proportions fort variables de carbonates terreux, et qu'il est entièrement soluble, même à froid, dans l'acide acétique pur. Dans une urine rendue alcaline artificiellement par une addition de soude, après avoir séparé ce premier dépôt minéral par le filtre, on coagulerait l'albumine par l'addition d'une suffisante quantité d'acide acétique au liquide presque bouillant.

188. Recherche de l'albumine par l'acide azotique. — L'acide azotique coagule l'albumine de l'œuf et l'albumine du sang. Si l'acide est en très-minime proportion par rapport au volume de la solution albumineuse, il se produit tout d'abord un trouble aux points de contact de l'acide et du liquide, mais ce trouble disparaît dès que l'on agite la masse. Le précipité n'est permanent qu'autant que la dose d'acide est déjà considérable. L'albumine n'est insoluble que dans un liquide suffisamment chargé d'acide azotique. En général, pour une urine *il faut employer environ un dixième de son volume d'acide azotique* (D = 1,40) afin d'obtenir une coagulation à peu près complète de l'albumine qu'elle renferme.

L'acide azotique ne se combine pas avec l'albumine ; après avoir cédé son alcali à l'acide azotique, la substance protéique devient d'abord de plus en plus insoluble à mesure que la proportion de l'acide azotique s'élève. Mais si l'on recueille le précipité albumineux sur un filtre, et qu'on le lave à l'eau distillée, il se redissout en grande partie dans l'eau de lavage. D'ailleurs jamais l'acide azotique ne précipite toute l'albumine d'un liquide, et si l'on élève trop haut la proportion de l'acide azotique, le précipité albumineux jaunit, il se produit de l'acide xanthoprotéique. Pour ces raisons, l'acide azotique n'a jamais pu servir d'agent de dosage de l'albumine.

189. *Causes d'erreurs dans la recherche de l'albumine par l'acide azotique.* — 1° Une urine filtrée, limpide, naturellement acide, peut donner un précipité blanc quand on l'additionne d'un dixième environ de son volume d'acide azotique froid, sans que cette urine contienne de l'albumine. Ce précipité paraît d'abord amorphe ; abandonné à lui-même, il prend du jour au lendemain un aspect cristallin. On pourrait confondre ce précipité avec de l'albumine si l'on ne s'assurait pas, ce que l'on doit toujours faire, qu'il est soluble dès que l'on chauffe le liquide. Il est formé d'*acide urique*, provenant de la décomposition des urates dans une urine très-chargée de ces sels. En élevant la température, on augmente la solubilité de l'acide urique devenu libre, et, si l'on abandonne la liqueur limpide dans un lieu froid, elle dépose bientôt des cristaux d'acide urique.

Il est à noter que cette même urine chargée d'urates sera précipitée par l'acide acétique fort, comme par l'acide azotique, et, puisque l'acide acétique ne coagule pas l'albumine, tandis qu'il décompose les urates, il sera aisé de lever tous les doutes.

Ce qui précède montre qu'*il ne suffit pas d'obtenir par l'acide azotique, à froid, un précipité blanc dans une urine déjà acide pour conclure que cette urine est albumineuse, il faut encore que ce précipité ne soit pas soluble à chaud.*

Ces mêmes urines très-chargées d'urates sont souvent

prises pour des urines sucrées. Je reviendrai sur leur étude.

2° Il est infiniment plus rare de rencontrer une urine assez chargée d'*urée* pour que l'addition de l'acide azotique froid y détermine immédiatement un dépôt cristallin d'azotate d'urée. Ce précipité est grenu, son aspect seul éveille l'attention ; d'autre part, il se redissout par l'addition d'une petite quantité d'eau chaude, ou par la simple élévation de température du liquide. Dans ce cas, l'urine ne serait pas précipitable par l'acide acétique.

Ces urines très-chargées d'urée (de densités supérieures à 1,025 et ordinairement de densité 1,030 et au delà) sont rares dans les hôpitaux. Elle sont plus spéciales aux gens riches, gorgés de matières azotées et dépourvus d'exercice. L'urine des carnivores, celle du chien par exemple, est souvent assez chargée d'urée pour donner des cristaux d'urée par une simple addition d'acide azotique, sans qu'elle soit le moindrement albumineuse.

190. Recherche de l'albumine par l'iodure double de mercure et de potassium. — L'iodure double de mercure et de potassium précipite l'urée en solution alcaline et ne précipite pas la solution d'urée suffisamment acidulée. Le même réactif précipite des traces d'albumine de sa solution acide. M. Tanret (1) qui a fait une application heureuse de ce réactif à la recherche et au dosage de l'albumine conseille la solution-réactif suivante :

Iodure de potassium pur.............	3^{gr},32
Bichlorure de mercure..............	1^{gr},35
Acide acétique.....................	20 c. c.
Eau distillée Q. S. pour.............	60 c. c.

(1) Tanret : *De l'albumine.* Thèse de l'École supérieure de pharmacie de Paris, 1872.

L'acide acétique ne figure ici qu'en vue de dispenser d'en ajouter à chacun des liquides à examiner. Ce réactif est très-sensible : il ne requiert pas l'emploi de la chaleur. Dans une urine très-chargée d'urates, il pourrait donner un précipité qu'une addition d'eau ferait disparaître. En présence d'un alcaloïde, le même réactif donne un précipité soluble dans l'alcool et que la chaleur redissoudrait également.

Quand on opère sur une urine putride, chargée de pus, on fera bien d'aciduler le liquide et de le filtrer avant de faire agir le réactif, parce que l'acide acétique seul et mieux encore la solution mercurielle précipitent la portion du pus entrée en dissolution dans l'urine, ce que l'on appelle à tort le mucus de l'urine.

M. Tanret a appliqué ce même réactif au dosage de l'albumine (1).

191. Dosage de l'albumine (2). — Quand on dose l'albumine d'une urine, on comprend dans ce dosage les deux matières albumineuses (sérine, fibrine dissoute) que contient ce liquide. Dans l'immense majorité des cas, la séparation de ces deux matières albumineuses serait imparfaite, illusoire ; car les diverses modifications qu'elles subissent quand l'urine est chargée de ferments divers rendent déjà leur dosage simultané assez délicat, dans la plupart des cas, pour que l'on n'ait point à tenter leur séparation, laquelle n'offre jusqu'à présent d'avantages d'aucune sorte.

(1) *Bulletin de Thérapeutique*, 15 août 1877, p. 308.
(2) Consultez : *Sur les divers procédés employés pour doser l'albumine*, le mémoire que j'ai inséré dans les *Archives générales de Médecine*, mars 1869.

192. Dosage de l'albumine par l'action de la chaleur. — A l'urine albumineuse ajoutez une ou quelques gouttes d'acide acétique ordinaire, de façon à la rendre très-franchement acide, puis *filtrez-la*. Cette condition est de rigueur ; cette première filtration enlève les matières en suspension (urates, éléments anatomiques divers). Prenez 50 grammes au minimum (pour les urines excessivement chargées d'albumine), et plus ordinairement 100 à 300 grammes d'urine acidulée et filtrée, parfois davantage quand le liquide ne contient qu'une très-minime quantité d'albumine, de façon à recueillir sur le filtre autant que possible un décigramme et au plus un gramme d'albumine. Avec un peu d'habitude, le trouble produit par l'ébullition dans l'urine chauffée à part dans un tube de verre indique assez nettement la quantité d'urine à employer. Quand l'urine est très-chargée d'albumine, on l'étend d'un peu d'eau pour avoir un coagulum albumineux mieux divisé. Chauffez cette urine dans une capsule de porcelaine, sur la lampe à alcool, en agitant doucement le liquide avec une baguette de verre, et maintenez une ébullition modérée pendant environ une minute. Bientôt le coagulum albumineux sera complet ; vous le recueillerez comme il suit.

Prenez deux filtres de papier dit Berzélius à filtration rapide de poids rigoureusement égaux. Ployez l'un d'eux d'abord en deux, puis en trois parties ; (fig 42) à l'aide de ciseaux, faites-lui des entailles latérales qui faciliteront l'écoulement des liquides ; appliquez ce filtre ainsi plongé sur l'entonnoir de verre, et placez l'autre filtre complètement ouvert en dedans du précédent. Quand vous aurez coagulé l'albumine de l'urine par l'ébullition, versez le contenu de la capsule, le liquide d'abord autant que possible (surtout si le précipité est abondant), puis le coagulum, en vous aidant d'une baguette de verre, laissez écouler tout le liquide, rincez la capsule avec une

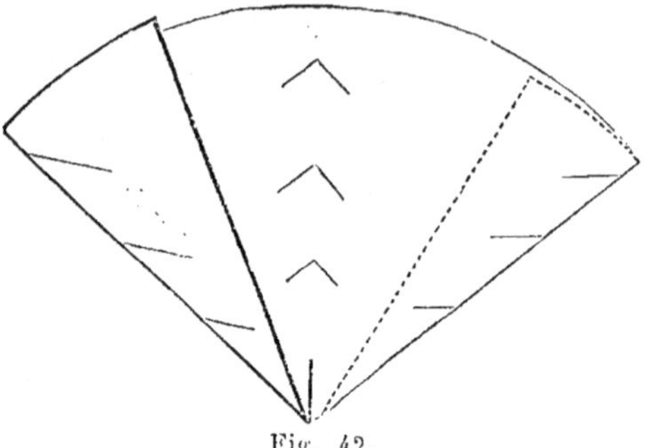

Fig. 42.

petite quantité d'eau distillée, que vous ferez servir au lavage du filtre et de son contenu, laissez écouler ce nouveau liquide, renouvelez le lavage à l'eau distillée, enfin lavez abondamment les filtres avec de l'alcool concentré. Après un léger essorage des deux filtres sur du papier à filtrer, faites-les dessécher l'un à côté de l'autre sur du papier à filtrer dans l'étuve à eau bouillante. La différence des poids des deux filtres exactement desséchés est le poids de l'albumine du liquide mis en expérience.

Bien pratiquée, cette opération donne des résultats très-exacts ; elle permet de doser jusqu'à un décigramme d'albumine par kilogramme d'urine, quand on dispose d'une suffisante quantité de liquide.

Le lavage à l'alcool offre de grands avantages ; il enlève la plus grande partie des matières grasses et colorantes ; il rend aussi la dessiccation des filtres plus rapide.

Dans les pesées simultanées que subissent le filtre chargé d'albumine et le filtre vide chargé d'entailles, l'humidité de l'atmosphère agit également sur l'un et sur l'autre ; l'absorption de la vapeur d'eau est sensiblement égale pendant l'espace de temps que dure la pesée. Il ne faut pas dessécher les filtres engagés l'un dans l'autre, mais séparément, pour éviter toute adhérence et toute déchirure. Si l'on n'emploie qu'un seul filtre, on en effectue les pesées dans un petit flacon (fig. 43) ou entre deux verres de montre maintenus par une bride de laiton. Le filtre vide est d'abord pesé sec ; son poids est noté ; le filtre chargé d'albumine est pesé après sa dessiccation à la même température et dans le même appareil.

Si l'opération a été bien faite, le liquide filtré ne contient pas la moindre trace d'albumine coagulable par la chaleur ; il n'est pas troublé par l'ébullition, il est franchement acide, et, si on le sature de sulfate de soude pur, il peut être porté à l'ébullition sans se troubler.

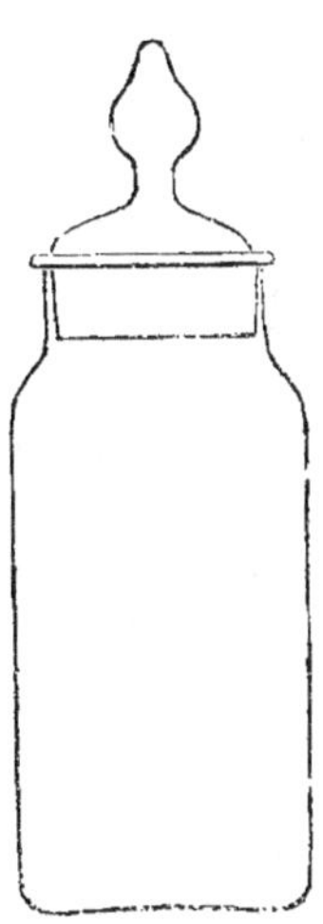

Fig. 43.

L'albumine coagulée et desséchée ne retient guère qu'un centième de son poids de sels minéraux, composés presque exclusivement de phosphates alcalino-terreux. Dans la pratique ordinaire, ce faible poids de sels minéraux n'est pas pris en considération, car il représente à peine les différences que l'on constate en faisant deux essais comparatifs.

193. *Urine albumineuse sucrée.* — La glycose ne fait aucun obstacle au dosage de l'albumine ; il faut prolonger les lavages du précipité albumineux pendant un temps plus long et bien s'assurer que les eaux de lavages ne laissent

plus de résidu quand on les évapore sur une lame de verre ou de platine.

194. *Urine albumineuse ammoniacale.* — Quand la transformation de l'urée en carbonate d'ammoniaque a rendu une urine alcaline, soit dans la vessie, soit hors de la vessie, on n'obtient pas tout d'abord de coagulum albumineux en la chauffant. Mais peu à peu le carbonate d'ammoniaque se volatilise, il bleuit un papier de tournesol engagé dans le tube d'essai, puis l'urine se trouble quand elle a perdu à peu près toute son alcalinité. Le précipité ne contient pas seulement de l'albumine, il renferme aussi des phosphates de chaux et de magnésie. Aussi, pour rechercher ou doser l'albumine d'une urine putréfiée, contenant parfois du sang, plus ordinairement du pus, il faut de toute nécessité l'aciduler, puis la filtrer, avant de la soumettre à l'action de la chaleur.

Parfois l'urine est tellement chargée de carbonate d'ammoniaque que l'addition de l'acide acétique destiné à la saturation y détermine une effervescence assez vive avec une mousse abondante qui peut entraîner hors de la capsule une partie du liquide. Aussi, avant de chauffer le poids d'urine mis en expérience, on le sursature en y versant *goutte* à *goutte* de l'acide acétique dilué, en agitant avec une baguette de verre avant de verser une nouvelle goutte d'acide, et l'on cesse l'addition de l'acide acétique dès qu'une goutte du mélange colore le papier de tournesol en rouge pelure d'oignon. On sature alors la liqueur de sulfate de soude cristallisé, on filtre et on chauffe le mélange comme s'il s'agissait d'une urine albumineuse non putride, conformément au § 192.

Quand la putréfaction a détruit l'albumine ou en a profondément altéré les qualités, l'emploi des moyens précédents peut laisser quelques doutes. La solution d'acide phénique peut éclairer quelques cas douteux. Il est plus prudent de recommencer l'expérience sur de l'urine fraîchement émise.

195. *Urine chargée de sang, de pus.* — Avant d'appliquer le mode opératoire qui précède, il est ici de toute nécessité de filtrer le liquide rendu légèrement acide par quelques gouttes d'acide acétique, pour en séparer la plus grande partie des éléments anatomiques en suspension. Mieux vaut encore saturer de sulfate de soude un poids déterminé de ce liquide, afin de retenir plus complètement les globules rouges sur le filtre. Très-souvent il arrive qu'au moment où l'urine sanguinolente est remise au chimiste les globules sont gonflés, ramollis, sans dépression, décolorés ou à peu près incolores, et ils ont cédé au liquide leur matière colorante ; dans ces conditions le sulfate de soude ne produit qu'un résultat peu marqué.

Quand l'urine est très-chargée de sang à la suite d'une hémorrhagie spontanée ou traumatique, j'emploie au dosage de la matière albumineuse dissoute le procédé de dosage à l'alcool que je vais décrire.

196. **Dosage de l'albumine par l'alcool.** — L'alcool versé en quantité suffisamment grande dans une urine albumineuse préalablement filtrée en coagule l'albumine comme il le ferait dans un liquide séreux. Pour que la précipitation soit complète, il faut aciduler l'urine, de préférence avec l'acide acétique, puis l'additionner de quatre fois environ son volume d'alcool à 90 pour 100.

La quantité d'alcool doit être assez grande pour que le liquide filtré ne soit plus précipitable par une nouvelle addition d'alcool. On recueille le coagulum sur un filtre taré, on le lave à l'alcool, enfin on le dessèche à l'étuve à eau bouillante. La différence des poids du filtre seul et du filtre chargé d'albumine coagulée et sèche fait connaître le poids de l'albumine.

Cette méthode offre quelques inconvénients ; il faut aciduler assez fortement le liquide pour retenir en dissolution les phosphates alcalino-terreux. L'acide urique se dépose parfois en même temps que l'albumine, et, si le poids de l'albumine est faible, devient une surcharge relativement considérable.

D'autre part, ce procédé est coûteux, à cause du volume considérable d'alcool qu'il nécessite. On peut, il est vrai, réduire le volume de l'alcool à trois volumes, chauffer le mélange jusqu'à ce qu'il commence à bouillir, enfin le filtrer presque bouillant ; c'est surtout ce qu'il convient de faire avec une urine chargée à la fois d'albumine, de sang, de pus et de matières grasses ; on lave alors le précipité albumineux à l'alcool bouillant, puis à l'éther, enfin on le dessèche.

Il est aisé de tenir compte du poids des sels minéraux du précipité en incinérant le filtre, et déduisant le poids des cendres d'un filtre de même papier, de même poids, ayant subi le contact des mêmes liquides que le filtre au précipité albumineux et pendant le même temps.

Le dosage par l'alcool, à chaud, trouve surtout son application quand une urine est *très-chargée de sang* (après une hémorrhagie abondante); il est préférable de recourir à la coagulation par la simple ébullition, sans alcool, si le liquide est seulement rosé, parce que les lavages consécutifs à l'alcool suffiront à dépouiller le coagulum albumineux de la plus grande partie de ses principes colorants.

Quand on fait agir l'alcool sur le sang que contient une urine, le coagulum renferme toute la matière albumineuse du sérum et des globules ; il retient toujours une partie plus ou moins considérable de la matière colorante, suivant l'état de conservation du sang. En multipliant le poids du coagulum sec par 5,5 on a le poids approximatif du sang que le liquide contenait en dissolution. Mais il est rare que le sang épanché dans la vessie, à la suite d'opérations chirurgicales, ou sous des influences pathologiques diverses, contienne les proportions normales de sérum et de globules ; ordinairement le sérum est de beaucoup prédominant, et le sérum sanguin laisse un poids de résidu sec qui n'est que le tiers de celui qu'aurait fourni un égal volume de sang.

197. Dosage de l'albumine à l'aide d'une solution d'acide phénique. — L'acide phénique sépare l'albumine de ses dissolutions sans se combiner avec elle. Pour appliquer cette propriété au dosage de l'albumine, je me suis servi du mélange suivant :

<pre>
Acide phénique cristallisé.........   1 partie (en poids).
Acide acétique du commerce.......   1   —
Alcool à 90°......................   2   —
</pre>

10 c. c. de cette solution se dissolvent sans trouble dans 100 c. c. d'eau ou d'urine non albumineuse.

Pour procéder au dosage de l'albumine de l'urine, rendez ce liquide légèrement acide par une addition d'acide acétique, filtrez-le et mesurez-en 100 c. c. par exemple. Pour ce volume de liquide, versez 2 c. c. d'acide azotique ordinaire, agitez, versez ensuite 10 c. c. de la solution phéniquée précédente. Rendez le mélange bien homogène avec une baguette de verre, et recueillez le précipité sur un filtre, doublé d'un filtre de pareil poids disposé comme il est dit § 192 ; laissez égoutter le liquide, puis lavez le précipité à l'eau bouillante saturée d'acide phénique, puis à l'alcool, enfin desséchez les filtres à 100 ou 105° ; la différence des poids des filtres secs indique le poids de l'albumine.

Autant que possible ne recueillez pas un poids d'albumine sèche supérieur à 40 à 50 centigrammes pour rendre les lavages plus parfaits et la dessiccation plus rapide.

Le liquide qui s'écoule du filtre ne doit être précipitable ni par la solution d'acide phénique (preuve qu'elle a été employée en quantité suffisante), ni par la chaleur, même en présence du sulfate de soude, ni par l'acide azotique. L'eau pure employée au lavage du précipité en redissoudrait une partie.

Ce procédé donne les mêmes résultats que l'emploi de la chaleur seule dont je fais exclusivement usage dans les cas ordinaires. L'acide phénique permet de faire simultanément de nombreux dosages, pendant la saison chaude, sans avoir à redouter les pernicieux effets de la putréfaction des liquides, puisque les mélanges de liquides albumineux et de solution d'acide phénique sont imputrescibles et que dès lors on ne court aucun danger à retarder la suite des opérations. Il n'entraîne pas à une dépense d'alcool considérable.

198. Quantité d'albumine. — La quantité d'albumine de l'urine dépasse rarement 4 ou 5 grammes, le plus souvent elle est inférieure à un gramme par litre. Je l'ai vue s'élever à 24 grammes par litre. Pour se rendre un compte exact de la perte subie par un malade, il faut déterminer non-seulement la quantité d'albumine que contient un volume déterminé d'urine, mais encore la quantité exacte d'urine rendue chaque jour. Cette remarque est d'ailleurs applicable à tous les autres éléments pathologiques de l'urine.

199. Albuminose. — On rencontre des urines qui moussent abondamment par l'agitation, et qui ne sont point troublées par l'ébullition, même après une addition suffisante d'acide acétique pour les rendre très-franchement acides. L'acide azotique pur ne les précipite pas non plus.

Quelques-unes de ces urines sont neutres au papier de tournesol, et, dès qu'on les chauffe, elles déposent des phosphates alcalino-terreux que l'acide acétique redissout.

L'alcool ne précipite pas cette matière albuminoïde. Le tannin et le bichlorure de mercure la précipitent abondamment. La solution nitrique de mercure (réactif de Millon) décèle par la coloration rouge intense qu'elle produit l'existence d'une matière albuminoïde dans le liquide.

Ce produit albumineux est une peptone : c'est l'albumine qui a subi l'action des ferments digestifs ; elle a été d'abord étudiée par MM. Mialhe (1) et Bouchardat (2) sous le nom d'albuminose.

M. Pelloggio (3) conseille le mode opératoire suivant pour obtenir l'albuminose. Il chauffe l'urine à l'ébullition pour en coaguler l'albumine, puis il verse un léger excès d'eau de baryte, filtre, enlève l'excès de baryte par l'acide sulfurique, filtre de nouveau, et verse enfin un léger excès d'une solution de bichlorure de mercure saturée à froid. Le précipité, recueilli après douze heures de repos, est lavé sur le filtre avec de l'eau froide, puis décomposé par un courant d'hydrogène sulfuré. On chauffe pour chasser l'excès d'hydrogène sulfuré, et finalement on évapore le liquide dans le vide en présence de la chaux caustique, ou à l'air sur l'acide sulfurique. Le produit sec est toujours un peu coloré et retient une petite quantité d'a-

(1) MIALHE : *C. R. de l'Acad. des sc.*, t. XXIII (1846), p. 260 ; t. XXX, p. 745 ; t. XXXIII (1851), p. 450 ; et *Chimie appliquée à la physiologie et à la thérapeutique*, p. 131.

(2) BOUCHARDAT : *C. R. de l'Acad. des sc.*, 1842, 1ᵉʳ semestre, p. 912.

(3) *Rendiconti del N. Istituto Lombardo*, série II, t. X, p. 330, et *Jahresbericht für Thier Chemie*, t. VII, p. 209.

cide chlorhydrique ; l'auteur dit qu'il diffère de la syntonine de Liebig et de l'albuminose de MM. Mialhe et Bouchardat.

Certaines urines contiennent un mélange d'albumine coagulable par la chaleur et d'albuminose. Telle urine chargée d'albuminose contiendra très-peu de jours après un mélange d'albuminose et d'albumine, ou de l'albumine (1) exempte d'albuminose. Dans la plupart de ces urines on trouve des cylindres ou des tubes urinaires, du sang, du pus ; elles ont assez généralement une faible densité.

200. **Urines contenant du pus.** — L'élément caractéristique du pus est le leucocyte, sorte de vésicule arrondie, d'un diamètre assez variable, mesurant d'ordinaire 9 à 14 millimètres de diamètre, par conséquent plus gros que le globule rouge du sang, n'ayant pas, comme ce dernier, la forme d'un disque déprimé dans sa partie centrale. Il se distingue surtout de l'hématie parce qu'il contient des petits noyaux (1, 2, 3, 4, et même au delà). Dans l'urine, il se conserve assez bien tant que ce liquide est acide, non putride ; si l'urine devient alcaline, le leucocyte se gonfle, il se désagrège peu à peu, les noyaux se dissocient, finalement le leucocyte perd sa forme sphérique, il devient méconnaissable. Dans l'acide acétique dilué, le leucocyte augmente de volume et il est alors plus transparent, ses noyaux sont distendus, plus apparents.

Les leucocytes se séparent lentement de l'urine et viennent peu à peu occuper le fond du vase ; il est avantageux pour cette recherche de se servir d'un verre coni-

(1) J'ai observé cette complète transformation en peu de jours. M. C. Gerhardt en signale un cas : *Centralblatt f. med. Wissensch.*, 1869, et *Deutsch Archiv. f. Klin. med.*, 1868, t. V, p. 212-216.

que. Si l'urine est acide et les leucocytes en nombre suffisant, en un petit nombre d'heures on voit apparaître au fond du vase une couche blanchâtre ; on décante le liquide surnageant et l'on examine le dépôt au microscope (fig. 44).

Mais le cas est fréquent où l'urine contient des leucocytes sans donner un sédiment blanchâtre bien apparent, sans que le sédiment ordinaire soit notablement augmenté de volume ou d'opacité ; d'autre part, quand l'urine n'est pas très-franchement acide, à plus forte raison quand elle devient alcaline, on peut craindre qu'à la faveur des autres éléments anatomiques, les leucocytes restent en suspension

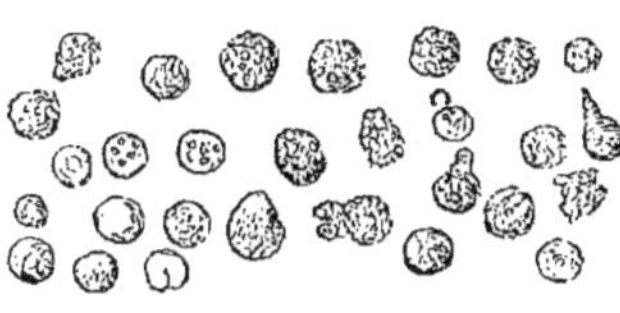

Fig. 44. — Leucocytes.

dans le sédiment. Pour en favoriser le dépôt, j'acidifie l'urine avec de l'acide acétique, je l'agite vivement et je la laisse reposer pendant quelques heures. Le sédiment se rassemble au fond du vase en un espace de temps plus court et il est plus compacte.

L'urine peut contenir une quantité assez considérable de pus sans cesser d'être acide : on conçoit, d'une part, que l'un des reins sécrète seul du pus et que le rein resté sain fournissant la plus grande partie de l'urine avec la réaction acide normale, le mélange des deux liquides ait conservé une réaction franchement acide. D'autre part, si la vessie est le siège d'une sécrétion même très-abondante de leucocytes et si les reins sont dans leur état normal, l'urine conservera sa réaction acide.

L'urine qui contient du pus dans une proportion même

assez faible tend à se putréfier rapidement. Si les leuco-cytes sont en nombre un peu considérable, en devenant ammoniacale, l'urine devient visqueuse, elle mousse abondamment quand on l'agite, ce qui fait dire commu-nément qu'elle est chargée de mucus.

Mis au contact des alcalis caustiques, de l'ammoniaque, par exemple, le pus s'agrège en une masse épaisse, diffi-cile à diviser, en une sorte de gelée compacte, tandis que le mucus véritable, caractérisé par la présence de la mu-cine, se dissout dans l'alcali en donnant une solution très-fluide. Les urines chargées de leucocytes, par exemple celles des calculeux dont la vessie souffre depuis longtemps, se prennent fréquemment en une masse blanchâtre, ou plutôt d'un blanc jaunâtre, d'une consistance qui rappelle celle du blanc de l'œuf; comme ce dernier, il est difficile de les faire couler hors du vase par petites parties, elles sortent pour ainsi dire en bloc; cet effet est dû à l'action que le carbonate d'ammoniaque provenant de la décompo-sition de l'urée exerce sur les leucocytes. Ces urines exha-lent une odeur des plus fétides, ammoniacale, parfois même sulfhydrique; elles sont chargées de ferment, de vibrions, de phosphate ammoniaco-magnésien, de boules d'urate d'ammoniaque (fig. 21).

M. Michelson, de Königsberg, a décrit et figuré un grand nombre des transformations subies par le leuco-cyte pendant un séjour prolongé dans l'urine (*Archiv de Virchow*, 1877, t. LXXI, p. 249).

201. Du sédiment normal de l'urine; du prétendu mucus de l'urine. — Abandonnée à elle-même pendant quelques heures, l'urine, même dans l'état de santé le plus parfait, dépose toujours un nuage légèrement blanchâtre, floconneux, formé par des débris de cellules épithéliales provenant de la vessie, et souvent par des sels (urates, oxalate de chaux) en suspension. C'est à ce nuage qu'on a donné le nom de mucus de la vessie, et bien à tort, car, dans l'état de santé parfait, l'urine filtrée et récente n'est nullement troublée par l'acide acétique et ne contient pas de mucine.

Si léger que soit le trouble produit dans une urine, à froid, par une addition d'acide acétique (1/20 à 1/10 du volume de l'urine), on est en droit d'espérer trouver dans le sédiment recueilli dans un verre conique un nombre plus ou moins considérable de leucocytes. Les urines que l'acide acétique louchit deviennent également louches quand on les fait bouillir dans un tube de verre; l'addition de quelques gouttes d'acide acétique ne fait pas disparaître ce trouble.

Le trouble produit par l'acide acétique, à froid, n'est pas toujours instantanément manifeste, il est plus marqué après un quart d'heure d'attente, il se montre plus vite si l'on agite le liquide. Il est dû surtout à la substance même du leucocyte entrée peu à peu en dissolution dans l'urine; aussi ce trouble est-il d'autant plus marqué quand les leucocytes sont plus nombreux, qu'ils ont plus longtemps séjourné dans l'urine, surtout si cette urine est devenue ammoniacale.

Les leucocytes ne sont pas la cause unique du trouble déterminé par une addition d'acide acétique à l'urine froide. Les hématies, les cellules épithéliales des divers points du trajet urinaire, en se désagrégeant et se dissolvant lentement dans l'urine, lui donnent également la faculté de devenir louche, à froid, par une addition d'acide acétique. La présence des hématies assure en même temps celle de l'albumine précipitable, à chaud, en flocons apparents.

Pour un nombre égal de leucocytes et d'hématies, le trouble produit par l'acide acétique, à froid, est bien plus marqué pour les leucocytes que pour les hématies.

L'urine des femmes contient très-fréquemment, en raison d'un léger état catarrhal des voies génitales, des leucocytes parfois en nombre assez considérable ; il s'y joint des cellules épithéliales de la vessie et du vagin, des liquides provenant de l'utérus ; ces liquides se putréfient plus aisément que les urines normales et acides de l'homme ; l'acide acétique y produit un trouble intense, le microscope y montre quelquefois, au milieu d'un amas de leucocytes et de cellules épithéliales, des traînées d'une matière visqueuse, demi-solide, qui proviennent du col de l'utérus.

Plus particulièrement sur la fin de la grossesse, l'urine de femme est assez fortement troublée par l'acide acétique, sans que l'on constate au delà de quelques leucocytes, auxquels ce trouble ne saurait être entièrement rapporté. Mais on observe en même temps un nombre très-considérable de cellules épithéliales de la vessie et du vagin ; l'urine est peu acide, aussi, quand ces éléments anatomiques y ont fait un séjour un peu prolongé, l'urine se comporte vis-à-vis de l'acide acétique comme si elle contenait une très-notable quantité de leucocytes.

L'urine peut également se troubler par l'acide acétique quand elle contient des produits liquides provenant d'affections organiques de la vessie et du vagin.

Les urines qui contiennent de l'oxalate de chaux, rendues limpides par filtration, deviennent sensiblement louches quand on les rend plus acides par une addition d'acide acétique. Elles louchissent également quand on les fait bouillir. Cet effet est parfois très-marqué.

202. **De l'état de l'urine dans quelques cas particuliers.** — Le pus et le sang que renferme l'urine peuvent provenir d'un point quelconque du trajet urinaire (rein, uretère, vessie, urèthre). Chez la femme, l'orifice vaginal, le vagin, l'utérus en sont fréquemment l'origine. Souvent le sang et le pus proviennent à la fois du rein et de la vessie, ou de la vessie et de l'urèthre, de la prostate et de l'urèthre.

Dans l'affection décrite sous les noms de catarrhe de la vessie, de cystite chronique, l'urine se présente à des états assez distincts. Si la sécrétion du pus est faible, l'urine est louche, encore acide ; abandonnée au repos, elle dépose un sédiment demi-transparent, où le microscope fait découvrir des leucocytes ; elle se putréfie beaucoup plus rapidement que l'urine normale et acide.

Quand la maladie est plus ancienne et plus intense, l'urine à sa sortie de la vessie devient assez promptement alcaline, elle dépose un sédiment d'un blanc tirant légèrement sur le jaune, où le microscope montre une immense quantité de leucocytes, isolés les uns des autres ; cette urine devient assez rapidement alcaline, si la température atmosphérique est un peu élevée, et les leucocytes ramollis, dissociés d'abord par le liquide devenu ammoniacal, s'agglomèrent peu à peu en une masse visqueuse, en même temps que l'urine devient fétide.

Quand l'affection vésicale est plus grave encore, l'urine rendue alcaline et visqueuse mousse abondamment par l'agitation ; les leucocytes ordinairement nombreux sont en partie désagrégés sous l'influence du carbonate d'ammoniaque qui tient la place de l'urée décomposée. Abandonnée au repos, l'urine dépose des leucocytes, lesquels, dans un milieu de plus en plus alcalin, s'agrègent en une masse visqueuse qui occupe parfois la totalité du liquide ; dans cet état, l'urine est difficilement versée hors du vase par petites parties. Elle est infecte, parfois à odeur sulfurée. Au fond du vase et sur ses parois, on trouve d'abondants cristaux de phosphate ammoniaco-magnésien, du phosphate de chaux amorphe, des leucocytes, des cellules épithéliales de la vessie, de nombreux détritus épithéliaux, des vibrions.

Quand la vessie est seule le siège de la suppuration, la quantité de pus que renferme l'urine peut être très-considérable sans que le liquide filtré (après légère acidulation par l'acide acétique et saturation de sulfate de soude) fournisse autre chose que des traces d'albumine coagulable.

En général, quand la sécrétion du pus est considérable, l'urine est rendue en quantité plus grande que dans l'état normal ; ordinairement le poids de l'urine de chaque jour est compris entre 2000 et 2500 grammes. L'urine est pâle, louche ; elle est difficilement éclaircie par la filtration ; filtrée, elle est un peu moins colorée que l'urine normale, ce qui tient surtout à son état de dilution.

La vessie ne peut être vidée dans beaucoup de cas qu'à l'aide d'une sonde, tantôt parce que la vessie est paralysée, tantôt parce qu'une tumeur de la prostate fait obstacle à la sortie du liquide, parfois aussi parce que l'urine devenue ammoniacale, visqueuse, filante, a une consistance demi-solide qui s'oppose à sa libre sortie.

Dans la pyélite, l'urine varie de composition avec le degré d'intensité de la maladie. La pyélite est-elle légère, l'urine est louche, filtrée ; elle a gardé sa coloration normale, son acidité, elle est rendue en quantité ordinaire et dépose une minime quantité d'un sédiment peu dense. On trouve dans le liquide filtré de l'albumine en petite quantité, et dans le sédiment des leucocytes, des hématies, des cellules épithéliales, particulièrement du bassinet.

Quand la pyélite est plus grave, l'urine est plus abondante, surtout pendant la nuit, elle est trouble, *très-notablement albumineuse*, ni visqueuse ni épaisse, elle dépose des leucocytes nombreux, les uns isolés, d'autres agglomérés sous la forme de grappes, des hématies en grand nombre, et des cellules épithéliales du bassinet.

Il n'est pas rare de rencontrer dans l'urine des diabétiques une très-notable quantité de leucocytes, le plus souvent mêlés à des cellules de ferment. Ce pus peut provenir exclusivement de l'inflammation du prépuce, que le contact de l'urine sucrée a irrité.

Des lotions répétées avec la liqueur de Van Swiéten, ou le vin aromatique fait assez vite disparaître cet accident.

Dans l'inflammation du tissu propre du rein, dans la néphrite, l'urine renferme du pus, du sang, des détritus épithéliaux du bassinet auxquels viennent s'ajouter des cylindres rénaux transparents, des exsudats fibrineux ordinairement teintés de jaune.

Pendant la période algide du choléra, l'urine est en quantité extrêmement faible, parfois à peu près nulle. Quand survient la période de réaction, la quantité s'élève graduellement au delà du volume normal, puis elle revient à ce volume. L'urine des cholériques est ordinairement chargée d'indicane ; elle est souvent un peu albumineuse, elle dépose fréquemment des hématies, des cylindres rénaux.

Le rein est assez fréquemment le siège d'une congestion sanguine le plus ordinairement provoquée par l'état des organes voisins (tumeurs diverses, affections du cœur et des organes de la respiration). L'urine est alors rendue en faible quantité ; sa densité s'élève à 1,030 et au delà ; elle est acide, d'un rouge foncé ou d'un rouge brun, elle dépose des urates colorés en rose par de l'uroérythrine, elle contient fréquemment aussi de l'urobiline. On y trouve jusqu'à 2 grammes et même au delà d'albumine par kilogramme. Elle dépose des tubes urinaires, des cellules épithéliales diverses, des leucocytes, des hématies.

Le sang que renferme l'urine peut provenir des règles, de causes traumatiques diverses (chutes, opérations chirurgicales), d'abcès, de tubercules, de tumeurs cancéreuses ou autres, de plaies de la prostate, de l'urèthre. La maladie de Bright, les fièvres éruptives, le purpura, sont aussi des origines assez fréquentes de la présence du sang dans l'urine. Les hémorrhagies vésicales dites spontanées ne s'observent guère que dans les pays chauds

(Ile de France, Brésil, cap de Bonne-Espérance) ; elles sont très-rares dans nos climats ; elles paraissent d'ailleurs résulter de la présence de parasites dans le rein et dans la vessie (Voir *Bilharzia hœmatobia*).

Le sang passe fréquemment dans l'urine en trop petite quantité pour lui donner une coloration bien manifeste ; un œil exercé en suspecte la présence dans des urines un peu louches qui offrent une teinte brune légère. Les urines prennent une coloration rosée, rouge foncé, parfois brunâtre suivant que la quantité du sang est faible ou considérable.

Une grande quantité de sang rend l'urine alcaline. Toute urine qui contient du sang est franchement albumineuse ; elle donne par l'ébullition, après acidification légère, des flocons albumineux ordinairement colorés en brun plus ou moins intense.

203. L'élément caractéristique du sang dans l'urine, c'est le globule rouge ou hématie, à défaut du globule, la matière colorante du sang plus ou moins modifiée, car l'urine peut être albumineuse sans renfermer la moindre hématie.

L'hématie (fig. 45) est un disque biconcave, arrondi sur ses bords, sans noyaux, d'un diamètre de 6 à 7 millièmes de millimètre, d'une épaisseur de 9 millièmes de millimètre. Vue au microscope l'hématie a une teinte à peine rosée. Dans l'oxygène, elle prend une teinte rouge vif ; quand le sang a été abandonné à lui-même pendant un temps suffisant, qu'il a subi un commencement de

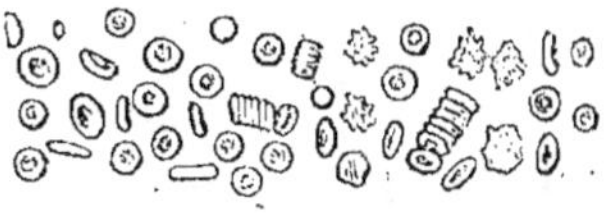

Fig. 45. — Hématies.

putréfaction ou le contact d'un liquide alcalin, comme l'urine putréfiée, la couleur du sang devient brunâtre.

Quand le sang est un peu abondant dans l'urine, les hématies sont fréquemment superposées à la façon des pièces d'une pile de monnaie. Souvent aussi les hématies sont crénelées sur les bords, pour ainsi dire dentelées comme un engrenage ; ce dernier effet dépend le plus souvent d'un commencement de dessiccation du globule rouge sur le porte-objet du microscope ou sur la paroi du verre qui contenait l'urine.

204. Dans l'urine l'hématie perd assez rapidement ses formes nettes, elle se gonfle par endosmose ; sa dépression centrale s'efface, elle devient sphérique, de plus en plus incolore à mesure qu'elle cède sa matière colorante (par exosmose) au milieu liquide dans lequel elle est en suspension. L'absence de noyau aide encore à distinguer l'hématie, gonflée du leucocyte. Ces transformations de l'hématie encore assez lentes dans une urine normale, dense et acide, sont rapides dans les urines rendues alcalines artificiellement ou devenues telles par la putréfaction.

Le globule rouge du sang contient du fer, aussi les urines sanguinolentes laissent à l'incinération des cendres ferrugineuses.

L'acide acétique ajouté en quantité notable à une urine sanguinolente gonfle assez rapidement les hématies.

Le globule rouge du sang traverse aisément un filtre de papier ; le filtre ne retient d'ordinaire qu'une assez faible partie des globules rouges. L'addition d'une quantité considérable de sulfate de soude ou de sulfate de magnésie modifie assez l'élasticité du globule pour empêcher son passage à travers le filtre. Une urine acide saturée de sulfate d'ammoniaque serait à la fois dépouillée de tous ses éléments albumineux, par conséquent de ses globules et le liquide filtré n'en renfermerait plus.

205. Dans quelques cas assez rares des urines sont très-chargées de matière colorante du sang, sans que l'on trouve de globules rouges intacts, ou tout au moins ces globules sont en nombre insignifiant par rapport à l'intensité de la coloration du liquide. Cet état de choses s'observe principalement dans les affections scorbutiques et typhoïdes, dans quelques cas de purpura, dans les empoisonnements par l'hydrogène arsénié. Le globule rouge s'est détruit, sa matière colorante s'est dissoute dans l'urine. Celle-ci contient une proportion variable de matières albumineuses coagulables par la chaleur ou par l'alcool, après légère acidification.

L'urine sanguinolente contient quelquefois de la fibrine qui apparaît au microscope sous la forme de traînées transparentes incolores ou à peine teintées de jaune ; on observe de la fibrine en assez grande proportion surtout dans les hémorrhagies graves de la vessie. Dans la cystite déterminée par les cantharides, on trouve également dans l'urine un exsudat fibrineux.

L'urine sanguinolente additionnée de potasse caustique dépose ses phosphates terreux : le liquide décanté ou filtré porté à l'ébullition est de couleur brune, par suite de la transformation de l'hémoglobine en hématine ; ce liquide offre des reflets verts quand on l'examine à la lumière réfléchie.

206. Si l'on examine au spectroscope l'urine qui contient du sang récemment sorti de ses vaisseaux, et par conséquent de l'hémoglobine inaltérée, on constate une bande noire qui absorbe les raies de Fraunhofer entre les raies D et E. C'est surtout près de la raie D que l'obscurité est plus profonde, c'est aussi là qu'elle se montre en dernier lieu si l'on étend le liquide avec de l'eau.

Si l'on fait bouillir l'urine sanguinolente, on obtient un coagulum albumineux de couleur plus ou moins brune qui retient une grande partie de la matière colorante du sang. En traitant ce coagulum par de l'alcool additionné de 1/20 de son poids d'acide sulfurique, à l'aide d'une douce chaleur, le liquide rougeâtre ainsi obtenu contient de l'hématine et de la métahémoglobine. Au spectroscope ce liquide donne une absorption des raies comprises entre C et D, surtout près de la raie C.

Numération des globules du sang. Consultez les mémoires de M. Malassez : *Archives de Physiologie*, 1874, 1875, 1877. — *Mémoires de la Société de Biologie*, 1872, 1876. — *Thèse de doctorat*, 1873. — *C. R. de l'Acad. des ciences*, 1874-1876.

URINES LAITEUSES OU URINES CHYLEUSES.

207. L'urine est fort rarement rendue plus ou moins opaque et blanchâtre par de nombreux globules graisseux en quelque sorte émulsionnés. Cet aspect laiteux, fort rare, en Europe est assez fréquent dans les pays chauds.

L'urine normale n'est pas absolument exempte de matière grasse libre ou saponifiée. L'extrait d'urine traité par l'éther cède à ce dissolvant des traces de matière grasse. De 45 litres d'urine normale M. Schunck a extrait 0gr,14 de matière grasse.

Dans les urines pathologiques, principalement dans les affections diverses des reins, plus particulièrement dans celles qui sont accompagnées d'albuminurie, on trouve une quantité de matière grasse très-sensiblement plus élevée ; beaucoup d'urines ont un aspect louche qu'elles conservent après des filtrations répétées, et qu'elles doivent surtout à la présence de matières grasses. Ces urines légèrement acidulées avec de l'acide acétique, puis abandonnées à elles-mêmes dans un tube de verre, à une température de 40° de préférence, se recouvrent peu à peu d'une couche huileuse, en partie adhérente aux parois du verre, que l'on peut enlever avec de l'éther, et où le microscope fait voir d'abondants globules graisseux.

Les urines chargées de matières grasses contiennent presque toujours de l'albumine, ce dernier corps facilite l'émulsion de la matière grasse neutre et la rend plus stable. L'absence de l'albumine dans les urines chyleuses est un fait exceptionnel.

Le résidu de l'évaporation des urines chyleuses graisse le papier, il cède sa matière grasse à l'éther.

L'huile avec laquelle on lubrifie les sondes se recouvre à sa surface de gouttelettes huileuses ; il faut songer à cette circonstance, qui a plus d'une fois fait croire à un état pathologique. Ce danger est surtout à redouter avec les urines putréfiées, ammoniacales, qui émulsionnent facilement la matière grasse.

Au microscope, on reconnaît aisément les globules de matières grasses à leur forme arrondie quand ils sont isolés ; ces globules réfractent fortement la lumière, ce qui rend leurs bords obscurs et les distingue des corpuscules arrondis qui les avoisinent.

208. Dosage de la matière grasse. — Quand on agite l'urine grasse avec de l'éther pur, et qu'on laisse ensuite le mélange en repos pendant un temps suffisant, il se forme deux couches : l'une supérieure éthérée, chargée de la matière grasse ; l'autre inférieure transparente ou à peu près transparente, dépouillée de la plus grande partie de ses globules gras. L'évaporation de la couche éthérée ne donne donc pas la totalité de la matière grasse. Pour obtenir un résultat plus parfait, il est préférable d'évaporer 100 grammes d'urine grasse à siccité, d'agiter le résidu bien sec avec de l'éther pur dans un flacon à l'émeri. de décanter cet éther après un contact suffisamment prolongé, de le remplacer une ou deux fois par l'éther neuf tant que ce liquide dissout de la matière grasse. Cela fait, tout l'éther décanté est évaporé au bain-marie dans une capsule mince de porcelaine ou de platine, le résidu refroidi est lavé à l'eau, puis desséché dans une étuve chauffée vers 100°, enfin la capsule est pesée. On déduit du poids trouvé le poids de la capsule vide et sèche, et l'on a le poids net de la matière grasse pour 100 grammes.

Si l'urine était alcaline, ou si l'on soupçonnait que la matière grasse fût en partie saponifiée, il faudrait, avant le traitement par l'éther, ajouter quelques gouttes d'acide acétique, qui isoleraient les acides gras de leurs combinaisons, et traiter le résidu par l'éther bouillant.

209. *Observations.* — 1° J'ai examiné à plusieurs reprises une urine albumineuse et laiteuse, qui possédait une odeur de lait tellement prononcée, que je soupçonnai tout d'abord une supercherie. Mais cette urine n'avait pas été additionnée de lait, *car elle ne contenait pas la moindre trace de lactose.* Sa densité variait de 1,016 à 1,022. Par simple agitation avec de l'éther, un litre a donné 4^{gr},25 d'une matière grasse, incolore, de consistance assez ferme et aisément saponifiable.

Cette urine, agitée avec de l'éther, cédait à ce liquide sa matière grasse, et reprenait sa limpidité. Agitée avec du chloroforme, il se faisait deux couches d'une séparation très-lente ; en jetant le tout sur un filtre, il restait sur le filtre une sorte de crème blanche, mélange de matière grasse et de substance albumineuse. En agitant cette crème avec du chloroforme, la matière grasse se dissolvait complètement.

Cette urine n'était précipitable à froid ni par l'acide acétique ni par le sulfate de magnésie, elle était coagulable par l'acide azotique et par une température voisine de 90° ; elle était donc albumineuse. Elle contenait une notable quantité d'acide urique. — Au microscope, on y distinguait des globules gras, des leucocytes, de nombreux fragments de cellules épithéliales.

Ce liquide provenait d'une dame anglaise qui se portait à merveille, bien que, depuis plusieurs années, son urine présentât une aussi singulière composition. — Les urines grasses ou chyleuses sont d'ailleurs fort rares en France et assez communes dans les pays chauds.

2° L'urine d'un mulâtre (D = 1,023 à 15° C.) contenait par kilogramme 14^{gr},05 d'urée, 8^{gr},1 d'albumine coagulable, et 1^{gr},65 de matière grasse ayant la consistance de la graisse de bouillon de viande. Pas de pus.

Le malade rendait de temps en temps et très-douloureusement des fragments de muqueuse vésicale portant des petits poils visibles à la loupe, entiers, avec bulbe et pointe.

Consultez : WILLIAM ROBERTS : *A practical Treatise on urinary and renal Diseases*, 2e édition, p. 314. Importantes indications bibliographiques.

URINES SUCRÉES.

210. On peut rencontrer dans l'urine deux sucres : la glycose et l'inosite. Dans l'état de santé parfaite l'urine est exempte de sucre. Quelques physiologistes admettent que l'urine normale contient environ 1 décigramme de glycose par litre ; je ne partage pas cette opinion (1), tout en reconnaissant qu'il n'existe qu'un petit nombre d'urines incapables d'exercer sur la liqueur de Fehling une très-légère réduction ; mais cet effet est dû à d'autres agents que la glycose.

L'urine contient au contraire jusqu'à 120 grammes de ce sucre par litre dans la maladie à laquelle on a donné le nom de glycosurie, diabète sucré, *diabetes mellitus*, précisément parce qu'elle a pour caractère principal la présence de ce sucre dans l'urine. La glycose n'est point

(1) M. Külz (*Pflüger's Archiv*, 1876, t. XIII) n'a pas obtenu de sucre de 100 litres d'urine normale.

un élément étranger à l'organisme ; elle existe normalement dans le sang, dans les produits de la digestion des matières amylacées, dans l'intestin grêle, et, si elle passe dans l'urine, c'est qu'elle s'est accumulée dans le sang et n'a pas été détruite par l'acte de la nutrition.

Le sang peut contenir une petite quantité de sucre de glycose dans l'état de santé ; c'est dans les veines sus-hépatiques qu'il s'en trouve le plus, tandis que le sang de la veine porte n'en contient pas ou n'en contient que des traces. Le foie est donc l'organe générateur principal du sucre ; les vaisseaux chylifères en amènent aussi une certaine quantité dans la veine sous-clavière.

Dans le diabète sucré, on trouve du sucre dans presque toutes les sécrétions (salive, sueur). Le sucre n'apparaît dans l'urine qu'alors que sa proportion dans le sang atteint 1 à 2 grammes par kilogramme.

211. GLYCOSE OU SUCRE DE DIABÈTE, $C^{12}H^{12}O^{12} + 2HO$.

100 parties desséchées à 100° = C = 40, H = 6,66, O = 53,34.

Le sucre de diabète cristallise confusément, en prenant un aspect granuleux que l'on a comparé à celui du chou-fleur ; en répétant les cristallisations dans l'alcool bouil-lant, sur des masses un peu considérables, on finit par l'obtenir en cristaux rhombiques assez nettement formés.

Pur, ce sucre est blanc, d'une saveur agréable, moins sucrée que celle du sucre de canne ; il est sans aucune action sur le papier de tournesol. Il se dissout moins bien dans l'eau et dans l'alcool que le sucre de canne ; comme ce dernier, il est insoluble dans l'éther. Il fond vers 100° et perd à cette température son eau de cristallisation.

Une solution aqueuse de glycose fermente immédiatement et facilement, quand on la met au contact de la levûre de bière ; cette réaction différencie la glycose du sucre de canne et du sucre de lait. Une légère acidification de la liqueur et une température de 20 à 25° favorisent la fermentation :

$$C^{12}H^{12}O^{12} = 4(CO^2) + 2(C^4H^6O^2).$$

Glycose.   Alcool.

Mais la réaction n'est pas aussi simple que l'équation l'indique ; car il se fait toujours un peu de glycérine et d'acide succinique. J'ai préparé plusieurs litres d'alcool à 65° sans mauvais goût quelconque avec du sucre provenant d'urine de diabétique. Obtenu directement avec l'urine sucrée, l'alcool a ordinairement une odeur détestable qu'il garde pendant longtemps.

La glycose subit la fermentation lactique et la fermentation butyrique au contact des matières albuminoïdes en décomposition, il se produit un dégagement d'acide carbonique et d'hydrogène.

$$C^{12}H^{12}O^{12} = 2C^6H^6O^6.$$

Glycose.   Acide
                    lactique.

$$2C^6H^6O^6 = C^8H^8O^4 + 2CO^2 + 4H.$$

Acide   Acide   Acide   Hydro-
lactique.   butyrique. carbonique. gène.

212. La glycose se combine avec les bases, comme le sucre de canne, mais ses combinaisons sont moins stables.

Si l'on mélange une solution de glycose dans l'alcool concentré avec une solution alcoolique de potasse caustique, il se dépose des flocons blancs $2KO + C^{12}H^{12}O^{12}$. Cette combinaison très-avide d'acide carbonique ne peut être chauffée sans brunir fortement.

La glycose dissout bien la chaux ; cette solution calcaire additionnée d'alcool donne un précipité blanc qui est une combinaison de la glycose avec la chaux.

Les alcalis caustiques, potasse, soude, chaux, mis en ébullition avec une liqueur qui contient de la glycose, colorent peu à peu le liquide d'abord en jaune foncé, puis en rougeâtre, enfin, si la quantité de sucre est abondante, le mélange prend une coloration brunâtre. Si l'on ajoute de l'acide sulfurique concentré à la liqueur refroidie, il s'en dégage une odeur de caramel très-caractéristique.

L'acide sulfurique faible est sans action sur la glycose. Très-concentré, l'acide sulfurique se combine, à froid, avec la glycose fondue. Les acides minéraux, à la température de l'ébullition, altèrent rapidement la glycose ; la liqueur passe au jaune, au brun ; il se fait, suivant les proportions des mélanges et la durée de la réaction, des produits bruns, noirs, auxquels on a donné les noms d'ulmine, d'acide ulmique, etc.

La glycose forme avec le chlorure de sodium une combinaison $2(C^{12}H^{12}O^{12}),NaCl + 2HO$, que l'on obtient en abandonnant à l'air libre le mélange d'une solution de chlorure de sodium avec une solution de glycose. Ce composé est en gros cristaux prismatiques droits à base rhomboïdale ; il contient 13,3 pour 100 de chlorure de sodium ; il est très-soluble dans l'eau et la saveur de cette solution est à la fois peu sucrée et peu salée.

213. *Préparation de la glycose pure.* — On a souvent besoin de glycose pure ; le moyen le plus simple pour s'en procurer consiste à prendre du beau miel grenu du Gâtinais ou de Narbonne, à le laisser pendant quelques jours sur des plaques de plâtre ou sur des linges pliés, tant que la partie liquide n'est pas absorbée. Cela fait, on dissout la glycose dans 6 fois son poids d'alcool à 90° bouillant, on ajoute un peu de noir animal purifié, si le liquide est coloré, on filtre bouillant, et, après le refroidissement, il se dépose lentement de la glycose pure, cristalline, que l'on fait sécher. Il faut ordinairement faire subir une ou deux cristallisations à ce produit pour l'obtenir dans un état de pureté suffisant. La glycose retirée de l'urine retient avec opiniâtreté de l'urée ou de l'ammoniaque.

214. Recherche de la glycose dans l'urine. — La liqueur de Fehling est à la fois un agent de recherche et de dosage de la glycose qui suffit à tous les cas. D'autres moyens de recherche donnent également d'excellents résultats, aussi en décrirai-je quelques-uns.

215. Recherche de la glycose par la réaction de Trommer. — Une solution de glycose additionnée de potasse ou de soude caustique, puis goutte à goutte d'une solution très-faible de sulfate de cuivre, donne lieu, si l'on élève sa température à l'ébullition, à une réduction de l'oxyde de cuivre CuO à l'état d'oxydule ou oxyde cuivreux Cu^2O qui est rouge (Trommer) (1).

Cet effet est produit par l'oxydation de la glycose aux dépens de l'oxygène de l'oxyde métallique. Ce sucre est très-avide d'oxygène, il réduit dans les mêmes conditions le sous-azotate de bismuth à l'état de bismuth métallique noir et pulvérulent. Il ramène aussi à l'état métallique les sels d'argent, d'or, de platine, surtout s'ils sont en combinaison avec des acides organiques. Il réduit le sublimé corrosif $HgCl$ à l'état de calomel Hg^2Cl.

Pour appliquer les données précédentes à la recherche du sucre dans

(1) A froid, la glycose ajoutée à une solution de sulfate de cuivre fait obstacle à la précipitation de l'oxyde de cuivre par la potasse caustique. Mais la solution de glycose très-chargée de potasse caustique ne peut pas tenir en solution autant d'oxyde de cuivre qu'elle en peut réduire :

1 mol. de glycose en solution dans 1 mol. KO,HO dissout 1 à 1,5 mol. CuO,HO.

1	—	—	4	—	—	2	—	—
1	—	—	5	—	—	2,5	—	—
1	—	—	6	—	—	2,75	—	—

(Worm Muller et Hagen : *Pflüger's Archiv,* t. XVII, p. 601).

une urine, versez successivement dans un tube de verre 1 gramme d'urine filtrée, parfaitement limpide, 5 grammes d'eau, 10 gouttes d'une solution de lessive des savonniers (soude caustique liquide D = 1,33), enfin goutte à goutte de la solution de sulfate de cuivre au vingtième, tant que l'oxyde de cuivre hydraté se redissout par l'agitation. La redissolution de l'oxyde de cuivre dépend de la quantité de sucre : ayez donc soin de ne pas verser un excès de solution de cuivre, parce que pendant l'ébullition, en présence de l'alcali caustique, il se déposerait de l'oxyde noir de cuivre CuO qui masquerait la coloration rouge de l'oxyde réduit. Il ne faut pas non plus chauffer le mélange d'urine et d'alcali caustique avant d'avoir versé le sel de cuivre, parce qu'en subissant une température élevée en présence de l'alcali caustique, le sucre serait détruit et ne pourrait plus exercer son action réductrice sur l'oxyde cuivrique.

Au contraire, s'il y a un grand excès de sucre et d'alcali caustique, tout l'oxyde de cuivre est réduit d'abord à l'état d'hydrate d'oxyde cuivreux qui est jaune, puis d'oyde cuivreux anhydre qui est rouge quand l'ébullition a duré un temps suffisant. Quand tout l'oxyde de cuivre est réduit, l'alcali caustique, venant à réagir sur le sucre encore libre, en colore successivement la solution bouillante en jaune, en rouge brun, même en brunâtre; et, si on laisse reposer le liquide, peu à peu un dépôt d'oxydule anhydre, d'un rouge foncé, vient occuper le fond du tube, et au-dessus de lui se trouve un liquide dont la couleur varie du jaune au brun.

216. Recherche de la glycose par la liqueur de Fehling. — *La liqueur de Fehling* est une solution de tartrate de cuivre dans la soude caustique. Pour la préparer, dissolvez 34^{gr},64 de sulfate de cuivre cristallisé dans six fois le même poids d'eau distillée (207^{gr}); d'autre part, dissolvez 173 grammes de tartrate de potasse et de soude cristallisé dans 500 à 600 grammes d'une lessive de soude caustique d'une densité égale à 1,12 (1) ; versez cette solution dans celle de sulfate de cuivre, agitez pour que la

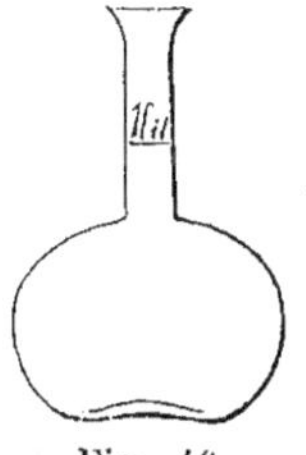

Fig. 46.

(1) 240 grammes de lessive des savonniers à 36° Baumé, soit 1,334 au densimètre, et 360 grammes d'eau distillée donnent 600 grammes de lessive de densité 1,12, contenant à très peu près 80 grammes de soude fondue.

dissolution s'opère, puis ajoutez assez d'eau distillée pour compléter le volume exact d'un litre (fig. 46). Vous obtiendrez une belle liqueur bleue qui se conservera longtemps sans donner un dépôt d'oxyde cuivreux réduit, si vous la maintenez dans un lieu frais et obscur. N'employez à cette préparation que des *sels purs* pour éviter des réactions qui modifieraient tôt ou tard le titrage de la liqueur, et conservez-la dans un local obscur.

Si l'on chauffe la liqueur de Fehling dans un tube à essai et que l'on ajoute une solution de glycose, l'oxyde de cuivre CuO se sépare de la dissolution à l'état d'oxyde cuivreux ou de protoxyde rouge Cu^2O. Avec la liqueur de Fehling, on a donc le même effet final qu'avec la réaction Trommer, mais beaucoup plus commodément.

Pour procéder à la recherche de la glycose avec ce réactif, n'opérez jamais que sur une urine *parfaitement limpide*, rendue telle par le repos et la décantation, ou mieux par la filtration. Versez dans un tube de verre 5 grammes environ de la liqueur bleue de Fehling, chauffez ce tube sur la lampe à alcool et maintenez-y le liquide en ébullition pendant une minute ; ce liquide devra rester transparent et ne donner aucun précipité si la liqueur est bonne. Cela bien constaté, faites tomber le long des parois du tube incliné une ou deux gouttes du liquide sucré, vous verrez bientôt à la surface du liquide bleu presque bouillant un anneau vert qui passe rapidement au jaune, puis au rouge, et qui contraste vigoureusement par sa couleur orangée et par son opacité avec la couleur bleue et la transparence du liquide sousjacent. Si le liquide est peu sucré, ajoutez-en quelques goutles de plus, puis chauffez pendant quelques secondes la partie supérieure du liquide sur la lampe à alcool ; il ne sera d'ailleurs jamais nécessaire d'en verser un volume égal à celui de la liqueur bleue.

Ce mode opératoire est préférable à celui qui consiste à chauffer un mélange à parties égales d'urine et du liquide bleu ; en laissant, comme il a été dit précédemment, le liquide sucré glisser goutte à goutte jusqu'à la surface du liquide bleu, le mélange des deux liqueurs ne s'opère que sur une mince couche, à cause de la grande densité du liquide bleu : c'est donc seulement à la surface de contact des deux liquides que la réduction se produit d'abord. Le premier effet de cette réaction est une coloration verte, due au mélange de la liqueur bleue avec le précipité jaune orangé d'oxyde cuivreux hydraté : ce n'est qu'au bout de quelques secondes que la couleur rouge orangée, s'étendant davantage par suite d'une réaction plus complète, contraste davantage par son opacité et par la vigueur de sa teinte avec la couleur bleue et la transparence du liquide sous-jacent. Au-dessus d'elle est la couche presque incolore de l'urine non modifiée.

Il est bien rare qu'en opérant de cette façon on puisse commettre une erreur ; il n'y a, en effet, que la glycose qui réduise assez facilement la liqueur de Fehling pour que quelques gouttes de liquide sucré (même faiblement, 2 à 3 grammes de glycose par litre) suffisent à effectuer la réduction nette dans l'espace de quelques secondes.

La réduction de la liqueur bleue se produit aussi à froid ; la réaction est lente, elle exige plusieurs heures, souvent même un jour entier, si la température est peu élevée.

Quand le sucre est abondant dans l'urine, ou la proportion de la liqueur de Fehling trop faible, on constate la réduction de l'oxyde de cuivre, en même temps que la coloration brune ou brunâtre de la liqueur qui surnage ce dépôt cuivreux. Cette coloration brunâtre est due à l'action de l'alcali caustique du réactif sur le sucre en excès. Dans ces cas, le dépôt cuivreux devient anhydre et de couleur rouge foncé ; c'est encore un effet de l'excès d'alcali bouillant.

Quand une urine ne renferme qu'une minime quantité de glycose (2 à 5 grammes par kilogramme), il faut en verser *au moins* un gramme par chaque dix grammes de liqueur de Fehling, et maintenir le mélange en ébullition pendant une minute au moins pour avoir une réduction nette. La précipitation de l'oxyde cuivreux est plus vite obtenue si l'on a préalablement fait bouillir l'urine pauvre en sucre avec de la soude caustique (lessive des savonniers).

La liqueur de Fehling est un réactif d'autant moins sensible que l'urine à peine sucrée est plus dense et plus chargée de matières azotées (urée, acide urique, créatine, etc.). Aussi l'ébullition préalable de l'urine avec une assez forte dose de soude caustique transforme l'urée en carbonate d'ammoniaque, en dégage l'ammoniaque, après quoi le liquide réduit plus aisément la liqueur de Fehling pour peu qu'il contienne de glycose.

L'urée pure est sans action réductrice sur la liqueur bleue bouillante ou froide.

On peut d'ailleurs plus pratiquement ajouter à la liqueur de Fehling, au moment même de l'opération, un tiers de son volume de soude caustique liquide ($D = 1,33$). Si donc, après que l'urine a été maintenue en ébullition pendant une à deux minutes avec la liqueur bleue ainsi surchargée d'alcali, il ne se dépose pas d'oxyde cuivreux, on peut conclure à l'absence de la glycose.

Quand une urine non albumineuse est sans action sur la liqueur de Fehling, on est en droit de conclure que cette urine ne contient pas de glycose.

217. Causes d'erreurs. — Diverses substances partagent avec le sucre de diabète, la lactose et quelques autres sucres, la faculté de réduire la liqueur de Fehling ; l'acide urique, par exemple, agit manifestement à chaud et à froid ; il paraît s'emparer de l'oxygène de l'oxyde CuO pour passer en partie à l'état d'allantoïne, tandis que la portion non oxydée se combinerait à l'oxyde cuivreux pour former de l'urate cuivreux de couleur blanchâtre qui se dépose. Sous l'action de la chaleur longtemps soutenue, l'urate cuivreux est à son tour décomposé, et il se dépose de l'oxyde cuivreux Cu^2O.

Pour diminuer autant que possible l'influence sur la liqueur bleue des agents réducteurs autres que la glycose, j'ajoute d'ordinaire à l'urine brute 1/10 de son volume d'acétate basique de plomb liquide, je filtre, j'agite le liquide filtré avec un excès de carbonate de soude desséché pour enlever l'excès de plomb, enfin je filtre de nouveau. La liqueur ainsi préparée donne avec la liqueur de Fehling une réaction beaucoup plus nette que le liquide brut.

J'ai quelquefois recours à l'acétate de mercure solide au lieu de l'acétate basique de plomb liquide ; le précipité mercurique séparé par filtration, j'agite le liquide filtré avec du carbonate sodique sec et je le filtre. L'effet produit par l'acétate de mercure est plus marqué que celui que l'on obtient avec l'acétate de plomb.

La réduction de l'oxyde de cuivre dans la liqueur de Fehling ou par le réactif de Trommer peut être gênée :

218. 1° *par les sels ammoniacaux.* — Si l'on verse une solution de chlorhydrate d'ammoniaque dans un sel alcalin à grand excès d'alcali, de potasse caustique par exemple, il se fait du chlorure de potassium avec la potasse en excès, et une quantité équivalente d'ammoniaque libre se dégage. Or, dans la liqueur de Fehling, la réduction de l'oxyde cuivrique dissous en oxyde cuivreux rouge n'a lieu qu'à la faveur de *l'alcali fixe libre* ; si donc on verse une urine ammoniacale dans la liqueur de Fehling, c'est comme si l'on neutralisait la soude caustique libre qu'elle contient avec l'acide du sel ammoniacal.

Il est aisé de parer à cet inconvénient : toutes les fois que vous verserez un liquide ammoniacal supposé sucré dans la liqueur de Fehling, vous ajouterez à celle-ci un plus grand excès de soude caustique et vous ferez bouillir le liquide pendant un temps assez long pour dégager toute l'ammoniaque. Si la liqueur bleue reste transparente après cette addition d'alcali et l'ébullition, c'est qu'elle ne contient pas de sucre : une trace de glycose aurait réduit l'oxyde cuivrique en oxyde rouge.

Les matières qui dégagent facilement de l'ammoniaque au contact des alcalis bouillants, l'urée par exemple, se comportent comme les sels ammoniacaux ; il faut prendre les mêmes précautions pour éviter toute erreur.

219. 2° *par les matières albuminoïdes.* — Quand la matière albumineuse est en petite quantité dans l'urine par rapport au poids de la glycose, la réduction de l'oxyde de cuivre s'effectue comme à l'ordinaire. Mais on s'exposerait à ne pas obtenir la réduction de la liqueur bleue avec une urine très-albumineuse et très-pauvre de glycose. Il est donc plus prudent dans tous les cas où l'on opère avec un liquide albumineux de le débarrasser tout d'abord de l'albumine qu'il renferme en le faisant bouillir après l'avoir acidulé par l'acide acétique. Le liquide filtré réagira franchement sur la liqueur de Fehling.

Quand la matière albumineuse n'est pas nettement coagulable par la chaleur, on peut s'en débarrasser par l'alcool (§ 196) ou par l'acétate basique de plomb (§ 217). On enlève l'excès de plomb en agitant le liquide filtré avec un excès de carbonate de soude sec ou de sulfate sodique anhydre. Il est bon de se rappeler que le précipité plombique que l'on obtient dans une urine à la fois sucrée et ammoniacale entraîne une partie de la glycose.

220. Recherche d'une petite quantité de sucre dans une urine très-chargée de sang, de pus, d'albumine. — La filtration du liquide isolera les éléments anatomiques en suspension; mais, en raison d'un commencement de putréfaction, cette filtration peut être rendue fort lente, presque impossible. Que le liquide ait pu être filtré ou non, il faut l'aciduler par l'acide acétique, l'additionner de quatre fois son volume d'alcool à 90 pour 100, filtrer, concentrer le liquide filtré en consistance d'extrait demi-liquide, reprendre cet extrait par l'alcool concentré, filtrer de nouveau, et, après concentration, essayer le nouveau liquide avec la liqueur de Fehling.

En tenant compte du poids exact de l'urine, lavant bien les précipités avec de l'alcool, et ramenant l'extrait au poids primitif de l'urine ou à la moitié de ce volume, on pourra faire servir le liquide ainsi préparé au dosage du sucre qu'il renferme.

221. Recherche de la glycose par les alcalis caustiques. — Les solutions de glycose jaunissent, puis elles passent graduellement au brun foncé quand on les chauffe avec les alcalis caustiques. Cette coloration est suffisamment caractéristique quand on opère sur une urine, pour que l'on soit en droit de conclure qu'elle renferme de la glycose. D'ordinaire on ajoute à une urine 1/10 environ de son volume d'une solution concentrée de soude ou de potasse caustique; on peut également se servir d'un lait de chaux ; le liquide chauffé dans un tube de verre prend une teinte jaune très-foncée, laquelle passe au brun si la proportion de la glycose est élevée. En opérant avec un tube un peu long (fig. 42) dont on ne chauffe que la partie supérieure, on observe la différence de coloration des deux couches. En faisant usage de soude ou de potasse fondue, et chauffant le fond du tube, c'est dans la couche inférieure que l'on constate la coloration brune.

Les alcalis caustiques sont un obstacle à la coagulation de l'albumine par la chaleur, et il est avantageux dans l'application de ce procédé de se servir d'une urine préalablement dépouillée d'albumine. Les matières colorantes diverses de l'urine pathologique peuvent aussi induire en erreur ; les matières colorantes biliaires donnent avec les alcalis des colorations foncées qu'il ne faut pas confondre avec celles que donne la glycose. Les matières colorantes du séné et de la rhubarbe peuvent aussi occasionner une méprise.

222. Recherche de la glycose à l'aide du carmin d'indigo. — Si l'on chauffe une urine sucrée, ou une solution de glycose, avec une solution de carmin d'indigo rendue alcaline au moyen du *carbonate de soude*, peu à peu le liquide bleu passe au vert, au rouge, au jaune, puis, si l'on cesse de chauffer, il redevient bleu quand on le laisse refroidir au contact de l'air. Cet effet de décoloration est dû à l'oxydation de la glycose aux dépens de l'oxygène de l'indigo bleu qui passe à l'état d'indigo blanc. Il ne faut pas faire usage d'alcali caustique, parce que la soude caustique suffit à elle seule à décolorer l'indigo bleu.

223. Recherche de la glycose par l'oxyde de bismuth. — L'action réductrice de la glycose se manifeste aussi à un haut degré vis-à-vis de l'oxyde de bismuth en présence d'un alcali. Voici comment on utilise cette propriété pour reconnaître la glycose dans l'urine.

A 5 grammes d'urine sucrée ou supposée telle, ajoutez à peu près 5 centigrammes de sous-azotate de bismuth, puis 5 à 10 gouttes d'une solution concentrée de soude ou de potasse caustique ; faites bouillir ce mélange dans un tube de verre pendant plusieurs minutes. S'il y a du sucre, l'oxyde de bismuth précipité par l'alcali se réduira peu à peu à l'état de *bismuth métallique, noir, pulvérulent* (Böttger). Cette réduction n'a pas lieu si le sucre fait défaut.

Si la liqueur est très-sucrée, l'alcali en excès fera passer le sucre non détruit au jaune, au brun, et, quand la liqueur sera refroidie et reposée, un liquide jaunâtre surnagera le dépôt de bismuth d'un noir absolu, quelquefois miroitant sur les parois du tube.

Employez d'autant moins de sel de bismuth dans cette recherche qu'il y a moins de sucre. Constatez une fois pour toutes que l'alcali dont vous faites usage ne contient pas de sulfures qui produiraient immédiatement à froid une coloration brune ou noire (sulfure de bismuth), suivant la quantité. Enfin, n'opérez jamais qu'avec une urine dépouillée d'albumine, parce que les matières albuminoïdes, cédant leur soufre à l'alcali caustique, produiraient bientôt la coloration noire, même en l'absence du sucre.

La réaction se produit également, mais beaucoup plus lentement, quand on remplace l'alcali caustique par une solution de carbonate de soude cristallisé saturée à froid.

224. Dosage de la glycose dans l'urine. — On apprécie la richesse en sucre de l'urine par divers procédés; les plus usités sont :

1° L'emploi de la liqueur de Fehling ; 2° le saccharimètre ; 3° la fermentation.

La liqueur de Fehling et le saccharimètre donnent rapidement des résultats exacts ; la fermentation de la glycose d'une urine est une opération beaucoup plus longue que les précédentes, et qui offre souvent des difficultés presque insurmontables.

225. Dosage du sucre par la liqueur de Fehling. — A propos de la recherche de la glycose, j'ai donné la composition de la liqueur de Fehling (§ 216). Le titrage de cette liqueur est fondé sur ce fait qu'un équivalent de glycose décolore ou réduit dix équivalents de sulfate de cuivre cristallisé. Chaque centimètre cube de la liqueur de Fehling est totalement réduit par 5 milligrammes de glycose, par conséquent un litre de cette liqueur est complètement décoloré par 5 grammes de glycose.

20 centimètres cubes de la liqueur de Fehling (§ 216) sont complètement décolorés à la température de l'ébullition par 1 décigramme de glycose. Pour connaître la richesse en sucre d'une liqueur, de l'urine diabétique par exemple, on détermine quel est le volume de cette urine qui décolore 20 centimètres cubes de liqueur de Fehling, ou, ce qui revient au même, quel est le volume d'urine qui contient 1 décigramme de glycose.

226. *Titrage de la liqueur de Fehling.* — Avant de faire servir la liqueur de Fehling au dosage de la glycose de l'urine, assurez-vous d'abord de sa bonne préparation. Pour cela, desséchez de la glycose pure à une température de 100°, pesez-en 1 gramme que vous dissoudrez dans de l'eau distillée, de façon à obtenir 200 centimètres cubes ; 20 grammes de cette liqueur contiennent 1 décigramme de glycose, et doivent par conséquent décolorer exactement 20 centimètres cubes de liqueur bleue. Cela fait, remplissez jusqu'au zéro la burette graduée en dixièmes de centimètres cubes (fig. 47 ou 48) avec cette solution sucrée. D'autre part, versez au moyen d'une pipette (fig. 49) 20 centimètres cubes de liqueur de Fehling dans un matras de verre (fig. 50) pouvant contenir 150 grammes de liquide au moins, étendez cette liqueur avec de l'eau distillée au volume de 100 centimètres cubes environ. Chauffez le matras à l'aide d'une lampe à alcool, jusqu'à ce que le liquide entre en ébullition, puis versez *goutte à goutte* la liqueur sucrée de la bu-

rette (fig. 47 ou 48) dans le liquide bleu ; il se fait un trouble, l'oxyde réduit rend la liqueur violacée ; à mesure que le liquide sucré arrive dans la liqueur bleue, celle-ci se décolore de plus en plus. Pour faciliter la précipitation de l'oxyde de cuivre, et rendre sa déshydratation plus rapide, ajoutez à la liqueur bleue quelques grammes d'une

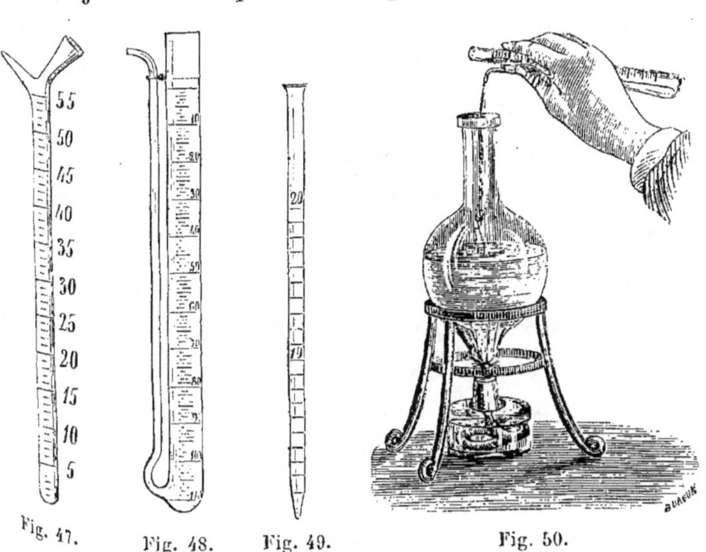

Fig. 47.   Fig. 48.   Fig. 49.   Fig. 50.

solution concentrée de soude caustique, qui augmente la densité de la liqueur. Sur la fin de l'opération, ne versez plus que par goutte, en laissant reposer la liqueur pendant quelques secondes après chaque addition pour voir si la décoloration est complète. La liqueur a-t-elle conservé une teinte bleue, chauffez-la de nouveau, et recommencez à verser de la liqueur sucrée. Pour mieux saisir l'instant précis de la décoloration, placez au-dessous du matras une feuille de papier blanc qui rendra les derniè-res traces de liqueur bleue plus sensibles à l'œil, ou bien examinez la lumière directe d'une fenêtre transmise à travers la masse liquide. Avec un peu d'habitude, vous décolorerez exactement la liqueur ; mais si vous avez dépassé la quantité de solution sucrée nécessaire à la décoloration exacte, la liqueur qui surnage l'oxyde réduit a pris une teinte jaune due à l'action de l'alcali sur le sucre en excès. Dans ce cas, il faudra recommencer l'essai.

Si l'essai est exact, autrement dit si vous avez versé dans la liqueur bleue le volume de solution sucrée rigoureusement nécessaire à la précipitation de tout l'oxyde de cuivre, la liqueur décolorée, *filtrée bouillante*, satisfera aux conditions suivantes : 1° elle ne donnera pas de précipité rouge d'oxyde cuivreux, si on la chauffe avec quelques gouttes de liqueur sucrée ; 2° elle ne donnera pas de précipité rouge d'oxyde cuivreux, si on la chauffe avec quelques gouttes de liqueur de Fehling. Dans le premier cas, vous aurez la preuve qu'il ne reste pas d'oxyde de cuivre réductible en solution, et, dans le second, vous prouverez qu'il n'a pas été versé un excès de la solution sucrée.

Si la liqueur de Fehling et la liqueur sucrée ont été bien préparées, 20 centimètres cubes de liqueur sucrée ou 200 divisions de la burette auront décoloré les 20 centimètres cubes de liqueur bleue. Mais s'il a fallu, par exemple, 224 divisions de la burette de liqueur sucrée pour décolorer ces 20 centimètres cubes de liqueur bleue, c'est que cette quantité de liqueur bleue correspond à $0^{gr},112$. Vous chercherez donc, dans vos expériences futures sur l'urine, quel est le volume d'urine sucrée capable de décolorer ces 20 centimètres cubes de liqueur de Fehling, sachant que ce volume correspond à 0^{gr},112 de glycose. Vous pourriez aussi ramener la liqueur de Fehling à son titre normal en l'étendant d'eau distillée de manière à en amener 100 volumes à 112 volumes. — Si la liqueur était un peu trop faible, il serait facile de la concentrer suffisamment par l'évaporation, mais c'est une opération inutile, puisqu'il suffit d'en déterminer le titre.

227. Application de la liqueur de Fehling au dosage du sucre dans l'urine. — Le titre de la liqueur de Fehling étant exactement connu, il s'agit maintenant de doser le sucre contenu dans un volume d'urine déterminé. L'urine étant préalablement rendue limpide par la filtration, versez-en 10 centimètres cubes dans une éprouvette graduée, et portez ce volume à 100 ou à 200 centimètres cubes avec de l'eau distillée, suivant la quantité de sucre qu'elle contient. Autant que vous pourrez, opérez sur une longue colonne de liquide, afin d'arriver à un titrage plus parfait ; dans ce but, faites que la liqueur ne contienne pas plus de 1 p. 100 de sucre. Si une urine contenait 105 grammes de sucre par litre, soit 10^{gr},5 p. 100, en ajoutant à ce liquide 19 fois son volume d'eau vous auriez un liquide à 1/20 qui contiendrait 1/2 p. 100 environ de glycose, ce qui rendrait l'appréciation très exacte. — Si l'urine contient moins de 1 p. 100 de sucre, il est inutile de l'étendre d'eau.

L'urine convenablement étendue d'eau, remplissez-en la burette divisée en dixièmes de centimètre cube. D'autre part, faites tomber dans le matras de verre (fig. 50) 20 centimètres cubes de liqueur de Fehling, ajoutez-y quelques centimètres cubes de solution concentrée de soude caustique, puis 80 à 100 grammes d'eau distillée, chauffez le matras sur la lampe à alcool jusqu'à l'ébullition, et versez, par centimètre cube d'abord, puis goutte à goutte, le contenu de la burette d'urine. Opérez en un mot comme il a été dit pour le titrage de la liqueur de Fehling avec une solution sucrée d'un titre bien déterminé. Redoublez d'attention sur la fin de l'opération, et maintenez toujours l'ébullition pendant quelques secondes avant d'ajouter de nouvelles gouttes d'urine, pour ne pas verser un excès de liquide sucré. N'interrompez jamais cette opération au delà des quelques secondes nécessaires à la précipitation de l'oxyde cuivreux; sans quoi, le liquide absorbant rapidement l'oxygène de l'air, l'oxyde cuivreux Cu^2O repasse à l'état d'oxyde cuivrique CuO qui se redissout et colore la liqueur en bleu.

228. *Exemple.* — Le volume d'urine diluée nécessaire à la décoloration de 20 centimètres cubes de liqueur bleue est de 94 divisions de la burette, ou $9^{cc},4$; il y a donc dans ces 94 divisions un décigramme de sucre, par conséquent, un litre de cette urine contiendra :

$$\frac{0^{gr},1 \times 1000}{9,4} = 10^{gr},638$$

Mais, si le liquide sur lequel on a opéré a été étendu d'eau de manière à ne contenir que 1/10 de son volume d'urine, c'est dix fois cette quantité, c'est-à-dire $106^{gr},38$ de sucre par litre.

Autre exemple. — Les 20 centimètres cubes de liqueur de Fehling correspondent à $0^{gr},092$ de glycose; il a fallu 72 divisions de la burette pour les décolorer; la liqueur essayée contient donc

$$\frac{0^{gr},092 \times 1000}{7,2} = 12^{gr},77,$$

et si la liqueur de la burette a été étendue d'eau de manière que son volume ait été porté de 1 à 5, il faudra multiplier $12^{gr},77$ par 5 pour avoir le titre réel de l'urine, soit $63^{gr},85$ par litre.

On opère quelquefois sur 10 centimètres cubes de liqueur de Fehling, c'est-à-dire sur un volume de liqueur bleue correspondant à 5 centigrammes de glycose. Les résultats sont également bons.

229. Dosage de l'albumine et du sucre d'une même urine, par la liqueur de Fehling. — On rencontre des urines à la fois sucrées et albumineuses. Si la quantité de liquide dont on dispose n'est pas considérable, on peut doser l'albumine et le sucre sans changer de liquide. On prend, par exemple, 100 grammes d'urine filtrée, on les chauffe dans une capsule de porcelaine, on ajoute au liquide bouillant quelques gouttes d'acide acétique, on recueille l'albumine coagulée sur un filtre, on laisse écouler complètement le liquide, et on le pèse. Cela fait, on lave le précipité albumineux avec de l'eau distillée ayant déjà servi à rincer la capsule, et l'on complète le poids primitif de 100 grammes avec les eaux de lavage. Après quoi, on dose le sucre de l'urine privée d'albumine en opérant comme à l'ordinaire, à l'aide de la liqueur de Fehling. Bien que le liquide ainsi privé d'albumine coagulable retienne quelques traces de substances albumineuses il n'en est pas moins propre à la recherche du sucre et à son dosage.

Le précipité albumineux est lavé à l'alcool, puis le filtre qui le contient est desséché à l'étuve à eau bouillante, en suivant les prescriptions du paragraphe 192.

230. Dosage de la glycose par la liqueur de Knapp. — La glycose précipite tout le mercure d'une solution bouillante de cyanure de mercure additionnée d'un alcali caustique ; le poids du mercure précipité est proportionnel au poids de la glycose.

La liqueur de Knapp s'obtient en dissolvant 10 grammes de cyanure de mercure pur et sec et 100 grammes d'une solution de soude caustique (D = 1,140) dans de l'eau distillée ; le volume total de la solution est de 1000 c.c. On se sert de la liqueur de Knapp comme de la liqueur de Fehling ; 40 c.c. de la liqueur de Knapp sont complètement réduits par 1 décigramme de glycose. Pratiquement on laisse couler l'urine sucrée, à l'aide d'une burette graduée en dixièmes de centimètre cube, dans un volume déterminé (ordinairement 40 c.c.) de liqueur de Knapp en ébullition dans une capsule de porcelaine, jusqu'à ce que le mercure soit entièrement précipité. Pour apprécier la fin de la réaction, on place une feuille de papier à filtres suédois sur un verre à expérience dans lequel on a mis quelques gouttes de sulfhydrate d'ammoniaque. Une goutte de la liqueur mercurielle projetée sur ce papier produit une tache noire ou au moins brune due à la formation du sulfure de mercure ; cette tache noire cesse d'apparaître quand le mercure est entièrement précipité à l'état métallique par la glycose. C'est le moment précis où la liqueur ne brunit plus le papier imprégné de vapeurs de sulfhydrate d'ammoniaque qui indique la fin de la réaction.

La liqueur de Knapp est d'une facile conservation ; elle donne de bons résultats pratiques ; elle est moins aisément réduite que la liqueur de Fehling par les divers corps autres que la glycose qui agissent manifestement sur la liqueur de Fehling.

SACCHARIMÉTRIE.

231. Saccharimètre Soleil. — Quand un rayon de lumière polarisée a traversé une plaque de quartz à faces parallèles taillées perpendiculairement au grand axe, ce rayon reste polarisé à l'émergence dans un plan différent de celui qu'il occupait avant son passage à travers le quartz.

Cette déviation est proportionnelle à l'épaisseur du quartz ; elle varie de sens, et, suivant que l'on a pris la plaque de quartz dans un cristal hémièdre à droite, ou hémièdre à gauche, la déviation a lieu à droite ou à gauche. Les solutions de glycose, lactose, saccharose (sucre de canne), celles des acides biliaires dévient à droite comme le quartz hémièdre à droite. Au contraire, les solutions de sucre de canne interverti par les acides et celles de cholestérine ou d'albumine dévient à gauche. Comme le quartz, ces solutions exercent un pouvoir déviateur proportionnel à la longueur de la colonne liquide que traverse le rayon de lumière polarisée, et, pour une même longueur, la déviation est proportionnelle à la richesse de la solution. Le pouvoir de ces liquides est de beaucoup plus faible que celui du quartz, aussi opère-t-on toujours sur des colonnes liquides d'au moins 10 et 20 centimètres de longueur.

Quand on regarde avec un prisme biréfringent un faisceau de lumière polarisée qui a traversé une lame de quartz taillée perpendiculairement à l'axe, on a deux images colorées qui changent de teinte dès que l'on fait tourner le prisme, tout en restant complémentaires, c'est-à-dire que, si on les superpose par leurs bords, elles donnent de la lumière blanche.

Ces principes rappelés, nous pouvons décrire succinctement l'appareil (fig. 51).

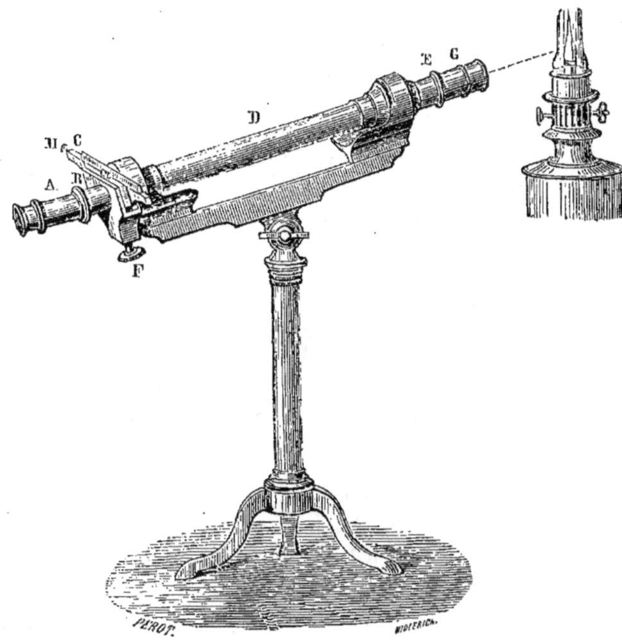

Fig. 51. — Saccharimètre Soleil.

Une lampe Carcel ou mieux encore un bec de gaz donne un rayon lumineux qui traverse un prisme de Nicol G, se polarise et se partage en deux autres rayons ; le rayon ordinaire est rejeté en dehors de l'axe de l'appareil, et le rayon extraordinaire, dirigé suivant cet axe, vient traverser une plaque de quartz circulaire E formée de deux moitiés juxtaposées, d'égale épaisseur, provenant de deux quartz, l'un hémièdre à droite, l'autre hémièdre à gauche. Après avoir traversé le quartz, le rayon volumineux passe dans un tube D de 20 centimètres de longueur qui contient le liquide à examiner. L'effet produit par ce liquide s'ajoute à celui du quartz dont l'action est de sens contraire. Au sortir de ce tube, le rayon lumineux traverse une plaque de quartz d'une épaisseur arbitraire, puis deux autres plaques de quartz de rotation semblable pour toutes deux et contraire à celle de la plaque précédente. Ces deux plaques sont taillées en coins, elles peuvent glisser l'une sur l'autre, et devenir par leur superposition plus ou moins épaisses que la plaque de quartz précédente. Ce mouvement s'effectue au moyen d'une crémaillière ; on lit sur une règle d'ivoire C graduée et munie d'un repère le sens du mouvement et son intensité. Quand les deux plaques superposées forment une épaisseur égale à celle de l'autre plaque, le point de repère est au zéro, parce que ces deux systèmes de plaques exercent une rotation égale et de sens contraire, par conséquent leur effet est nul. Il en est de même si le tube contient un corps inactif. Mais si ce tube contient, par exemple, une substance qui dévie à droite le plan du rayon polarisé, son effet s'ajoute à la plaque de quartz droit, diminue d'autant l'effet de la plaque de quartz gauche ; pour rétablir l'équilibre, *compenser* l'effet dû au liquide, on fait glisser les deux plaques l'une sur l'autre ; ce qui fait donner le nom de *compensateur* à cette partie de l'appareil. La quantité dont le zéro a été déplacé sur l'échelle graduée indique le sens de la déviation et la mesure de cette déviation. On compense à droite pour un corps qui dévie à gauche ou lévogyre, et à gauche pour un corps dextrogyre.

Un prisme biréfringent sert d'analyseur, il donne la teinte sensible, c'est-à-dire celle qui fait le mieux apprécier la plus minime différence de coloration entre les deux moitiés de la plaque de quartz. Cette teinte sensible est produite par un système de prismes et de lentilles : placés plus en avant du prisme biréfringent se trouvent un quartz taillé perpendiculairement à l'axe, puis une lunette de Galilée, enfin un prisme de Nicol qui tourne à volonté, agit comme analyseur vis-à-vis du dernier quartz et donne la teinte sensible la plus favorable à l'œil de l'observateur (ordinairement le bleu pâle).

232. Pour faire usage du saccharimètre, placez la lampe à l'extrémité G, de manière à éclairer l'appareil suivant son axe. Remplissez d'eau pure un des tubes de 20 centimètres, et, l'ayant mis à la place du tube D, appliquez l'œil à l'oculaire A, enfoncez ou retirez le tube mobile AB, qui porte la lunette de Galilée de façon à distinguer nettement la raie noire qui partage en deux le disque placé en E, formé de deux quartz de sens contraire. Si la teinte n'est pas la même sur les deux moitiés du disque, tournez le grand bouton horizontal F, dans un sens ou dans l'autre pour ramener les deux moitiés du disque à

la même teinte. Amenez à coïncider le zéro de la règle graduée avec le trait de l'indicateur en tournant dans un sens ou dans l'autre un petit bouton vertical H, placé à l'extrémité de la règle graduée. Pour rendre plus sensible à l'œil la moindre variation des teintes sur les deux moitiés du disque, faites tourner l'anneau molleté qui sert d'oculaire, et cherchez la teinte qui, pour un très faible mouvement de la grande vis horizontale F, et par conséquent pour un léger déplacement de l'échelle, produit la plus grande différence de colorations sur les deux moitiés du disque ; c'est d'ordinaire une teinte bleu pâle, mais pour quelques observateurs c'est une tout autre teinte.

En opérant de cette façon, le zéro de l'échelle correspond exactement au point de repère, les deux moitiés du disque ont la même coloration, leur raie de séparation est nette, et la teinte sensible est produite, donc l'appareil est complètement réglé. Il ne reste plus qu'à remplacer le tube D, plein d'eau, par un tube contenant la liqueur que l'on veut examiner. Si cette liqueur est active, elle produit immédiatement une coloration inégale sur les deux moitiés du disque. Pour rétablir l'égalité des teintes, faites tourner la crémaillère au moyen du bouton F, de manière à faire glisser la règle graduée et par conséquent les deux quartz du compensateur. Si ce mouvement de la crémaillère se fait de gauche à droite, la substance est lévogyre, puisque la compensation s'effectue à droite ; au contraire, elle est dextrogyre, si la compensation a lieu à gauche. Le nombre des degrés indique la richesse en matière active, mais ces degrés n'ont pas la même valeur pour les différentes substances actives.

L'appareil est réglé de telle sorte que 164^{gr},71 de sucre de canne, ou 201^{gr},9 de lactose, ou 225^{gr},63 de glycose en dissolution dans l'eau distillée de manière à faire occuper au liquide un volume exact d'un litre, donnent 100° de déviation à droite, quand on examine ces dissolutions dans un tube de 20 centimètres de longueur. Chaque degré du saccharimètre correspond donc à 1^{gr},647 de sucre de canne, 2^{gr},019 de lactose, et 2^{gr},256 de glycose.

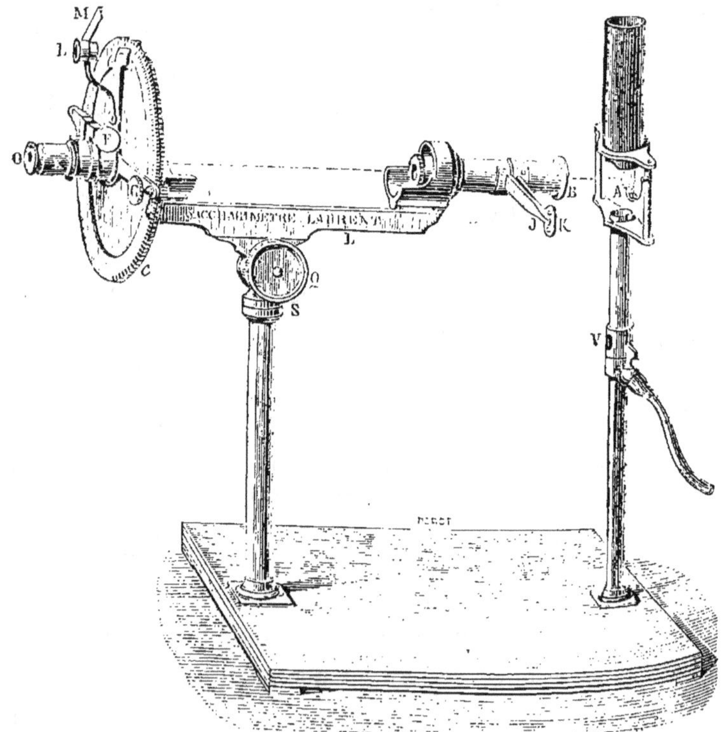

Fig. 52. — Saccharimètre Laurent.

233. Saccharimètre Laurent. — L'instrument de M. Laurent offre une plus grande sensibilité et il n'exige pas des liqueurs aussi parfaitement décolorées que le saccharimètre Soleil. On l'éclaire à la lumière monochromatique du sodium obtenue en plaçant dans le brûleur à gaz A (fig. 52) un godet en toile de platine contenant du chlorure de sodium fondu. La cuiller qui contient le chlorure sodique est placée sur le côté de la flamme, de telle façon que le jet de lumière jaune, étroit et très-brillant, arrive un peu obliquement suivant l'axe de la flamme du gaz.

La manipulation de cet appareil diffère notablement de celle du saccharimètre Soleil. On met d'abord l'appareil au point en interposant entre le polariseur et l'analyseur un tube de 20 centimètres de longueur rempli d'eau distillée. On lève le levier K et le bouton molleté Q, après quoi on dirige l'axe de l'instrument vers la flamme du brûleur A.

La loupe L sert à voir les divisions de la plaque circulaire éclairées par le réflecteur M. Le bouton G sert à amener le zéro du vernier de la septième division à droite ou à gauche du zéro de la division en centièmes de sucre ou sur un degré et demi environ si l'on opère avec la division en demi-degrés. On voit alors, en regardant en O, un disque divisé en deux moitiés jaunes, et l'on tire ou l'on enfonce le tube O de façon que la ligne de séparation des deux moitiés de ce disque soit vue bien nettement. L'appareil ainsi réglé, les deux moitiés du disque sont d'un gris jaunâtre sombre et d'égale intensité. Pour obtenir ce résultat, on tourne le bouton F. Le moindre mouvement imprimé au bouton G rend les tons inégaux sur les deux moitiés du disque.

En remplaçant le tube d'eau distillée par un tube contenant une solution de sucre ou de toute autre substance jouissant du pouvoir rotatoire, les deux moitiés du disque se colorent inégalement; l'une devient presque noire et l'autre très claire. On rétablit l'égalité de tons par une série d'oscillations du bouton G. Si le vernier a dû tourner à droite, le pouvoir rotatoire est à droite; au contraire, si le vernier a tourné à gauche, le pouvoir rotatoire est à gauche. Dans le cas des liqueurs sucrées incomplètement décolorées, on fait arriver (au moyen du levier K) une plus grande quantité de lumière dans l'appareil.

Les degrés de cet instrument correspondent aux quantités de sucre indiquées pour l'appareil Soleil.

Une instruction détaillée jointe à cet appareil fournit d'ailleurs tous les détails nécessaires.

234. Dosage de la glycose dans les urines diabétiques, au moyen du saccharimètre. — L'urine est rarement assez peu colorée pour qu'une simple filtration la rende apte à être examinée au saccharimètre. Le plus généralement, il faut la décolorer pour pratiquer cet essai; voici comment : prenez un petit matras de verre (fig. 53) qui porte sur son col deux traits gravés, l'un indiquant une capacité de 50 centimètres cubes, l'autre celle de 55 centimètres cubes, c'est-à-dire deux volumes dont l'un est plus grand que l'autre de 1/10.

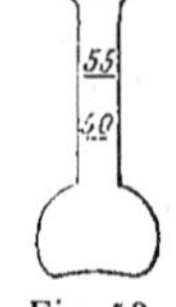

Fig. 53.

Versez de l'urine jusqu'au trait 50 centimètres cubes ; ajoutez du sous-acétate de plomb jusqu'au trait 55 centimètres cubes ; agitez bien et jetez le tout sur un filtre de papier. Si la liqueur ne passe pas parfaitement limpide, reversez sur le filtre les premières portions écoulées ; le liquide ainsi obtenu est ordinairement assez décoloré pour que l'on puisse l'examiner directement. Pour cela, remplissez un tube de 20 centimètres avec ce liquide, fermez-le avec la glace et l'écrou à vis, placez-le en D (fig. 51) entre les deux parties du saccharimètre, et observez le changement de coloration produit sur les deux moitiés du disque. S'il ne se produit aucun changement dans la coloration, c'est que le liquide essayé ne contient pas de sucre ; s'il y a un changement de coloration, tournez le bouton F jusqu'au rétablissement de l'égalité des teintes. A l'aide du prisme producteur de teintes sensibles vous saisirez exactement le point où cette égalité de teintes est rigoureuse. Notez le nombre de degrés, et, au moyen d'une loupe et d'un vernier, les fractions de degré, multipliez ce nombre par 2,256 pour avoir le poids du sucre, puisque chaque degré du saccharimètre correspond à $2^{gr},256$ de glycose séchée à 100°. Ajoutez au produit un dixième de sa valeur pour compenser la dilution de 1/10 qui résulte de l'addition du sous-acétate de plomb.

Si vous disposez d'un tube de 22 centimètres de longueur, employez ce tube pour faire l'observation, il n'y aura aucune correction à faire au produit, à cause de la plus grande longueur du tube.

Quelques urines, tout particulièrement celles qui renferment une notable proportion d'urobiline, ne sont pas suffisamment décolorées par 1/10 de leur volume d'acétate basique de plomb, pour que l'on puisse les examiner au saccharimètre. Il faut alors faire agir sur l'urine partiellement décolorée par le sel de plomb le noir animal bien sec, en grains, bien lavé à l'acide chlorhydrique puis à l'eau bouillante. On fait digérer à une douce chaleur le mélange d'urine et de noir animal, on l'agite de temps en temps, puis, quand on juge que la décoloration est satisfaisante, on filtre le liquide, et l'on procède à l'examen saccharimétrique.

Certaines urines, ordinairement riches en sels minéraux (chlorures et sulfates), additionnées de 1/10 de leur volume d'acétate basique de plomb, puis filtrées immédiatement après, donnent un liquide incolore qui se trouble peu à peu et qui n'est définitivement éclairci par une nouvelle filtration qu'autant qu'on l'a vivement agité puis laissé en repos pendant plusieurs heures. Ce dépôt plombique est surtout constitué par du chlorure de plomb. Cet inconvénient peut être aisément évité en versant dans une éprouvette graduée 100 volumes de l'urine plombifère, et y ajoutant peu à peu du carbonate de soude *sec* en poudre de façon à avoir 101 volumes de liquide. On agite, on filtre et l'on tient compte du changement de volume.

235. *Urines albumineuses et sucrées ; dosage du sucre au* *moyen du saccharimètre.* — L'albumine dévie à gauche le plan du rayon de la lumière polarisée, c'est-à-dire en sens contraire de la glycose. Si donc une urine albumineuse et sucrée était assez incolore pour qu'une simple filtration rendît possible son examen direct au saccharimètre, on obtiendrait un titre trop bas.

La décoloration de l'urine par l'acétate basique de plomb peut faire craindre dans quelques cas de laisser en solution une faible quantité d'albumine capable de faire obstacle à l'appréciation d'une petite quantité de glycose. Il est donc préférable d'opérer sur l'urine privée d'albumine, surtout si la proportion de l'albumine est élevée et celle de la glycose faible. Dans ce but, versez 50 centimètres cubes d'urine brute dans le petit matras (fig. 53), ajoutez y 1 à 3 gouttes d'acide acétique suivant que l'urine (déjà acide) sera peu ou très chargée d'albumine, placez ce matras dans un bain d'eau bouillante jusqu'à ce que la coagulation de l'albumine soit complète; laissez refroidir sans séparer le précipité, ajoutez de l'acétate basique de plomb jusqu'au niveau 55 centimètres cubes, filtrez et examinez la liqueur incolore et limpide au saccharimètre, en procédant comme à l'ordinaire.

Quand la quantité de liquide dont on dispose est faible, on dose d'abord l'albumine en opérant sur 100 grammes, par exemple, ou sur 100 centimètres cubes d'urine filtrée, en procédant comme il a été dit pour le dosage par la liqueur de Fehling (§ 229). Cela fait, après avoir rétabli le poids ou le volume de l'urine avec les eaux de lavage du coagulum albumineux, on décolore ce liquide par 1/10 de son volume d'acétate basique de plomb, on

filtre , et l'on procède à l'observation saccharimétrique.

236. *Dosage de la glycose de l'urine par la fermentation.*
— Au contact de la levûre de bière, la glycose se décompose surtout en alcool et en acide carbonique, auxquels
s'ajoute une minime quantité de glycérine et d'acide
succinique.

Si donc on fait passer sous une cloche remplie de
mercure l'urine sucrée, puis un peu de levûre de bière
récente, pressée et lavée, on voit bientôt la fermentation

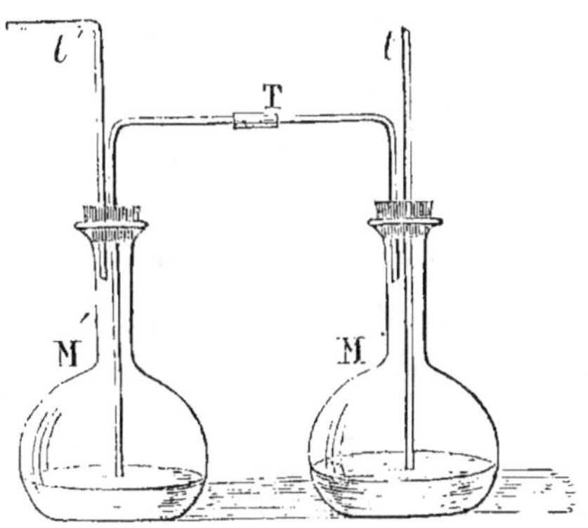

Fig. 54.

s'établir, des bulles de gaz se réunissent dans la partie supérieure de la cloche. La décomposition en est favorisée
par une température de 25 à 30°. Après deux jours, la
fermentation cesse, le liquide s'éclaircit; en mesurant le
volume du gaz libre et tenant compte du gaz dissous
dans le liquide, on peut donc déterminer approximativement la quantité de glycose. Malgré toutes les précautions que l'on peut prendre, ce mode opératoire est d'une
difficile exécution, il nécessite une cuve à mercure, de

nombreux calculs, et la fermentation n'est pas toujours complète.

Pour éviter l'emploi d'une grande quantité de mercure et rendre l'opération plus facile, on opère plus ordinairement la fermentation dans un appareil formé par deux matras de verre (fig. 54). Dans l'un d'eux M, on introduit l'urine sucrée et la levûre, et dans l'autre M' de l'eau de baryte, ou une solution de chlorure de baryum additionnée d'ammoniaque. A mesure que l'acide carbonique se dégage, il est absorbé par la solution barytique et se dépose à l'état de carbonate de baryum.

On apprécie quelquefois le poids du sucre par le poids de l'acide carbonique qu'il dégage en subissant la fermentation alcoolique. On se sert dans ce but des deux matras de verre MM', reliés entre eux par un tube de verre T disposé comme l'indique la figure 54. Dans le matras M on introduit 30 à 50 c. c. d'urine sucrée (la quantité de liquide sera d'autant moins grande qu'il sera plus sucré), puis de la levûre de bière, enfin une minime quantité d'acide tartrique. On verse de l'acide sulfurique concentré dans le matras M'; on pèse exactement l'appareil, et on le maintient dans un milieu de température voisine de 25° jusqu'à ce que la fermentation ait cessé, ce qui peut exiger deux à trois jours. L'acide carbonique se dégage par la tubulure t', après avoir été desséché par l'acide sulfurique du matras M'. La différence des poids de l'appareil avant et après la fermentation fait connaître le poids de l'acide carbonique dégagé. Quand la fermentation est terminée, on enlève la boule de cire dont on a fermé l'extrémité du tube t et l'on aspire par l'extrémité du tube t' l'acide carbonique contenu dans les deux matras, de façon à le remplacer par de l'air comme avant la fermentation.

Chaque équivalent de glycose correspond à 2 équivalents d'alcool et à 4 équivalents d'acide carbonique, d'où 100 parties en poids d'acide carbonique correspondent à 204,54 parties de glycose.

100 parties de glycose rendraient 48,89 parties d'alcool, si pendant la fermentation il ne se formait ni acide succinique ni glycérine. Pratiquement on compte un rendement de 46,88 pour 100. En multipliant le poids de l'acide carbonique par 2,1331 on a le poids de la glycose.

La levûre de bière, même bien lavée, et en l'absence d'une solution sucrée, donne un dégagement d'acide carbonique. Pour en tenir compte, on met dans un appareil semblable à celui dont on s'est servi précédemment le même poids de levûre de bière, et un volume d'eau égal à celui du volume de liqueur sucrée mise en fermentation ; s'il se dégage de l'acide carbonique, on le dose, et on réduit son poids du poids de l'acide carbonique obtenu avec la liqueur sucrée.

La fermentation terminée, si l'on soumet le liquide fermenté à la distillation, on en retire un liquide alcoolique ; une nouvelle rectification le donne plus concentré. On peut s'assurer qu'il est inflammable, qu'il possède une odeur bien connue, enfin, si la quantité est notable, qu'il est plus léger que l'eau.

Quand la quantité de sucre mise en fermentation a été très faible, il faut recourir à des réactions plus délicates pour reconnaître dans le produit distillé la présence de l'alcool. C'est ainsi que ce liquide alcoolique verdit un mélange d'acide sulfurique et de bichromate de potasse avec dégagement d'odeur d'aldéhyde.

On peut aussi mettre à profit la réaction suivante, recommandée par M. Berthelot (1). Mis en présence de l'eau froide ou tiède, le chlorure benzoïque n'est décomposable qu'avec une grande lenteur, mais si cette eau renferme de l'alcool, il se forme aussitôt de l'éther benzoïque qui se rassemble dans l'excès de chlorure benzoïque. On rend la réaction manifeste en chauffant une goutte de ce dernier avec une solution aqueuse de potasse, laquelle dissout presque aussitôt le chlorure acide, sans agir d'abord sur l'éther. La réaction est très sensible en opérant sur 20 à 25 c.c. d'une eau qui renferme un centième d'alcool. Même avec un millième d'alcool et quelques centimètres cubes de liqueur, l'odeur de l'éther est encore très marquée.

La fermentation d'une urine peu sucrée, ammoniacale, parfois albumineuse, purulente ou sanguinolente, est une opération pratiquement difficile et pleine de causes d'erreur. La fermentation n'est régulière qu'avec une urine non putride, acide, exempte de carbonate d'ammoniaque, puisque l'acide carbonique qui proviendrait de ce carbonate, s'ajoutant à celui de la décomposition de la glycose, accroîtrait la proportion de cette dernière.

237. Du sucre de canne dans l'urine. — Si, dans le but de tromper le médecin qui l'observe, un malade se présentait comme diabétique, et eût additionné son urine d'une certaine quantité de miel ou de glycose, il n'y aurait aucun moyen de reconnaître la fraude. Mais il arrivera presque toujours que le malade ignorant aura sucré son urine avec du sucre de canne. Ce dernier sucre parfaitement pur est sans action sur la liqueur de Fehling, mais sa solution dans l'urine s'altère et finit par agir sensiblement comme agent réducteur. Ce caractère ne serait donc pas absolu. Il vaut mieux essayer l'urine au saccharimètre, constater la déviation à droite, puis, cela fait, ajouter à cette urine 1/10

(1) M. Berthelot (*Journal de pharmacie et de chimie*, 4e série, 1871, t. XIV, p. 207).

de son volume d'acide chlorhydrique pur, chauffer graduellement le mélange à 68°, et l'essayer de nouveau dans un tube de verre de 22 centimètres de longueur. Si l'on a affaire à du sucre de canne, au lieu d'une déviation à droite, c'est une déviation à gauche que l'on observera, parce que le sucre de canne est seul *interverti* par les acides.

La fermentation par la levûre de bière est bien plus lente à se produire avec le sucre de canne qu'avec la glycose.

Le prétendu malade mis en demeure d'uriner devant témoin émettra une urine non sucrée, c'est ce qu'il faut toujours faire en cas de suspicion de fraude.

238. Influence de la glycose sur le dosage des matières fixes de l'urine, à la température de 100°. — Quand on évapore à siccité, à l'étuve à eau bouillante, une urine normale, puis que l'on rétablit sur la balance l'eau évaporée, on retrouve dans le nouveau liquide les 9/10 environ du poids de l'urée constaté dans l'urine. Plus la capsule qui contient l'urine évaporée est laissée longtemps à l'étuve, plus grande est la perte que subit le résidu par suite de la transformation de l'urée en carbonate d'ammoniaque ou en sels ammoniacaux volatils. Cette diminution dans la proportion de l'urée est toujours très lente avec l'urine normale. Fait-on la même opération sur de l'urine sucrée et vient-on à remplacer exactement l'eau évaporée, on ne retrouve ordinairement qu'une assez faible partie de l'urée primitivement contenue dans l'urine. Le poids de l'urée s'affaiblit très rapidement si le séjour à l'étuve est prolongé. Une urine qui contient 20 grammes d'urée et 80 grammes de glycose par kilogramme ne donne plus, après six heures de séjour à l'étuve du résidu sec, qu'un poids de 7 grammes d'urée environ.

L'urée se dégage, en partie tout au moins, de l'urine

sucrée à l'état de carbonate d'ammoniaque ; j'ai pu condenser dans l'acide sulfurique les vapeurs ammoniacales et recueillir par l'évaporation et le lavage du sel à l'alcool éthéré (pour enlever l'excès d'acide sulfurique) du sulfate d'ammoniaque à peu près pur en quantité exactement correspondante à la perte d'urée du résidu.

L'urine sucrée brunit fortement à l'étuve à eau bouillante ; elle noircit peu à peu si on l'abandonne pendant longtemps dans l'étuve, à mesure que l'urée disparaît davantage. Après un temps assez long, on croirait que le résidu est entièrement carbonisé. Même bien avant que la carbonisation apparente soit aussi avancée, la substance presque noire n'est plus soluble sensiblement dans l'alcool à 90 p. 100, tandis que les éléments primitifs, urée et glycose, s'y dissolvent aisément ; elle a conservé sa solubilité dans l'eau. L'étude encore incomplète que j'ai faite de cette matière ne me permet pas d'en parler plus longuement ; sa composition varie d'ailleurs avec les conditions qui lui ont donné naissance.

Pour éviter cette déperdition dans le dosage des matières fixes des urines sucrées, l'évaporation dans le vide sec, à froid, aurait évidemment de grands avantages, compensés par une perte de temps énorme.

Voici ce que je conseille de faire : on prend deux capsules de platine à fond plat et de mêmes dimensions, on y met un poids égal d'urine, on évapore leur contenu à l'étuve à eau bouillante. On note le poids d'une des capsules desséchées, on y remplace l'eau volatilisée par de l'eau distillée, et l'on dose l'urée du nouveau liquide. On connaît ainsi la perte due à l'action du sucre sur l'urée, on l'ajoute au poids du résidu sec obtenu par la première opération. Ce mode opératoire suppose que la glycose n'agit que sur l'urée, ce qui est suffisamment exact pratiquement.

La seconde capsule sert au dosage des matières minérales et au contrôle de l'opération pratiquée avec la première capsule.

Ce qui précède indique combien il est difficile de fixer le moment précis où l'eau libre d'une urine sucrée est volatilisée, puisque la perte (due à la destruction de l'urée) continue bien au delà du terme apparemment nécessaire à la dessiccation et qu'elle se montre aussi en deçà.

239. Dextrine. — M. E. Reichardt pense avoir caractérisé la présence de la dextrine dans quelques urines de diabétiques qui ne contiennent plus de sucre ou n'en renferment plus que des traces à la suite d'un traitement. Ces urines verdissent peu à peu la liqueur de Fehling bouillante, puis la rendent jaune, enfin d'un brun foncé.

Pour obtenir la séparation du mélange de glycose et de dextrine, on évapore une assez grande quantité d'urine à l'état sirupeux et l'on traite le résidu par l'alcool additionné de potasse caustique. Le sucre se dépose combiné avec la potasse. Le liquide décanté, on lave le précipité à plusieurs reprises avec de l'alcool, et on le dissout dans l'acide acétique. En ajoutant de l'alcool à cette solution on en sépare de la dextrine; on purifie celle-ci par des lavages à l'alcool et on la dessèche. Sa solution devient rougeâtre au contact de l'eau iodée, elle se change en

(1) *Archiv der Pharmacie*, 1874, t. II, p. 502.

sucre quand on la fait bouillir avec l'acide sulfurique étendu.

Acétone. ($C^6H^6O^2$). — L'acétone est un liquide d'une odeur agréable, assez voisine de celle de l'éther acétique, bouillant vers 56°, brûlant avec une flamme blanche non fuligineuse. Densité = 0,7921 à 18°. Ce corps se combine comme les aldéhydes avec le bisulfite de soude, en formant un composé cristallisé. On l'obtient dans les laboratoires en distillant l'acétate de plomb avec la chaux.

M. Gerhardt paraît avoir le premier signalé la présence de l'acétone dans les urines des diabétiques, et la coloration rouge brun qu'elles prennent au contact du perchlorure de fer.

M. F. Rupstein (1) a observé une femme diabétique dont l'urine conservée pendant quelques heures avait une odeur analogue à celle du chloroforme, cette odeur n'était pas appréciable dans l'urine récemment rendue. Cette urine fut distillée seule ; le premier produit fut rectifié avec une petite quantité d'acide sulfurique, et rectifié de nouveau d'après la méthode de Lieben. Après quatre distillations successives le produit avait l'odeur de l'acétone, il était inflammable, non miscible à la soude caustique et donnait une combinaison cristallisée avec le bisulfite de soude. La première portion de ce liquide distillait à 67° ; on la rectifia sur du chlorure de calcium fondu pour en séparer un peu d'eau et d'alcool, et l'on recueillit 40 centimètres cubes d'un liquide bouillant à 60°, qu'une nouvelle rectification dans un appareil à distillation fractionnée amena à 58°. L'analyse élémentaire donna les mêmes résultats que l'acétone. Du chlorure de calcium on put séparer une petite quantité d'alcool et le caractériser par la formation de l'éther acétique et de divers autres produits.

Les gaz exhalés par la respiration furent condensés dans un récipient refroidi avec de la glace. On distilla le liquide condensé, et, à l'aide d'une solution d'iode dans l'iodure de potassium et d'un peu de potasse caustique, on put produire des cristaux d'iodoforme. L'acétone, l'aldéhyde, l'alcool, pouvaient également donner lieu à ce résultat.

M. Markownikoff (2) a indiqué la marche suivante pour rechercher l'acétone dans l'urine : l'urine des vingt-quatre heures est acidulée par l'acide tartrique et soumise à la distillation, on recueille la moitié ou les deux tiers du volume de liquide mis en expérience. Au dernier produit on ajoute du sulfate de soude et finalement on traite le liquide par la potasse caustique fondue. On obtient ainsi de l'acétone en même temps qu'une petite quantité d'un produit volatil, dont l'odeur est celle

<hr>

(1) *Centralblatt für die medicinischen Wissenschaften*, 21 nov. 1874.
(2) *Liebig's Annalen*, t. CLXXXII.

du fumier de cheval très-avancé. En la distillant au bain-marie, on débarrasse l'acétone à peu près complétement de cette odeur ; elle retient encore quelques dérivés de l'alcool. On sépare l'acétone en saturant le liquide de chlorure de calcium fondu, puis on le distille au bain-marie. 73 litres de l'urine d'un diabétique de seize ans ont donné 33 grammes d'acétone contenant de l'alcool.

INOSITE, $C^{12}H^{12}O^{12}+4HO$.

100 parties desséchées à 100: $C = 40$, $H = 6,66$, $O = 53,34$.

240. On a trouvé ce sucre dans le suc des muscles, des reins, de la rate, du poumon, du foie, du cerveau, dans le contenu des poches d'échinocoques du foie, et surtout dans quelques urines de diabétiques et d'albuminuriques.

L'inosite a une saveur sucrée, elle cristallise confusément, mais, dissoute dans l'alcool étendu et bouillant, elle donne des cristaux bien définis par le refroidissement ; ces cristaux appartiennent au système du prisme oblique à base rhomboïdale. L'inosite se dissout dans l'eau, elle est insoluble dans l'alcool absolu et dans l'éther ; elle perd son eau de cristallisation à 100°, fond au-dessus de 210°, et, si la fusion n'a pas été de longue durée, elle se solidifie en une masse aiguillée.

La solution aqueuse de l'inosite ne brunit pas au contact des alcalis caustiques, elle ne réduit pas la liqueur de Fehling; elle ne dévie pas le plan de la lumière polarisée.

Elle ne subit pas la fermentation alcoolique, mais bien la fermentation lactique et la fermentation butyrique. C'est l'acide lactique ordinaire qui se produit (VOHL) et non pas l'acide paralactique, comme l'avait dit M. Hilger.

Réactions diverses. — *a.* Si l'on chauffe sur une lamelle de platine une solution d'inosite avec quelques gouttes d'acide azotique jusqu'à siccité parfaite, puis que l'on humecte le résidu avec une solution de chlorure de calcium et un peu d'ammoniaque, en desséchant de nouveau, le résidu se colore en rose vif. Cette réaction est très-sensible si l'inosite est à peu près pure (SCHERER).

b. Toute solution concentrée d'inosite que l'on additionne d'une goutte d'azotate de bioxyde de mercure aussi neutre que possible donne un précipité jaune. Si le précipité jaune est étalé sur les parois de la capsule de porcelaine, et qu'on élève graduellement la température, il rougit peu à peu ; cette coloration rouge disparaît pendant le refroidissement pour reparaître dès que l'on recommence à chauffer. Il faut éviter un excès de réactif, et n'opérer jamais que sur un liquide débarrassé d'albumine pour ne pas compliquer la réaction par la couleur rouge que prend l'albumine dans ces circonstances.

c. L'inosite n'est pas précipitée de ses solutions par l'acétate neutre de plomb, tandis que le sous-acétate, à l'aide de la chaleur surtout, l'entraîne en combinaison sous la forme d'un empois épais.

241. *Extraction.* — Pour isoler l'inosite de ses dissolutions, versez dans la liqueur de l'acétate neutre de plomb qui la débarrassera de l'albumine, des phosphates, etc., filtrez la liqueur, concentrez-la sous un petit volume et versez-y du sous-acétate de plomb tant qu'il se produira un précipité. Au bout de douze heures lavez ce précipité, délayez-le dans l'eau distillée, faites-le traverser par un courant d'hydrogène sulfuré, filtrez, concentrez la liqueur qui contient l'inosite en consistance sirupeuse et précipitez-la en l'additionnant de 3 à 4 fois son volume d'alcool concentré bouillant. Si le précipité produit par l'alcool est glutineux et adhère au vase, contentez-vous de décanter l'alcool ; mais si ce précipité est simplement floconneux, filtrez-le bouillant dans un entonnoir chauffé, et laissez refroidir le liquide. Au bout d'un jour, il se déposera des cristaux d'inosite, que vous laverez à l'alcool froid. Pour les purifier, dissolvez ces cristaux dans 3 ou 4 fois leur poids d'eau bouillante, filtrez, ajoutez de l'alcool concentré pour obtenir de l'inosite cristallisée pendant le refroidissement. Si la liqueur alcoolique ne déposait pas d'inosite cristallisée, additionnez-la d'éther jusqu'à ce qu'elle se trouble, et laissez le mélange cristalliser pendant un ou deux jours. Ce procédé est applicable à l'urine, aux sucs des muscles et des glandes.

C'est du suc des haricots verts que l'on extrait habituellement l'inosite. Ce produit avait été désigné tout d'abord sous le nom de *phaséomannite;* on a reconnu son identité avec l'inosite.

L'inosite n'existe dans l'urine qu'en très-faible quantité, et dans un petit nombre d'affections seulement. Elle accompagne très-ordinairement la glycose, assez souvent aussi l'albumine. On en a signalé la présence dans quelques cas de ramollissement de la moelle épinière.

Voici les résultats de quelques expériences physiologiques.
M. Schérer (1) a pris 30 grammes d'inosite et n'en a retrouvé que

(1) *Journal de Pharmacie et de Chimie*, février 1879, p. 187.

0^{gr},225 dans l'urine des vingt-quatre heures. M. Külz a pris 50 grammes d'inosite, et l'urine rendue jusqu'à la vingt-quatrième heure n'en contenait que 0^{gr},476.

Un diabétique dont l'urine était assez pauvre en sucre pour qu'un régime rigoureux suffît à la rendre exempte de glycose, prit dans la matinée 50 grammes d'inosite. L'urine recueillie pendant les vingt-quatre heures qui suivirent ne contenait pas de glycose, mais 0^{gr},335 d'inosite. L'urine des jours suivants ne contenait ni glycose, ni inosite.

Deux autres diabétiques à urines très-chargées de glycose prirent chacun également 50 grammes d'inosite. L'urine rendue dans les vingt-quatre heures contenait 0^{gr},613 d'inosite chez l'un d'eux et 0^{gr},276 chez l'autre. La quantité de glycose ne parut augmentée chez aucun d'eux. Avant, pendant et après l'expérience, le régime était aussi égal que possible.

Dans tous les cas, il y eut de la diarrhée, comme si l'on avait administré de la mannite, et la quantité d'inosite de l'urine ne s'éleva pas au delà de la proportion normale.

242. Lactosurie. — M. Franz Hofmeister (1) a signalé dans l'urine des femmes en couches la présence de la lactose. Pour en démontrer la présence, il précipite 300 grammes d'urine d'une femme récemment accouchée par l'acétate neutre de plomb, puis il filtre. Au liquide filtré il ajoute successivement de l'ammoniaque et de l'acétate neutre de plomb tant que ce liquide filtré exerce une action sur la lumière polarisée. Le premier précipité plombique décomposé par l'hydrogène sulfuré donne un liquide inactif, tandis que les deux précipités consécutifs également décomposés par l'hydrogène sulfuré donnent un liquide actif sur la lumière polarisée. Ce liquide est débarrassé des acides qu'il renferme par l'oxyde d'argent, puis filtré ; l'excès d'argent est précipité par agitation du liquide avec le carbonate de baryum, et le liquide ramené à un petit volume par l'évaporation. L'addition de

(1) *Zeitschrift f. physiol. Chemie*, t. I.

l'alcool détermine la précipitation d'un produit inactif ; mais le liquide concentré sur l'acide sulfurique dépose peu à peu une masse cristalline du poids de $3^{gr},4$. Ces cristaux solubles dans l'eau, sont insolubles dans l'alcool à 90 p. 100. Ils perdent 5,16 p. 100 d'eau à 100°, et se colorent en jaune vers 160°. L'analyse élémentaire et l'examen polarimétrique ont fait conclure à leur identité avec la lactose (1).

SELS MINÉRAUX

243. L'urine contient toujours une certaine quantité de sels minéraux. Normalement l'urine d'un adulte en bon état de santé contient environ 15 grammes de sels anhydres par vingt-quatre heures.

Les bases de ces sels sont la soude, la potasse, la chaux, la magnésie combinées aux acides chlorhydrique, sulfurique, phosphorique, On y trouve également des traces d'acide azotique, d'acide silicique, et parfois de fer.

Les acides organiques, l'acide azotique, l'ammoniaque, disparaissent complètement par l'incinération.

Pour obtenir les sels minéraux d'une urine il faut recourir à son incinération (§ 12) de préférence dans une capsule de platine. J'ai dit (p. 20) comment on pourrait éviter la perte due à la volatilisation facile du chlorure de sodium, perte d'autant plus grande qu'elle s'effectue en présence du phosphate acide de soude.

(1) Sur la présence du sucre dans l'urine des femmes en couches, consultez : Vincenz Johannovsky : *Archiv. f. Gynäkologie*, t. XII, et *Centralbl. f. med. Wiss.*, 1878, t. XVI, p. 831.

CHLORURES.

244. Chlorure de sodium, NaCl. — Le chlorure de sodium est un élément à peu près constant de l'urine ; il forme ordinairement plus de la moitié du poids de ses sels minéraux. Abandonnée à l'évaporation à l'air libre, l'urine en dépose peu à peu des cristaux cubiques souvent volumineux, solubles dans environ 3 fois leur poids d'eau froide ; l'eau bouillante en dissout 40 pour 100 de son poids. Quand ces cristaux se produisent à la surface du liquide ils affectent la forme de trémies résultant de l'assemblage de petits cubes.

En cristallisant dans une solution d'urée, le chlorure de sodium prend quelquefois la forme octaédrique ou tétraédrique.

Arrosé d'acide sulfurique concentré, le chlorure de sodium donne lieu à un dégagement d'acide chlorhydrique fumant.

Mis sur des charbons ardents ou simplement projeté sur une plaque très-chaude, le chlorure de sodium décrépite assez violemment. Il décrépite également quand on le met dans un mélange réfrigérant. Comme tous les sels de sodium, il donne à la flamme de l'alcool ou du gaz une coloration jaune intense qui étend considérablement la surface lumineuse ; une trace d'un sel de sodium suffit pour produire cet effet.

Chauffé dans une capsule de platine, il se volatilise facilement sur la flamme d'un bec de Bunsen ; en approchant un verre refroidi, une simple baguette de verre, on condense les vapeurs de chlorure de sodium. C'est surtout quand on le chauffe dans un courant d'air que la volatilisation est le plus manifeste. Le chlorure de sodium porté au rouge vif, devient alcalin en perdant une partie de son chlore, probablement sous l'influence oxydante de l'air chaud. Mélangé à divers sels, il est décomposé en tout ou en partie, à une température élevée, de là une perte de chlore qu'il faut prévoir. Ces remarques montrent combien il est important de ne pas chauffer à une haute température les résidus salins si l'on veut éviter la perte de leurs éléments les plus volatils, du chlorure de sodium plus particulièrement.

La solution de chlorure de sodium est précipitée par l'azotate d'argent, et l'acide l'azotique *pur* ne redissout pas le précipité. L'ammoniaque dissout au contraire très-rapidement le chlorure d'argent.

C'est sur ce caractère qu'est principalement fondée la recherche du chlore dans une urine. Dans ce but, on ajoute de l'acide azotique pur à l'urine contenue dans un verre à expérience ou dans un tube, puis quelques gouttes d'une solution d'azotate d'argent. Si le liquide contient un chlorure, il se produit immédiatement un précipité caséeux de chlorure d'argent. L'addition de l'acide azotique a surtout pour objet de maintenir en dissolution l'acide phosphorique et d'empêcher sa précipitation à l'état de phosphate d'argent.

Insoluble dans l'eau pure et dans l'eau chargée d'acide azotique ou d'acide chlorhydrique, le chlorure d'argent se dissout très-aisément dans l'ammoniaque, il se dissout aussi dans de l'hyposulfite de sodium, il fond vers 260°; en refroidissant, le chlorure d'argent prend une consistance dure, qui lui a fait donner le nom d'argent corné.

Dans l'urine, l'azotate d'argent ne précipite pas seulement le chlore, il entraîne également quelques éléments organiques, matières colorantes, acide urique, créatinine, albumine. Aussi faut-il débarrasser l'urine de son albumine avant de faire agir sur elle la solution d'azotate d'argent.

245. Dosage du chlore par l'azotate d'argent. — 1° *Méthode des pesées*. — Pesez 10 à 15 grammes d'urine (une quantité double ou triple dans les cas de polyurie), ajoutez-y 1 gramme d'azotate de potassium pur, bien exempt de chlorures, évaporez doucement dans une capsule de platine, à l'étuve à eau bouillante, jusqu'à siccité parfaite. Chauffez graduellement le résidu sur la lampe à alcool, pour charbonner la masse et la faire déflagrer sans projection. Toute trace organique disparue, le résidu est un liquide incolore qui se solidifie et devient blanc par le refroidissement. Dissolvez ce résidu salin dans l'eau distillée, lavez bien la capsule, et, dans le liquide additionné goutte à goutte d'acide azotique pur jusqu'à forte réaction acide, versez un excès d'une solution d'azotate d'argent bien limpide. Laissez rassembler le dépôt de chlorure d'argent, jetez le liquide qui le surnage sur un fil de papier Berzélius lavé à l'acide azotique très-faible, puis le précipité, enfin lavez ce précipité avec de l'eau distillée qui aura servi à entraîner sur le filtre les dernières portions de chlorure d'argent adhérentes au vase dans lequel la précipitation s'est accomplie.

Quand les eaux de lavage ne contiennent plus d'azotate d'argent, ce que l'on reconnaît à ce qu'elles ne sont plus troublées par l'acide chlorhydrique dilué, desséchez le précipité à 100°; si vous avez noté le poids du filtre vide et sec, vous pourrez conclure le poids du chlorure d'argent. Sinon, détachez avec soin le chlorure d'argent sur une feuille de papier lisse, chauffez le filtre imprégné de chlorure d'argent à la température du rouge sombre dans un creuset de porcelaine; pour détruire le charbon et ramener l'argent réduit à l'état d'azotate, versez quelques gouttes d'acide azotique affaibli, chauffez de nouveau, et, toute trace de charbon disparue, ajoutez encore quelques gouttes d'eau régale, pour ramener l'argent à l'état de chlorure. Chauffez alors avec la lampe à alcool jusqu'à ce que le chlorure d'argent commence à entrer en fusion. Au résidu, joignez le chlorure d'argent mis à part, chauffez jusqu'à ce que la masse subisse un commencement de fusion, pesez après refroidissement. Le poids du creuset vide retranché du poids du creuset chargé de chlorure vous donnera le poids du chlorure d'argent.

100 parties de chlorure d'argent contiennent 24,72 de chlore et 75,28 d'argent et correspondent à 40,74 de chlorure de sodium.

246. 2° *Méthode des volumes.* — Dans un liquide acidifié par l'acide azotique, l'addition d'une solution d'azotate d'argent précipite le chlore des chlorures à l'état de chlorure d'argent insoluble. Si ce liquide a été préalablement additionné de chromate de potassium, l'apparition d'un précipité rouge de chromate d'argent n'a lieu qu'au moment où tout le chlore a été précipité. On voit donc qu'au

moyen d'une solution titrée d'azotate d'argent versée dans une urine additionnée d'une goutte de chromate neutre de potassium, on pourra déterminer assez exactement la richesse en chlore.

Solution d'azotate d'argent pour le dosage du chlore. — Dissolvez 29^{gr},075 d'azotate d'argent pur et fondu (dans une capsule de porcelaine ou de platine) dans de l'eau distillée, et portez le volume de la solution à 1 litre (fig. 56). Cette solution d'argent précipite exactement son

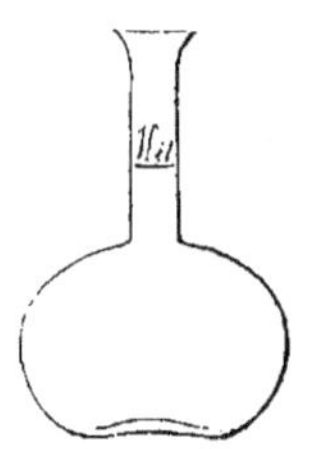

Fig. 55.

volume d'une solution de chlorure de sodium pur, chauffé au rouge, exempt de chlorure de potassium, contenant 1 gramme de sel par 100 centimètres cubes.

On peut la préparer en dissolvant 18^{gr},469 d'argent chimiquement pur, dans de l'acide azotique pur, chassant l'excès d'acide par l'évaporation et portant le volume du résidu sec, par addition d'eau, à 1000 centimètres cubes.

247. *Mode opératoire.* — Mesurez 10 centimètres cubes (ou pesez exactement 10 grammes) d'urine, évaporez-les dans une capsule de platine avec 1 gramme d'azotate de potassium pur, d'abord au bain-marie ; puis, le mélange desséché, chauffez-le doucement jusqu'à fusion et disparition des dernières traces de charbon. Dissolvez le résidu dans de l'eau distillée, ajoutez une ou deux gouttes de solution saturée de chromate neutre de potassium, et, dans la liqueur rendue *très-faiblement acide* par quelques gouttes d'acide azotique pur ou même simplement d'acide acétique pur (en vue de prévenir la précipitation de l'acide phosphorique), laissez couler goutte

à goutte la solution d'azotate d'argent contenue dans une burette (fig. 8, 9) ou dans un tube gradué en dixièmes de centimètres cubes, agitez constamment le mélange jusqu'à ce qu'une goutte fasse apparaître la coloration rouge de chromate d'argent ; ce sel rouge indique que tout le chlore est précipité. Chaque centimètre cube de la solution d'argent précipite 10 milligrammes de chlorure de sodium ou 6,065 milligrammes de chlore, par conséquent *chaque dixième de centimètre cube correspond à 1 milligramme de chlorure de sodium.*

On peut opérer de la même manière avec de l'urine brute, *non albumineuse*, mais avec une moindre exactitude, parce que certaines matières organiques se déposent en absorbant une petite quantité d'azotate d'argent. A plus forte raison, quand l'urine est putréfiée, doit-on recourir à l'incinération préalable.

La présence d'un iodure ou d'un bromure trouble les résultats fournis par cette méthode de dosage, à cause du peu de solubilité de l'iodure et du bromure d'argent.

Cette méthode de dosage fut appliquée d'abord par Pelouze ; c'est à Mohr que l'on doit l'emploi du chromate de potassium pour indiquer la fin de la réaction. Levol avait indiqué le phosphate de sodium, mais la coloration jaune du phosphate d'argent était moins facile à saisir que celle du chromate d'argent.

248. Méthode des volumes. — Procédé de M. Vollhard perfectionné par M. Falk. — Une solution de sulfocyanure de potassium produit dans une solution d'azotate d'argent un précipité de sulfocyanure d'argent insoluble dans l'eau et dans l'acide azotique. D'autre part, une solution de sulfocyanure alcalin versée dans un persel de fer donne une coloration d'un rouge très-intense due à la formation du sulfocyanure ferrique. Si l'on fait tomber goutte à goutte une solution de sulfocyanure alcalin dans une solution d'argent légèrement acide additionnée d'une petite quantité d'un sel de peroxyde de fer, chaque goutte de la solution de sulfocyanure détermine un trouble rouge qui disparaît par l'agitation et le mélange reste blanc de lait tant qu'il reste en dissolution une parcelle d'argent ; dès que la dernière trace d'argent a été précipitée, une nouvelle goutte de la solution de sulfocyanure fait apparaître la coloration rouge caractéristique du sulfocyanure de fer.

Trois solutions sont nécessaires pour procéder à ce dosage :

1° *Solution ferrique.* — On dissout jusqu'à saturation de l'alun de fer dans de l'eau distillée. La liqueur contient environ 50 grammes de peroxyde de fer par litre. Elle doit être exempte de chlore.

2° *Solution titrée d'azotate d'argent.* — La solution employée pour la méthode de Mohr (§ 246) sert également de titrage à la méthode de M. Volhard.

3° *Solution titrée de sulfocyanure.* — Le sulfocyanure de potassium absorbe facilement l'humidité atmosphérique, ce qui rend difficile la pesée de ce sel. On détermine la teneur de la solution de sulfocyanure à l'aide de la solution d'argent. Dans ce but, on dissout 10 grammes de sulfocyanure de potassium pur dans l'eau distillée, on étend la liqueur jusqu'à ce qu'elle occupe un volume de 1000 centimètres cubes. Cela fait, on met dans un verre (fig. 7) 10 centimètres cubes de la solution titrée d'azotate d'argent, puis 5 centimètres cubes de la solution d'alun de fer, on ajoute au mélange, goutte à goutte, de l'acide azotique pur jusqu'à ce qu'il devienne incolore. Puis on remplit une burette graduée en dixièmes de centimètre cube (fig. 8 ou 9) avec la solution de sulfocyanure et on fait couler cette liqueur tant que la liqueur ne reste pas rouge d'une façon stable après qu'on l'a agitée, ce qui indique que l'essai est terminé. S'il faut verser un volume de solution de sulfocyanure égal à celui de la solution d'argent, la solution de sulfocyanure est exactement titrée ; dans le cas contraire, il faut les étendre d'eau. Si, par exemple, $9^{cc},7$ de la solution de sulfocyanure produisent d'une façon stable la coloration rouge du sulfocyanure de fer, il faut à 970 centimètres cubes de cette liqueur ajouter 30 centimètres cubes d'eau distillée pour que la solution d'argent et de sulfocyanure soient exactement équivalentes.

249. *Mode opératoire.* — Comme dans le procédé décrit (§ 245) on mesure 10 c. c. ou mieux l'on pèse 10 grammes d'urine que l'on évapore avec 1 gramme d'azotate de potassium pur et finalement on incinère. Cela fait, on redissout le résidu salin dans l'eau distillée, on l'acidule avec de l'acide azotique, puis on en précipite tout le chlore en y versant un volume exactement déterminé de la solution titrée d'argent plus que suffisant pour précipiter tout le chlore. Afin de se débarrasser de la petite quantité d'azotite alcalin produite pendant la déflagration du résidu de l'évaporation de l'urine avec l'azotate de potassium, laquelle pourrait donner lieu à une erreur, on

maintient pendant quelque temps le mélange dans l'étuve à eau bouillante. Après refroidissement complet, on ajoute 5 c. c. de la solution d'alun de fer, puis, à l'aide d'une burette, en ayant le soin d'agiter sans cesse, on verse la solution de sulfocyanure jusqu'à ce que la coloration rouge du sulfocyanure de fer persiste, ce qui indique que tout l'excès d'argent a été précipité à l'état de sulfocyanure. La quantité de chlore est indiquée par la différence entre les deux volumes de solutions titrées et équivalentes d'argent et de sulfocyanure alcalin.

250. *Exemple.* — Dans 10 grammes d'urine on a versé 9,5 centimètres cubes de la solution d'argent, puis il a fallu 1,7 centimètres cubes de la solution de sulfocyanure pour amener la coloration rouge. On conclut que 7,8 centimètres cubes de la solution d'argent étaient nécessaires à la précipitation du chlore, et que les 10 grammes d'urine contenaient 0^{gr},078 de chlorure de sodium ou 7^{gr},8 par litre ou par kilogramme, suivant que l'on a mesuré 10 centimètres cubes ou pesé 10 grammes.

251. **Variations de la quantité des chlorures de l'urine**. — La quantité de chlorure de sodium que renferme l'urine de chaque jour est très-variable, tandis que celle du sang ne subit que des variations peu importantes. Dans l'état de santé, le poids du chlore de l'urine des vingt-quatre heures dépend à la fois du poids de l'individu, de son état de santé, de la nature et de la quantité de ses aliments. La bière et le vin contenant peu de chlorures, ne contribuent pas à la richesse de l'urine en chlorure de sodium autant que le bouillon, le pain, les viandes qui reçoivent dans leur préparation une addition assez considérable de ce sel.

Chaque jour l'urine d'un homme adulte en bonne santé

contient de 10 à 12 grammes de chlorure de sodium. A l'hôpital, la moyenne dépasse rarement 10 grammes par jour.

En général, quand il y a polyurie, la quantité de chlorure de sodium éliminée dans les vingt-quatre heures est notablement accrue, sans doute à cause de la plus grande proportion de ce sel dans les boissons et dans les aliments. Dans quelques cas de polyurie simple, la quantité de chlorure de sodium dépasse 30 grammes par jour. Chez les diabétiques polyuriques ce poids peut être encore plus élevé.

La diminution du poids du chlorure de sodium est à peu près constante dans les affections fébriles intenses, tout particulièrement dans la pneunomie, dans la période la plus aiguë. Elle ne dépend pas, comme on pourrait le croire, de l'état de diète dans lequel est maintenu le malade, ni de l'absence des chlorures dans les boissons qui lui sont administrées, puisque l'addition à ces boissons de chlorures alcalins ou d'acide chlorhydrique n'accroît pas la faible proportion des chlorures de l'urine. Dans quelques cas l'urine additionnée d'acide azotique pur n'est même pas troublée par l'azotate d'argent, ce qui dénote l'absence totale du chlore.

Une diminution considérable dans la quantité des sels minéraux, hors de toute proportion avec le poids des matières fixes, est toujours d'un pronostic très-fâcheux. *L'absence du chlorure de sodium est ordinairement l'indice d'une mort prochaine.*

Dans une urine qui laissait 28^{gr},6 de résidu sec par kilogramme, il y avait 18^{gr},95 d'urée et seulement 0^{gr},77

de sels minéraux. Ni chlorure de sodium ni phosphates.
Le malade mourut dans les vingt-quatre heures.

Chez plusieurs malades atteints d'affections organiques
du foie je n'ai pas trouvé de chlorure de sodium dans
l'urine dans les derniers moments de la vie, bien qu'il y
eût encore une quantité notable des autres sels. L'absence
du chlorure de sodium est surtout d'un pronostic des
plus fâcheux si l'urine est chargée d'urobiline.

252. CHLORURE DE POTASSIUM, KCl. — Ce sel a la même
forme cubique que le chlorure de sodium, qu'il accompagne presque toujours.

L'azotate d'argent précipite sa solution en blanc,
l'acide sulfurique concentré en dégage de l'acide chlorhydrique. On le distingue du chlorure de sodium parce
qu'il est précipité en jaune par la solution de bichlorure
de platine, en blanc par l'acide tartrique (bitartrate de
potasse) et qu'il colore la flamme du chalumeau en violet s'il est exempt de soude.

253. CHLORHYDRATE D'AMMONIAQUE, AzH^3,HCl. — Sel
entièrement volatil sur la lame de platine, il donne de
l'ammoniaque qui bleuit le papier de tournesol quand
on le chauffe avec un alcali fixe. Il donne aussi un précipité jaune par le bichlorure de platine, et le réactif de
Nessler le précipite en rouge-brun. La présence des sels
ammoniacaux dans l'urine peut être regardée comme
constante, même dans le plus parfait état de santé; car
l'eau et un grand nombre de substances alimentaires
contiennent des sels ammoniacaux. MM. Salkowski et

(1) *Virchow's Archiv*, 1877, t. LXXI, p. 500.

J. Munk estiment de 8 à 9 décigrammes la quantité de sels ammoniacaux que renferme l'urine d'un jour. M. Neubauer l'avait estimée à 73 centigrammes et M. von Knierem à 625 milligrammes.

COMPOSÉS DIVERS

254. ACIDE SILICIQUE, SiO^3. — L'acide sicilique ou *silice* n'existe qu'en très-minime proportion dans nos tissus ; l'urine n'en contient jamais que des traces, tout au plus 2 ou 3 centigrammes par litre. Cette silice provient de l'eau que nous buvons, du pain et des divers aliments d'origine végétale ou animale ; elle existe dans l'urine très-probablement à l'état de silicate alcalin. Les calculs urinaires en renferment parfois une notable quantité.

Pour rechercher l'acide silicique dans un calcul ou dans une urine, on incinère le calcul ou le résidu de l'évaporation de l'urine ; on traite le produit incinéré par l'acide chlorhydrique, on évapore la liqueur acide à siccité, puis on chauffe le résidu à 120-140° environ pour rendre insoluble dans l'eau et dans l'acide chlorhydrique la silice mise en liberté. Cela fait, on traite le résidu par l'eau distillée acidulée d'acide chlorhydrique, qui dissout les chlorures, les sulfates, les phosphates, et laisse au fond de la capsule la silice indissoute.

La silice ne fond pas quand on la chauffe au chalumeau dans une perle de sel de phosphore (phosphate de soude et d'ammoniaque (262) ; elle nage dans le sel fondu sans s'y dissoudre. Elle n'est dissoute que par l'acide fluorhydrique ; les autres acides minéraux ne l'attaquent pas. Fondue avec les alcalis caustiques ou carbonatés, elle donne des silicates alcalins.

255. IODE. IODURES ALCALINS. — L'urine ne contient pas d'iode libre ; ce métalloïde y existe ordinairement à l'état d'iodure alcalin.

Pour déceler l'iode dans une urine, on ajoute à ce liquide froid assez d'acide chlorhydrique pour lui communiquer une réaction franchement acide, puis 1 à 2 grammes d'une solution d'amidon (obtenue en faisant bouillir 1 gramme d'amidon avec 100 grammes d'eau distillée, filtrant le liquide chaud et le laissant refroidir), enfin goutte à goutte une solution d'hypochlorite de soude (liqueur de Labarraque). L'iode mis en liberté colore l'amidon en bleu ou tout au moins en bleu violacé si la quantité d'iode est faible. On peut substituer à l'hypochlorite alcalin l'eau chlorée, le perchlorure de fer, et bien préférablement encore l'acide azotique chargé de vapeurs nitreuses (par simple exposition au soleil). Dans tous les cas il faut opérer à froid, parce que l'iodure d'amidon donne une solution chaude incolore, et éviter soigneusement un excès du réactif oxydant.

Diverses matières organiques, l'albumine, le pus, le sang, les produits biliaires, peuvent faire obstacle à la production directe de l'iodure d'amidon dans l'urine brute, à plus forte raison si la quantité d'iode est minime. Dans ce cas il faut réduire l'urine à un très-petit volume après l'avoir additionnée de 2 grammes de potasse caustique pure par litre, carboniser le résidu au rouge sombre, reprendre le charbon par l'eau distillée, sursaturer ce liquide par l'acide chlorhydrique pur, enfin ajouter de l'empois d'amidon et l'un des agents d'oxydation (hypochlorites, acide azotique nitreux). La coloration bleue caractéristique se produira très-nettement dans le liquide froid.

On peut encore recourir au mode opératoire suivant. On ajoute au liquide 1 ou 2 grammes de chloroforme ou de sulfure de carbone, puis quelques gouttes d'eau chlorée ou d'acide azotique nitreux, on agite vivement dans un tube à essai, puis on laisse reposer. L'iode mis en liberté se dissout dans le chloroforme ou dans le sulfure de carbone et leur donne une magnifique coloration violette ou rouge violacé.

256. BROME. BROMURES ALCALINS. — Le brome libre se combine avec l'amidon (à l'état d'empois) et lui donne une coloration orangée. Ce bromure d'amidon se produit moins aisément que l'iodure d'amidon; à cause de sa coloration jaune il n'est pas aisé de le distinguer dans l'urine, aussi n'a-t-on pas recours à cette réaction pour mettre en évidence la présence du brome dans l'urine.

Pour déceler le brome dans l'urine, on ajoute à ce liquide de la potasse caustique pure (2 grammes par litre environ), on évapore et l'on chauffe le résidu au rouge sombre de façon à le carboniser complètement. Cela fait, on reprend ce résidu par l'eau distillée froide, on le sature avec de l'acide chlorhydrique, on ajoute quelques gouttes d'acide azotique nitreux et l'on agite vivement le mélange avec du sulfure de carbone ou du chloroforme. Par le repos le sulfure de carbone ou le chloroforme coloré en orangé (par le brome mis en liberté) se rassemble peu à peu au fond du tube.

On peut encore mettre le brome en évidence en opérant de la façon suivante : on ajoute à la liqueur aqueuse rendue légèrement acide par une addition suffisante d'acide chlorhydrique, de l'eau chlorée en petite quantité et de l'éther aussi peu alcoolique que possible. On agite vivement ; le brome mis en liberté se dissout dans l'éther qui vient bientôt former à la surface du liquide une couche jaune ou orangée que l'on décante dans une capsule à l'aide d'une pipette et que l'on transforme en bromure de potassium par l'addition d'une goutte de potasse caustique qui produit une décoloration subite.

257. CHLORATE DE POTASSIUM. — Pour rechercher la présence de ce sel dans l'urine, on ajoute une petite quantité d'une solution sulfurique d'indigo au liquide de manière à le colorer légèrement en bleu, puis, goutte à goutte, une solution d'acide sulfureux ou d'un sulfite alcalin.

La solution d'indigo se décolore instantanément, parce que l'acide sulfureux enlève de l'oxygène à l'acide chlorique mis en liberté en passant lui-même à l'état d'acide sulfurique.

Une goutte d'une solution saturée de chlorate de potasse que l'on fait tomber dans un mélange d'un volume d'acide sulfurique concentré et d'un demi-volume d'une solution à 1/5 de sulfate d'aniline, donne une belle coloration bleue. Une trace de chlorate est facilement décelée par cette réaction.

On apprécie la proportion de chlorate par le procédé suivant : on ajoute à la liqueur de l'azotate d'argent tant qu'il se forme un précipité, on filtre, on enlève l'excès d'argent par du carbonate de soude *pur*, on filtre de nouveau, puis on concentre la liqueur et les eaux de lavage, on évapore le résidu à siccité, on le chauffe au rouge, et l'on dose le chlore. Ce procédé repose sur la solubilité du chlorate d'argent et sur l'insolubilité du chlorure de ce métal, ce qui permet de séparer par l'azotate d'argent le chlore des chlorures de celui des chlorates. En chauffant au rouge le résidu de l'évapora-tion de la liqueur débarrassée de son excès d'argent, on transforme en chlorures les chlorates alcalins qu'elle renferme, et du poids du chlore trouvé on déduit celui du chlorate correspondant.

258. AZOTATES. — L'eau et la plupart des légumes qui servent à nos usages alimentaires contiennent parfois une notable quantité d'azotates de potassium et de calcium dont on retrouve des traces dans l'urine. A cause de l'action que l'urée exerce sur l'acide azotique et sur les composés de l'azote moins oxygénés que l'acide azotique, il est difficile de caractériser des traces d'acide azotique dans l'urine.

Schönbein a conseillé d'ajouter de la potasse causti-que à l'urine et de l'évaporer à siccité. Si l'on ajoute au résidu de l'acide sulfurique, il y a dégagement (en pré-sence des chlorures métalliques de l'urine) de chlore libre et d'acide hypoazotique qui réagissent sur l'empois d'amidon additionné d'iodure de potassium et produisent de l'iodure d'amidon de couleur bleue, et d'autre part décolorent la solution d'indigo. Un azotite serait reconnu en ajoutant à l'urine de l'empois d'amidon additionné d'iodure de potassium ; dès qu'on acidule le liquide avec de l'acide sulfurique, il se produit de l'iodure d'amidon.

L'urine additionnée d'azotate alcalin chauffée avec une quantité assez considérable d'acide sulfurique se colore en rouge-carmin par l'addition d'une petite quantité de sulfate d'aniline.

PHOSPHATES

259. GÉNÉRALITÉS. — L'urine et les calculs urinaires contiennent de l'acide phosphorique ordinaire $(PhO^5, 3HO)$ en combinaison avec la potasse, la soude, la chaux, la magnésie, l'ammoniaque, fort rarement avec l'oxyde de fer ou quelque autre oxyde.

Quand 1 équivalent d'une base métallique prend dans la formule précédente la place de 1 équivalent d'eau, on a un phosphate acide $(PhO^5, 2HO, MO)$, lequel, chauffé au rouge vif, laisse un métaphosphate (PhO^5, MO).

Quand 2 équivalents de base métallique (pouvant provenir de métaux différents) prennent dans le même acide la place de 2 équivalents d'eau, on a un phosphate neutre $(PhO^5, HO, 2MO)$, lequel, chauffé au rouge vif, laisse un pyrophosphate. Dans le cas où ces 2 équivalents de base seraient de l'ammoniaque, à la température rouge on aurait de l'acide métaphosphorique (PhO^5, HO).

Trois équivalents de bases métalliques occupent-ils la place des 3 équivalents d'eau de constitution de l'acide phosphorique tri-hydraté, on a un phosphate tribasique, sur lequel la température rouge n'a pas d'action. Si l'une des bases était l'ammoniaque, le sel chauffé au rouge vif serait un pyrophosphate. Si 2 des bases étaient l'ammoniaque, le sel chauffé au rouge serait un méta-phosphate ; et l'on aurait de l'acide métaphosphorique pour résidu si l'ammoniaque tenait la place des trois équivalents d'eau.

Dans ces trois cas, en réalité, ces phosphates dits aci-des, neutres ou basiques, sont des sels neutres, car l'eau joue le rôle de base métallique.

Il est important de se rappeler que les métaphosphates et les pyrophosphates ne se prêtent guère aux méthodes de dosage et de recherche qui seront décrites plus loin pour les phosphates proprement dits. Il faut donc éviter leur formation, et pour cela chauffer les mélanges dont ils font partie avec un excès de base fixe (potasse, soude, chaux), ou les faire bouillir avec des acides minéraux, avec l'acide chlorhydrique, par exemple, dont il est facile ensuite de se débarrasser à une température peu élevée.

On trouvera dans les traités généraux de chimie les caractères particuliers des acides méta- et pyrophosphori-ques et de leurs sels.

Ces notions rappelées, je vais décrire les principaux phosphates de l'urine et des sédiments urinaires, car nulle part l'acide phosphorique n'existe à l'état de liberté dans l'organisme ; il est toujours en combinaison avec les bases métalliques, et, dans quelques cas, avec des molécules organiques.

260. PHOSPHATE ACIDE DE SODIUM, $NaO,(HO)^2, PhO^5 + 2HO$. — Le phosphate acide de sodium est cristallisable, il est très-soluble dans l'eau et insoluble dans l'alcool ; chauffé au rouge vif, il se transforme en métaphosphate NaO,PhO^5. Sa solution rougit le papier de tournesol.

Tandis qu'une solution de chlorure de baryum précipite immédiatement une solution de phosphate neutre de sodium, on n'obtient de précipité (phosphate de baryum) avec la solution de phosphate acide de sodium qu'après l'avoir neutralisée par un alcali. L'azotate d'argent ne précipite qu'incomplètement la solution des phosphates acides.

On considère assez généralement le phosphate acide de sodium comme le corps auquel l'urine normale doit principalement son acidité. On pourrait plus justement l'attribuer à l'ensemble des phosphates acides alcalins et alcalino-terreux.

261. PHOSPHATE NEUTRE DE SODIUM, $(NaO)^2, HO, PhO^5, 24 HO$. — Sel très-répandu dans l'économie animale, cristallisable en gros prismes très-solubles dans l'eau. Il s'effleurit dans l'air sec en perdant une notable partie de son eau de cristallisation. Au rouge vif, il fond et passe à l'état de pyrophosphate $(NaO)^2, PhO^5$.

Sa solution aqueuse est alcaline; elle devient acide quand on y fait passer pendant un temps suffisant un courant d'acide carbonique. En faisant bouillir le phosphate neutre avec de l'acide urique, il cède une partie de sa base et passe à l'état de phosphate acide en même temps qu'il se produit de l'urate acide de sodium.

262. PHOSPHATE DE SODIUM ET D'AMMONIAQUE, $NaO, AzH^3, HO, PhO^5 + aq$. — On désigne ce produit sous le nom de *sel d'urine*, bien que l'on ne puisse pas en démontrer la présence dans l'urine récente. Dans l'urine devenue ammoniacale par la putréfaction, on conçoit que la saturation du phosphate acide de sodium par l'ammoniaque

détermine la formation de ce phosphate double. La simple ébullition dans l'eau dégage de l'ammoniaque de cette combinaison. Au chalumeau, ce sel donne une perle transparente de métaphosphate de sodium (NaO, PhO^5) qui dissout facilement la plupart des oxydes métalliques.

263. PHOSPHATES DE POTASSIUM. — La présence dans l'urine des phosphates de potassium de même composition que les phosphates de sodium dont il vient d'être parlé n'est pas douteuse. Mais on a bien rarement besoin de s'occuper de la nature de la base; le bichlorure de platine et l'acide tartrique précipitent les sels de potassium et non ceux de sodium.

264. PHOSPHATE ACIDE DE CALCIUM, $CaO, 2HO, PhO^5$. — Ce sel est très-soluble dans l'eau, il cristallise en aiguilles fines, sa réaction est très-franchement acide. Au rouge vif, il fond et se transforme en métaphosphate de calcium (CaO, PhO^5), qui a l'aspect d'une masse vitreuse.

265. PHOSPHATE BICALCIQUE OU PHOSPHATE NEUTRE DE CALCIUM, $2CaO, HO, PhO^5 + aq$. — Ce phosphate forme quelquefois un dépôt cristallin abondant dans les urines très-peu acides, presque neutres au papier de tournesol. J'ai fréquemment observé ce dépôt cristallin chez les personnes soumises au régime exclusif du lait, particuliè- rement chez des albuminuriques.

Le phosphate bicalcique se rencontre aussi dans les urines des personnes qui font usage comme médicament des diverses solutions de phosphate de chaux (lacto, citro, chlorhydro-phosphate), ou des eaux alcalines (Vichy, Vals).

Les urines qui déposent ce phosphate bibasique de

chaux sont très-faiblement acides au papier de tournesol,
bien qu'elles ne présentent aucune trace de putréfaction;
à peine les chauffe-t-on qu'elles déposent presque tous
leurs phosphates alcalins terreux. C'est surtout à la volatilisation de l'acide carbonique qu'il faut attribuer ce dépôt
de phosphates. A chaud, le dépôt est amorphe; à froid,
l'acide carbonique s'étant dégagé plus lentement, le sédiment est cristallin; un long transport produit le même
effet.

Ce phosphate prend des formes très-variées (aiguilles,
coins, cristaux groupés en rosettes) (*fig.* 56 B). Il se distin-

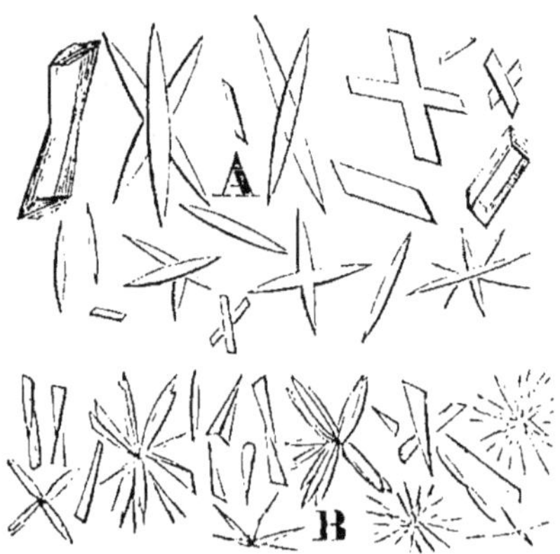

Fig. 56. — Phosphate neutre ou bicalcique.

A, du sperme; B, de l'urine

gue du phosphate tribasique de chaux d'abord par sa composition centésimale, et plus pratiquement par un caractère
physique très-net : *sa fusibilité à la flamme du chalumeau.*
Le phosphate de chaux bibasique dissous dans l'acide
acétique pur et dilué est précipité par l'acide oxalique, ce
qui n'arrive pas avec le phosphate de magnésie. Le phos-

phate bibasique de chaux se dissout aisément dans l'eau chargée d'acide carbonique.

Au rouge vif, ce sel devenu anhydre et à peine soluble dans l'acide acétique constitue alors le *pyrophosphate de chaux*, $2CaO, PhO^2$. Aussi faut-il le faire bouillir avec l'acide chlorhydrique ou l'acide azotique étendu pour le dissoudre et le ramener à l'état de phosphate ordinaire. De là la nécessité constante de faire bouillir les résidus minéraux où l'on recherche l'acide phosphorique dans un des acides précipités avant de faire agir les réactifs, si ces résidus minéraux ont été chauffés au rouge.

Le sperme humain, abandonné à l'évaporation sur le porte-objet du microscope, dépose bientôt des cristaux de phosphate bicalcique (fig. 56, A).

266. Phosphate tricalcique, $3CaO, PhO^5$. — Le phosphate tricalcique est amorphe, insoluble dans l'eau, soluble dans les acides, même dans l'eau chargée d'acide carbonique. Il ne fond pas au rouge vif.

Sa dissolution dans l'acide acétique est précipitée par l'oxalate d'ammoniaque qui s'empare de la chaux.

L'acide sulfurique en sépare la chaux à l'état de sulfate de calcium à peine soluble dans l'eau, et l'acide phosphorique à l'état de phosphate acide de calcium. On trouve le phosphate tricalcique dans un grand nombre de calculs urinaires, dans le sédiment des urines ammoniacales.

Les phosphates de calcium sont presque toujours mélangés aux sels correspondants de magnésium et à divers sels alcalins.

267. Phosphate acide de magnésium, $MgO, 2HO, PhO^5$

$+ 14$ aq. — Tantôt amorphe, tantôt cristallisé en colonnes hexagonales ou en aiguilles, ce corps est un peu soluble dans l'eau, il paraît plus soluble à froid qu'à chaud; il est dissous par les acides. Il fond au chalumeau.

268. PHOSPHATE NEUTRE DE MAGNÉSIUM, $2MgO,HO,PhO^5$. — L'urine contient en dissolution très-probablement du phosphate neutre et du phosphate acide de magnésium. Le phosphate neutre est ordinairement amorphe, il peut prendre la forme cristalline.

269. PHOSHPATE TRIMAGNÉSIEN, $3MgO,PhO^5$. — Corps amorphe, blanc, infusible au chalumeau, insoluble dans l'eau, très-soluble dans les acides. Sa solution dans l'acide acétique n'est pas troublée par l'oxalate d'ammoniaque.

Un enfant nourri exclusivement de lait rendait des calculs de phosphate de magnésium exempts de toute trace de sels de calcium.

270. PHOSPHATE AMMONIACO-MAGNÉSIEN OU TRIPLE PHOSPHATE $(2MgO,AzH^3,HO, PhO^5 + 12$ aq$)$. — Ce sel se dépose spontanément en cristaux volumineux au sein d'une urine ammoniacale en longs et gros prismes, dérivant d'un prisme droit à base rhombe; ces cristaux sont transparents, presque insolubles dans l'eau, plus insolubles encore dans l'eau chargée d'ammoniaque, très-solubles dans les acides minéraux et même dans l'acide acétique et précipitables de leurs dissolutions acides par l'ammoniaque. Chauffés dans un tube de verre sur la lampe à alcool, ils dégagent de l'ammoniaque qui bleuit le papier de tournesol rougi par un acide. L'odeur d'ammoniaque suffirait

à elle seule à caractériser sa présence : une baguette plongée dans l'acide chlorhydrique qu'on approche de l'orifice du tube donne un nuage blanc de chlorhydrate d'ammoniaque. Il ne faut pas oublier que l'urate d'ammoniaque, l'acide urique et les matières albuminoïdes donnent aussi de l'ammoniaque quand on les chauffe à une température suffisamment élevée. Avec le phosphate ammoniaco-magnésien, ce dégagement est des plus faciles et n'exige qu'une faible élévation de température.

En chauffant au-dessous de 100° le phosphate ammoniaco-magnésien dans un tube de verre avec quelques gouttes de lessive des savonniers (soude caustique à 36°) étendue de son volume d'eau, on dégage de l'ammoniaque, sans avoir à redouter la décomposition simultanée des matières azotées. L'ammoniaque des sels ammoniacaux se sépare seule dans cette circonstance.

Si l'on opère sur un fragment de calcul, il est bon de le réduire préalablement en poudre. On roule le papier de tournesol de manière à pouvoir le plonger dans l'intérieur du tube à essai (de quelques millimètres de diamètre) sans en toucher les parois, souvent imprégnées de soude caustique.

271. *Examen microscopique.* — Le phosphate ammoniaco-magnésien précipité artificiellement dans les cas où l'on recherche l'acide phosphorique et la magnésie, prend peu à peu la forme d'aiguilles qui se groupent de façon à figurer des arborisations ou des étoiles (fig. 56) à six branches, d'une régularité plus ou moins parfaite ; souvent l'étoile est incomplète, deux branches se réunissent en laissant entre elles un angle de 60°. Ces cristaux ne se

forment bien que dans des liqueurs étendues, ils sont
d'autant plus parfaits qu'ils se déposent plus lentement,
par le mélange de deux liquides très-étendus.

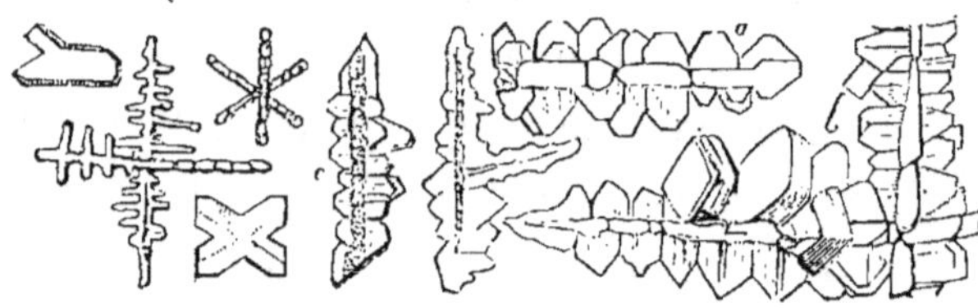

Fig. 57.

Les cristaux lentement déposés au sein d'une urine

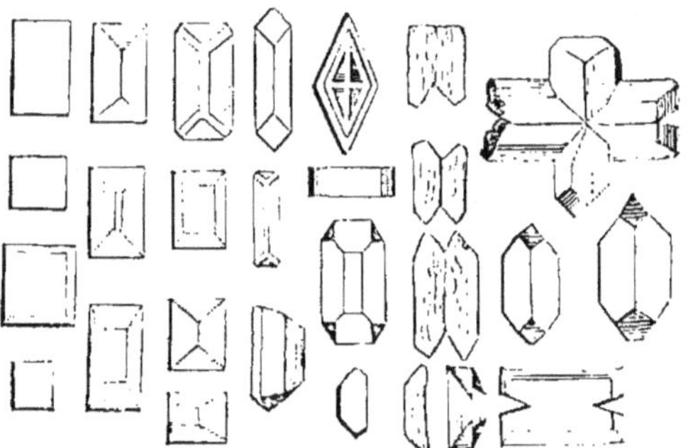

Fig. 58.— Formes ordinaires du phosphate ammoniaco-magnésien.

ammoniacale sont volumineux, ils ont l'aspect de ca-
tafalque.

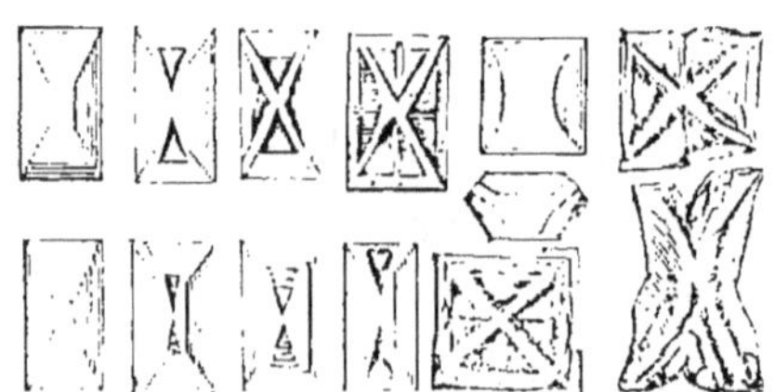

Fig. 59. — Formes plus rares du phosphate ammoniaco-magnésien.

Pour obtenir aisément du phosphate ammoniaco-magnésien sous la forme d'étoiles, versez doucement le long des parois d'un verre rempli d'urine quelques grammes d'ammoniaque liquide et couvrez le vase avec un disque de verre. Au bout d'un ou de deux jours vous recueillerez des étoiles cristallines de formes très-variées et dont la figure 57 donne quelques échantillons. La forme d'étoiles ne s'observe guère que si le dépôt s'est effectué rapidement; il est rare dans les urines lentement putréfiées.

Le phosphate ammoniaco-magnésien est fusible au chalumeau à une haute température; il donne sur le fil de platine une perle blanche, qui a l'aspect de la nacre ou celui de la porcelaine. Ce résidu de pyrophosphate de magnésie ($2MgO,PhO^5$) est insoluble dans l'eau. Il se dissout dans l'acide chlorhydrique pur étendu d'eau; si l'on fait bouillir la dissolution dans un tube de verre, le pyrophosphate repasse à l'état de phosphate, et l'ammoniaque produit alors dans la liqueur un précipité cristallin de phosphate ammoniaco-magnésien; au bout de vingt-quatre heures, si la liqueur est très-chargée d'ammoniaque, la précipitation est complète et les cristaux montrent au microscope leurs formes caractéristiques.

Le phosphate bicalcique fond aussi au chalumeau; la perle se dissout dans l'acide chlorhydrique faible bouillant; la liqueur évaporée à siccité, reprise par l'eau aiguisée d'acide acétique et additionnée d'acétate de soude (pour éviter la présence de traces d'acide chlorhydrique libre) est précipitée par l'oxalate d'ammoniaque. Dans les mêmes conditions le pyrophosphate de magnésium ne donne pas de précipité.

19

272. Pour reconnaître *un mélange de phosphate ammo-niaco-magnésien et de phosphate de chaux*, constatez tout d'abord un dégagement d'ammoniaque en chauffant une partie du mélange dans un petit tube de verre avec quelques gouttes de lessive de soude étendue de son volume d'eau. Cela fait, chauffez sur la lame de platine, ou dans une petite capsule de porcelaine, une autre prise d'essai jusqu'à ce que la matière organique soit complètement carbonisée. Dissolvez le résidu minéral dans l'acide acétique bouillant, décantez ou filtrez pour séparer quelques parcelles de charbon si le mélange contenait des matières organiques, et dans le liquide versez d'abord du chlorhydrate d'ammoniaque. Si le mélange contient du phosphate de chaux, vous obtiendrez un précipité d'oxalate de chaux insoluble dans l'acide acétique. La magnésie, en présence du chlorhydrate d'ammoniaque, est restée en dissolution ; filtrez donc pour séparer l'oxalate de chaux, et, dans le liquide filtré, versez de l'ammoniaque caustique : un précipité cristallin de phosphate ammoniaco-magnésien lentement déposé mettra en évidence la magnésie. Vous aurez ainsi constaté la présence de l'ammoniaque, de la chaux et de la magnésie, et même celle de l'acide phosphorique. Pour plus ample démonstration de la présence de l'acide phosphorique, recourez aux essais du paragraphe 274.

Au lieu de dissoudre le résidu minéral provenant de l'incinération du mélange dans l'acide acétique bouillant, vous pourrez faire usage d'acide chlorhydrique pur, ce qui vous permettra d'opérer à froid. La matière dissoute dans cet acide, ajoutez à la liqueur filtrée de l'ammoniaque en quantité suffisante pour y faire apparaître un léger précipité et rendre la liqueur alcaline, versez alors de l'acide acétique pour redissoudre le précipité, puis de l'oxalate d'ammoniaque pour précipiter la chaux. La suite de l'opération comme précédemment.

273. Phosphate de sesquioxyde de fer. — On en rencontre de minimes quantités dans les cendres des urines sanguinolentes et dans quelques calculs qui ont pour noyau un caillot sanguin ou qui ont séjourné dans une urine sanguinolente. Ce phosphate n'est pas dissous par l'eau ni par l'acide acétique ; il est soluble dans l'acide chlorhydrique et dans les autres acides minéraux.

274. Recherche de l'acide phosphorique dans l'urine, les sédiments et les calculs urinaires. — Une urine alcaline ne contient guère en solution que des phosphates alcalins, tandis qu'une urine légèrement acide contient encore en solution une notable quantité de phosphate de chaux et de phosphate de magnésie. L'acide carbonique est un dissolvant assez énergique de ces sels.

a. On peut séparer tout l'acide phosphorique en solution dans une urine en la rendant alcaline par une addition d'eau de baryte, puis en y versant du chlorure de baryum ou un tout autre sel soluble de baryum. Le précipité (phosphate de baryum) est soluble dans l'acide azotique pur, à froid ; s'il est mélangé de sulfate de baryum, ce dernier sel ne se redissout pas dans l'acide acétique, ni dans l'acide azotique.

On peut remplacer le sel de baryum par un sel de calcium, mais le sulfate de calcium est loin d'être insoluble dans les acides comme l'est le sulfate de baryum. La solution azotique de phosphate de baryum sera essayée par la réaction *b*. Pour les essais *c*, *d*, *e*, on se servira plus avantageusement d'une solution acétique ; j'indiquerai ce qu'il convient de faire pour éviter la présence d'un acide minéral libre.

b. Pour caractériser la présence de l'acide phosphorique dans un calcul ou dans un sédiment urinaire insoluble dans l'eau, on le chauffe au rouge pour détruire la matière organique, puis on dissout le résidu dans l'acide azotique pur affaibli, à la température de l'ébullition. Cela fait, on verse dans la solution azotique un volume au moins égal d'une solution de molybdate d'ammoniaque dans l'acide azotique (1). Il se manifeste bientôt un précipité jaune, de phospho-molybdate d'ammoniaque, contenant environ 3 p. 100 de son poids d'acide phosphorique. Avec un réactif bien préparé et une solution tant soit peu riche en acide phosphorique, le précipité jaune est immédiat ou du moins ne se fait attendre que quelques secondes. Si, au contraire, la solution ne renferme qu'une trace d'acide phosphorique, vous ferez bien de hâter la précipitation en élevant la température du mélange vers 40°, mais pas audelà. Le précipité est soluble dans les alcalis, presque insoluble dans les acides minéraux, et insoluble dans ces acides en présence d'un excès du réactif.

(1) On dissout 1 partie de molybdate d'ammoniaque dans 4 parties d'ammoniaque liquide : on ajoute 15 parties d'acide azotique pur (D = 1,20) et l'on maintient la solution dans un endroit chaud pendant quelque temps avant d'en faire usage, afin de la débarrasser de la petite quantité d'acide phosphorique que le molybdate pourrait contenir. — Ce réactif donne également un précipité jaune avec l'acide arsénique, avec l'acide silicique ; on n'a pas à s'en préoccuper dans des recherches sur l'urine.

Cette réaction éminemment caractéristique met en évidence des traces d'acide phosphorique, mais il ne faut pas oublier que le réactif doit être employé en proportion d'autant plus grande que l'on soupçonne dans l'essai une plus grande quantité d'acide phosphorique.

c. Si l'on dissout dans l'acide acétique pur, de préférence à chaud, des calculs ou une toute autre matière minérale pulvérisée suspecte de contenir de l'acide phosphorique, la solution filtrée additionnée d'azotate ou mieux encore d'acétate d'urane donne un précipité jaune de phosphate d'urane, insoluble dans l'acide acétique et dans l'eau, soluble dans les acides minéraux. Les acétates alcalins en grand excès précipitent complètement les dissolutions de phosphate d'urane dans les acides minéraux.

Quand la liqueur au sein de laquelle la précipitation s'effectue contient un sel ammoniacal, le précipité est un phosphate d'ammoniaque et d'urane ($2Ur^2O^3$, AzH^3HO, $PhO^5 + nHO$) qui passe au rouge à l'état de pyrophosphate d'urane ($2Ur^2O^3$, PhO^5).

d. Toute dissolution d'un phosphate dans l'acide acétique additionnée d'une goutte de perchlorure de fer donne un précipité blanc jaunâtre de phosphate de fer (Fe^2O^3, $PhO^5 + 4$ aq.), insoluble dans l'acide acétique, et soluble dans les acides minéraux. — Si la solution dans laquelle on recherche l'acide phosphorique contient un acide minéral libre (acides azotique, chlorhydrique), il faut donc chasser d'abord cet acide par l'évaporation, étendre d'eau distillée la solution très-peu acide, y verser de l'acétate de soude, puis une gouttelette de perchlorure de fer. Évitez un excès de perchlorure de fer, lequel colorerait le liquide en rouge en formant de l'acétate de peroxyde de fer, parce que ce dernier sel exerce sur le phosphate de fer une action dissolvante qui diminue la sensibilité du réactif.

e. Le phosphate ammoniaco-magnésien (triple phosphate) $(2MgO,AzH^3,HO,PhO^5 + 12 \text{ aq.})$ est insoluble dans l'eau, surtout dans l'eau chargée d'ammoniaque, à peine soluble dans la solution de chlorhydrate, mais très-soluble dans les acides, même dans l'acide acétique.

Toute solution d'un phosphate alcalin à laquelle on ajoute une solution ammoniacale de sulfate de magnésie (1), contenant assez de chlorhydrate d'ammoniaque pour que l'ammoniaque en excès ne la précipite pas, donne un précipité blanc, cristallin, de phosphate ammoniaco-magnésien insoluble dans l'eau. S'il n'y a que des traces de phosphate, rendez la solution très-ammoniacale, favorisez le dépôt en agitant vivement la liqueur avec une baguette de verre, ou mieux encore rayez les parois du verre avec cette baguette, et attendez pendant quelques heures. — Les solutions d'acide phosphorique se traitent de la même façon, mais il vaut mieux commencer par sursaturer l'acide libre par de l'ammoniaque, et dans tous les cas s'assurer, après l'addition du réactif, que la liqueur contient un excès d'ammoniaque.

f. Tout phosphate, entièrement privé d'eau par une température rouge, chauffé dans un tube de verre avec

(1) Sulfate de magnésie 30 grammes, chlorhydrate d'ammoniaque 30 grammes, eau distillée 150 grammes, ammoniaque liquide 80 grammes. Dissolvez, filtrez et gardez la solution pour la recherche et le dosage des phosphates.

du sodium sur la lampe à alcool, donne lieu à une incandescence très-vive d'où résulte la formation du phosphure de sodium. Le résidu mis dans l'eau additionnée d'acide chlorhydrique dégage une forte odeur alliacée d'hydrogène phosphoré.

275. DOSAGE DE L'ACIDE PHOSPHORIQUE. — Le dosage de l'acide phosphorique de l'urine et des calculs n'est entravé ni par la présence du fer ni par celle de l'alumine ; aussi offre-t-il moins de difficultés que le dosage de l'acide phosphorique des phosphates du sol.

Pour l'usage courant on se servira de la méthode de dosage par la solution titrée d'urane (§ 279), laquelle donne rapidement des résultats satisfaisants avec l'urine normale. Les deux méthodes de dosage par les pesées à l'état de pyrophosphate d'uranium (§ 277) et de pyrophosphate de magnésium (§ 276) permettent de contrôler les résultats qui ont été fournis par la première méthode.

L'addition à une urine d'une suffisante quantité d'alcali caustique, d'ammoniaque par exemple, détermine la formation d'un précipité de phosphate tribasique de calcium et de phosphate ammoniaco-magnésien. Ce dernier n'est complètement séparé qu'après douze heures de repos et en présence d'un grand excès d'ammoniaque. Le dépôt des phosphates alcalino-terreux séparé, si l'on ajoute au liquide filtré une solution de chlorure de calcium, on obtient un nouveau dépôt de phosphate de calcium, provenant des phosphates alcalins ; ce dernier précipité est toujours d'un poids beaucoup plus élevé que le précédent. On peut donc déterminer séparément le poids de l'acide phosphorique des phosphates alcalino-terreux et celui des phosphates alcalins.

276. Dosage de l'acide phosphorique à l'état de pyrophosphate de magnésium. — Méthode des pesées. — Deux cas sont à considérer : 1° le phosphate est soluble dans l'eau ; 2° le phosphate n'est pas soluble dans l'eau.

1° *Le phosphate est soluble dans l'eau.* — Assurez-vous de la neutralité de la liqueur. Dans ce mélange de phosphates alcalins et de sels des métaux alcalins versez un excès de la solution de sulfate de magnésie additionnée d'ammoniaque (§ 274 e note) tant qu'il se produit un précipité, ajoutez encore de l'ammoniaque au mélange, agitez bien (sans rayer le vase) et laissez reposer le mélange pendant vingt-quatre heures en ayant soin de couvrir le vase à précipité pour éviter la déperdition de l'ammoniaque. Recueillez sur un filtre de papier de Suède le précipité grenu, cristallin, de phosphate ammoniaco-magnésien, lavez-le avec de l'ammoniaque liquide étendue de 3 fois son volume d'eau jusqu'à ce que l'azotate d'argent additionné d'acide azotique ne trouble plus les eaux de lavage. Desséchez le précipité sur le filtre, dans une étuve ; cela fait, séparez la plus grande partie de ce précipité et la recueillez sur une feuille de papier lisse. Chauffez peu à peu au rouge le papier à filtre et incinérez-le à une température suffisamment élevée, dans une capsule mince de platine (1). Quand vous aurez détruit les der-

---

(1) L'opération est longue ; on l'abrège en jetant quelques cristaux d'azotate d'urée pur qui brûlent rapidement les dernières traces de charbon, sans donner lieu aux projections que l'on a tant à redouter avec l'azotate d'ammoniaque.

mières parcelles de charbon, laissez refroidir, ajoutez au résidu minéral du filtre le phosphate ammoniaco-magnésien mis à part, chauffez-le *graduellement* au rouge vif, pour dégager l'eau et l'ammoniaque, et produire finalement une incandescence qui indique la transformation complète du phosphate en pyrophosphate. Le poids du pyrophosphate magnésien est donné après refroidissement, par la différence des poids de la capsule pleine et de la capsule vide. 100 parties de ce pyrophosphate contiennent 63,96 parties d'acide phosphorique anhydre et 36,04 parties de magnésie anhydre, et correspondent à 208,94 parties de phosphate ammoniaco-magnésien cristallisé.

Une solution d'acide phosphorique se dose de la même façon, puisqu'en la saturant d'abord par l'ammoniaque, on opère sur du phosphate d'ammoniaque. — Si l'on avait à doser des métaphosphates alcalins, on ferait bien de les transformer tout d'abord en phosphates neutres, en les fondant préalablement dans un creuset ou dans une capsule de platine avec un mélange de parties égales de carbonates de sodium et de potassium.

2° Le phosphate est insoluble dans l'eau. — La matière phosphatée est un calcul, un fragment d'os, ou un tout autre dépôt insoluble dans l'eau. Pour rendre la méthode précédente applicable, dissolvez ce produit dans une petite quantité d'acide chlorhydrique pur, après l'avoir réduit en poudre pour faciliter la dissolution, ajoutez assez d'ammoniaque pour saturer et faire naître un léger précipité, que vous redissoudrez à l'aide de quelques gouttes d'*acide acétique*, enfin versez dans la liqueur du chlorhydrate d'ammoniaque, puis la solution ammonia-cale de sulfate de magnésie, pour précipiter l'acide phos-phorique à l'état de phosphate ammoniaco-magnésien que vous traiterez comme il vient d'être dit.

Si vous avez à doser un mélange de phosphates alca-lins et de phosphates insolubles dans l'eau, traitez le tout par l'acide chlorhydrique pour dissoudre les phos-phates insolubles, ajoutez de l'ammoniaque pour faire naître un léger précipité que vous dissoudrez à l'aide d'une petite quantité d'acide acétique, filtrez si cela est nécessaire et continuez l'opération comme précédem-ment.

277. Dosage de l'acide phosphorique à l'état de pyrophosphate d'uranium par la méthode des pe-sées. — Dissolvez le produit phosphaté dans l'acide acé-tique bouillant. Si le phosphate était déjà dissous dans l'acide chlorhydrique ou dans l'acide azotique, évaporez la solution à siccité pour chasser l'excès d'acide, ajoutez de l'ammoniaque au résidu jusqu'à ce qu'il bleuisse le tournesol, puis de l'acide acétique en quantité suffisante pour redissoudre tout le précipité. Versez alors dans la dissolution acétique de l'acétate d'ammoniaque, puis de l'acétate d'urane et faites bouillir : il se dépose un préci-pité jaune de phosphate d'ammoniaque et d'uranium. La-vez le précipité par décantation et filtration ; chaque fois que vous remplacerez l'eau de lavage, faites-la bouillir avec le précipité pour donner à celui-ci plus de cohésion. Le précipité est recueilli sur un filtre, lavé, desséché, enfin incinéré de la même manière que le phosphate ammo-niaco-magnésien du paragraphe précédent, c'est-à-dire que le filtre est grillé à part. Si le précipité grillé avait une teinte verdâtre, c'est qu'il aurait été réduit en partie à l'état de sel de protoxyde, il faudrait le chauffer avec quelques gouttes d'acide azotique pur pour lui rendre sa couleur jaune de sel de sesquioxyde $(2Ur^2O^3, PhO^5)$. 100 parties de ce sel contiennent 19,91 d'acide phosphorique anhydre et 80,09 d'oxyde d'uranium (Ur^2O^3), c'est-à-dire à très-peu près 1/5 d'acide phosphorique.

Cette méthode de dosage trouve son application plus spéciale dans le dosage des phosphates de magnésie, de chaux, elle est inexacte quand le mélange contient de l'alumine ou du fer, à cause de l'insolubilité de ces phosphates dans l'acide acétique, ce dont on n'a guère à se préoccuper dans les analyses d'urines et de calculs urinaires.

278. Dosage volumétrique de l'acide phosphorique à l'aide d'une solution titrée d'acétate d'uranium. — Le phosphate d'uranium $(2Ur^2O^3, PhO^5, 5HO)$ est insoluble dans l'acide acétique. Si donc l'on verse de l'acétate d'uranium dans une solution aqueuse d'un phosphate alcalin ou dans la solution acétique d'un phosphate terreux, on en séparera l'acide phosphorique à l'état de phosphate d'uranium, tandis que les bases entreront en combinaison avec l'acide acétique. Mais le phosphate d'uranium se dépose lentement, aussi ne serait-il pas facile, à cause de l'état physique du précipité, de déterminer le moment précis où l'addition d'un sel d'uranium a précipité tout l'acide phosphorique d'une solution de phosphates. On utilise dans ce but la coloration rouge brun du précipité que produit l'addition d'un sel d'urane au ferrocyanure de potassium ; tant qu'il reste de l'acide phosphorique en solution, le mélange de la solution d'uranium avec la solution des phosphates ne donne pas la coloration rouge brun au contact du cyanoferrure. Mais dès que la précipitation de l'acide phosphorique est complète, l'excès de sel d'uranium colore le cyanoferrure (1).

279. Pour pratiquer ce dosage on prépare :

1° Une solution titrée d'acétate de soude ;

2° Une solution titrée d'acide phosphorique à l'état de phosphate neutre de soude ;

3° Une solution titrée d'acétate d'uranium.

On emploie : 1° une burette divisée en dixièmes de centimètre cube, 2° une pipette de 50 c. c., 3° une pipette de 5 c. c.

1° La *solution titrée d'acétate de sodium* avec excès d'acide acétique contient 100 grammes d'acétate de sodium cristallisé, 100 grammes d'acide acétique fort et une quantité d'eau distillée suffisante pour que le volume total de la solution soit exactement un litre.

2° La *solution titrée de phosphate de sodium* est obtenue avec le phosphate de sodium cristallisé des pharmacies $(2\mathrm{NaO},\mathrm{HO},\mathrm{PhO}^5,24\mathrm{HO})$ que l'on fait cristalliser de nouveau une ou deux fois pour l'avoir dans un plus grand état de pureté. Ce sel est très-efflorescent, aussi serait-on exposé à en prendre un poids trop élevé à l'état sec, comme aussi à en prendre un poids trop faible s'il était encore humide. Le phosphate récemment cristallisé est dissous dans l'eau en quantité telle que sous le volume d'un litre, il y en

______

(1) Cette méthode de dosage a été imaginée par M. Ch. Leconte en 1853. Elle a reçu depuis cette époque de nombreux perfectionnements.

ait 10^{gr},085, ou 0^{gr},2 d'acide phosphorique dans 100 c. c. de solution. Pour s'assurer du titrage exact de cette liqueur, on en mesure 50 c. c. à l'aide d'une pipette, on évapore dans une capsule de platine à l'étuve à eau bouillante, puis on chauffe graduellement le résidu sec au rouge vif; on doit trouver 0^{gr},1874 de phosphate sodique.

Si l'on obtient un poids plus élevé on étend la liqueur d'eau distillée de façon à lui donner exactement ce titre. Au contraire, on ajoute du phosphate sodique à la liqueur trop faible, dans la proportion qu'indique l'essai, et l'on vérifie par de nouvelles expériences l'exactitude du dosage.

3° La *solution titrée d'acétate d'uranium* contient par chaque centimètre cube la quantité d'oxyde jaune d'uranium qui précipite 5 milligrammes d'acide phosphorique (PhO^5). Théoriquement elle contient 20^{gr},8 d'oxyde par litre. On la prépare en dissolvant une quantité un peu plus forte d'oxyde d'uranium dans de l'acide acétique exempt de produits pyroligneux, et l'on porte le volume de la dissolution, par addition d'eau distillée, à 900 c. c., par exemple. On remplit avec cette solution une burette divisée en dixièmes de c. c. (fig. 8 ou 9). D'autre part, on fait couler dans un verre à précipité (fig. 7) 50 c. c. de la solution titrée de phosphate sodique, puis 5 c. c. de la solution titrée d'acétate et l'on chauffe ce mélange au bain d'eau bouillante de façon à le maintenir à une température non inférieure à 90°. Cela fait, on laisse couler la solution d'uranium de la burette tant que l'addition de nouvelles gouttes fait apparaître un précipité. On agite bien le mélange avec une baguette de verre; quand on croit que la précipitation de l'acide phosphorique est complète, à l'aide de la baguette de verre on laisse tomber une goutte du mélange dans une soucoupe de porcelaine, et l'on dépose sur elle une goutte d'une solution faible de cyanoferrure de potassium. Si le mélange des deux gouttes ne donne pas la coloration rouge-brun faible, on conclut que tout l'acide phosphorique n'est pas précipité. On reprend la burette de la solution d'uranium et l'on fait de nouveau couler son contenu par demi-centimètre cube dans la solution de phosphate, tant qu'une goutte du mélange essayé, comme il vient d'être dit, par le cyanoferrure de potassium, ne produit pas la coloration rouge-brun faible. Quand cette coloration apparaît, on est assuré qu'il a été versé un petit excès de la solution d'uranium et que l'acide phosphorique est totalement précipité. On lit sur la burette le volume de la solution d'uranium qu'il a fallu employer pour obtenir ce résultat.

Il est bon de recommencer une ou deux fois ce titrage en maintenant toujours au bain-marie la solution de phosphate alcalin, de façon à saisir bien exactement le moment où la liqueur essayée avec la solution de cyanoferrure commence à donner une légère coloration brune.

Cet essai fait connaître le volume de la solution d'uranium qui précipite 1 décigramme d'acide phosphorique; il apprend de quelle quantité d'eau il faut étendre la solution pour que 20 c. c. de cette solution correspondent à 1 décigramme d'acide phosphorique.

Si, en effet, il n'a fallu que 17 c. c. de la solution d'uranium pour obtenir la réaction finale avec 50 c. c. de la solution titrée de phosphate sodique, c'est qu'il faut ajouter 3 c. c. d'eau distillée à la liqueur d'urane autant de fois qu'elle contient 17 c. c.

280. *Dosage de l'acide phosphorique de l'urine par la méthode des volumes.* — On verse 50 centimètres cubes d'urine dans un verre à précipité (fig. 7), puis 5 centimètres cubes de la solution d'acétate de soude, on chauffe le mélange au bain d'eau bouillante, et l'on verse la solution d'uranium dans ce liquide chaud à l'aide d'une burette (fig. 8 ou 9) graduée en dixièmes de centimètre cube. Quand on approche du terme de la précipitation, on essaie une goutte du mélange avec la solution de cyanoferrure. Si la coloration brune n'apparaît pas, on fait couler de nouveau le liquide de la burette ; dès que la coloration brune se montre lors du mélange de l'essai avec la solution de cyanoferrure, on chauffe encore pendant quelques minutes et l'on répète l'essai.

Quand la nuance est celle qui a servi à fixer le titre de la solution d'urane, on lit le volume de la solution d'urane et l'opération est terminée. Si l'on avait dépassé le but, c'est-à-dire si la solution d'uranium avait été versée en excès, on recommencerait l'opération.

Pour doser séparément la proportion des phosphates terreux d'une urine de concentration moyenne, on en prend 200 à 300 grammes, on y ajoute 50 centimètres cubes d'ammoniaque liquide, on mélange bien, et on laisse déposer dans un vase couvert (fig. 60), avec un disque de verre pendant vingt-quatre heures. Au bout de ce temps on reçoit sur un filtre sans pli le mélange de phosphate de chaux et de phosphate ammoniaco-magnésien, on le lave avec de l'ammoniaque étendue de deux fois son volume d'eau distillée, et, si l'on n'a besoin que d'apprécier le poids brut des phosphates terreux, on dessèche le filtre et on l'incinère au rouge vif. Le résidu est un mélange anhydre de phosphate de calcium et de phosphate de magnésium.

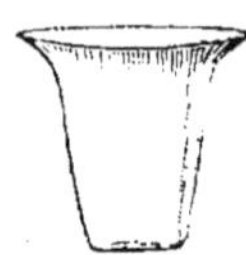

Fig. 60.

Pour déterminer la proportion d'acide phosphorique de ce dépôt brut, on prend le précipité humide, on le dissout dans l'acide acétique, on ajoute de l'acétate de soude, puis on dose l'acide phosphorique de cette solution avec la liqueur titrée d'uranium.

281. Variations de la quantité d'acide phosphorique (1). — Dans le corps de l'homme et des animaux qui se rapprochent le plus de l'homme, les chlorures alcalins sont les sels prédominants des liquides et les phosphates alcalino-terreux les sels prédominants des solides. C'est ainsi que les os, les cartilages, contiennent une proportion considérable de phosphates.

Les chlorures alcalins sont en plus grande quantité dans l'urine que les phosphates, et l'on observe un rapport à peu près constant entre les poids de l'acide phosphorique et celui de l'azote de l'urine dans les conditions normales (ZUELZER) (2).

Le poids de l'acide phosphorique varie à peu près comme le poids du chlorure de sodium ; il s'élève quand on fait plus exclusivement usage d'aliments riches de

---

(1) A lire (sous toutes réserves) : la thèse de M. L.-J. Teissier, 1876. Faculté de médecine de Paris.

(2) *Virchow's Archiv*, 1876, t. LXVI, p. 223 et 282.

phosphates, de viandes principalement. Le jaune d'œuf et la cervelle contiennent du phosphore à l'état de combinaisons organiques, que l'on retrouve dans l'urine à l'état de phosphates alcalino-terreux. Parmi les matières végétales, assez généralement peu chargées de phosphates, le blé et les graines de graminées tiennent un rang des plus élevés.

La proportion de l'acide phosphorique n'a rien de caractéristique dans la phthisie pulmonaire, elle n'est jamais augmentée, il n'y a donc pas phosphaturie comme on l'a dit souvent. En général, le poids de l'acide phosphorique rendu chaque jour est presque toujours diminué (STOKVIS) (1). Mais, tandis que le poids du chlore tend à s'abaisser comme on l'observe habituellement dans les affections chroniques fébriles, celui de l'acide phosphorique ne subissant pas de diminution au même degré paraît devenir prédominant.

On a tout particulièrement indiqué l'ostéomalacie comme l'une des affections chroniques où le poids des phosphates terreux de l'urine subit une augmentation marquée. Mais souvent aussi des observations précises ont démontré que le poids des sels excrétés, et particulièrement celui de l'acide phosphorique, est resté fort au-dessous de la moyenne (O. LANGENDORF et J. MOMMSEN) (2).

L'exercice de l'activité cérébrale contribue à augmenter sensiblement la quantité de l'urée, des phosphates et des sulfates de l'urine (3).

(1) Congrès des Sciences médicales d'Amsterdam, 1879.
(2) Virchow's Archiv. 1877, t. LXIX, p. 456.
(3) H. BYASSON, Essai sur la relation qui existe à l'état physiologique entre

On n'a jamais cité d'urine complètement exempte de phosphates, bien que la quantité en puisse devenir très-minime.

COMPOSÉS SULFURÉS

282. L'urine contient du soufre à divers états ; pendant longtemps on ne l'y connaissait qu'à l'état de sulfates des métaux alcalins et alcalino-terreux. On observait rarement, il est vrai, la présence des sulfures alcalins, celle du sulfhydrate d'ammoniaque et de l'acide sulfhydrique libre. On considérait ces derniers produits comme le résultat de la réduction des sulfates alcalino-terreux.

Dans ces dernières années des composés sulfurés nouveaux ont été signalés dans l'urine : l'acide sulfocyanhydrique, les éthylsulfates, les méthylsulfates, les sulfophénates, les sulfocrésylates (§ 106-113).

Divers composés sulfurés non dosables directement à l'état de sulfates existent parfois dans l'urine, par exemple, la cystine, l'acide tauro-cholique de la bile, l'albumine, les sulfites et les hyposulfites.

Le poids total de l'élément soufre de l'urine, compté à l'état d'acide sulfurique, atteint chaque jour $2^{gr},5$ à $3^{gr},5$ chez un adulte en bon état de santé.

283. **Caractères de l'acide sulfocyanhydrique,** C^2AzS^2. — L'acide sulfocyanhydrique est volatil, incolore, d'une odeur qui rappelle celle de l'acide acétique;

l'activité cérébrale et la composition des urines. Thèse de la Faculté de médecine de Paris, 1868.

il est cristallisable par un froid intense, assez instable du reste. Il est monobasique ; ses sels sont assez généralement solubles dans l'eau et dans l'alcool. L'acide sulfocyanhydrique et ses sels sont colorés en rouge sang (sulfocyanure ferrique) par le perchlorure de fer, en rouge orangé si la solution est très-diluée, et cette coloration ne disparaît ni par une addition d'acide chlorhydrique ni par celle d'un hypochlorite alcalin, ce qui empêche qu'on la confonde avec la coloration rougeâtre de l'acétate ferrique.

Les sulfocyanures sont précipités par l'azotate d'argent ; le sulfocyanure d'argent ainsi produit n'est pas soluble dans l'acide azotique étendu, il se dissout dans l'ammoniaque, et par l'évaporation de l'ammoniaque il cristallise.

L'acétate neutre de plomb les précipite également ; le sulfocyanure de plomb est amorphe, il prend peu à peu la forme cristalline.

Le **sulfocyanure de potassium**, C^2AzKS^2, est cristallisé en longues aiguilles incolores, anhydres, très-solubles dans l'eau et dans l'alcool bouillant.

Le **sulfocyanure de sodium** est cristallisable ; il est plus soluble encore dans l'eau et dans l'alcool que le sulfocyanure de potassium.

Le **sulfocyanure ferrique** est incristallisable ; il est très-soluble dans l'eau, dans l'alcool et même dans l'éther. Sa solution déjà très-étendue est encore d'un rouge intense ; elle sert à caractériser l'acide sulfocyanhydrique. Les alcalis le décomposent, aussi n'obtient-on la production du sulfocyanure ferrique que dans un milieu

acide, plus particulièrement en présence de l'acide chlorhydrique. Les acides qui détruisent l'acide sulfocyanhydrique, l'acide azotique, par exemple, empêchent la
formation de ce sel.

L'urine acidulée d'acide chlorhydrique pur peut donner
directement, par quelques gouttes de perchlorure de fer,
la teinte rouge qui décèle la présence de l'acide sulfocyanhydrique. Mais il est plus avantageux, d'après
M. Gscheidlen, d'opérer sur l'urine rendue alcaline par
l'hydrate de baryte, filtrée, concentrée à l'état d'extrait sirupeux, enfin reprise par l'alcool. L'extrait alcoolique
décoloré par le noir animal, repris par l'eau distillée,
donne plus nettement par le sel ferrique la réaction si éminemment caractéristique de l'acide sulfocyanhydrique.

**284. Acide sulfhydrique, sulfhydrate d'ammo-
niaque.** — L'urine de quelques malades est très-mani-
festement chargée d'hydrogène sulfuré, ou plutôt de sulfhydrate d'ammoniaque, au point que les sondes d'argent
introduites dans la vessie y noircissent par un séjour de
courte durée. L'urine recueillie dans un bassin de cuivre le
noircit également, à cause de la formation du sulfure de
cuivre. Ces urines sulfurées sont assez fréquentes dans les
cas de cystite déterminée par la présence des calculs. Ces
liquides contiennent de nombreux vibrions qui exercent
une action réductrice sur les sulfates et les transforment
partiellement en sulfures. En même temps que cette dés-
oxygénation des sulfates s'opère, l'urée est transformée
en carbonate d'ammoniaque, ce qui entraîne la précipitation du phosphate de chaux et du phosphate de magnésie
(ce dernier à l'état de phosphate ammoniaco-magnésien).

Les leucocytes qui abondent d'ordinaire dans ces liquides y forment un épais magma sous l'action dissolvante du carbonate d'ammoniaque et du sulfhydrate d'ammoniaque qui l'accompagne.

285. SULFATES. — Les sulfates alcalins et le sulfate de magnésium sont très-solubles dans l'eau ; le sulfate de calcium est moins soluble, mais l'addition d'une faible quantité d'un acide minéral augmente sa solubilité. — Le sulfate de baryum est, au contraire, insoluble dans l'eau, même notablement chargée d'acide chlorhydrique ou azotique. C'est sur cette insolubilité que l'on a fondé la recherche et le dosage de l'acide sulfurique dans un liquide.

D'autre part, si l'on chauffe à une température élevée dans un creuset fermé un des sulfates précédents avec un mélange de parties égales de carbonate de potassium et de sodium et d'un peu de charbon, on transforme ce sulfate en sulfure, dont la solution noircit l'argent métallique, les sels de plomb, de cuivre, de mercure, et dégage par le contact d'un acide énergique (l'acide chlorhydrique, par exemple) une quantité considérable d'hydrogène sulfuré à odeur d'œufs pourris.

286. *Dosage de l'acide sulfurique dans l'urine.* — Les sulfates sont dissous dans l'urine, même dans l'urine ammoniacale. Pour procéder au dosage de l'acide sulfurique qu'ils renferment, acidulez assez fortement un poids déterminé d'urine avec de l'acide chlorhydrique, versez-y un léger excès d'une solution à peu près saturée de chlorure de baryum. Après vingt-quatre heures de repos, recueillez le précipité de sulfate de baryum sur un

filtre de papier suédois, lavez-le à l'eau distillée, puis desséchez-le. Cela fait, détachez le contenu du filtre sur une feuille de papier lisse, incinérez le filtre, ajoutez-y le sulfate de baryum mis de côté, chauffez le tout au rouge sombre et pesez après refroidissement.

Le poids du sulfate de baryum ×0,34335 indique le poids de l'acide sulfurique anhydre (SO^3); 100 parties de sulfate de baryum correspondent à 60,85 parties de sulfate de sodium anhydre, à 74,76 parties de sulfate de potassium, à 58,29 parties de sulfate de calcium anhydre.

COMPOSÉS SULFURÉS DIVERS.

287. En 1869, M. Sertoli [1] observait qu'en chauffant l'urine d'homme, de chien, de cheval, avec un acide minéral, à la température de 100°, on obtenait un dégagement d'hydrogène sulfuré. Même au-dessous de 100°, ce dégagement était très-appréciable.

En 1860, M. Voit [2] avait indiqué qu'une partie du soufre de l'urine n'existait pas à l'état d'acide sulfurique.

M. F. A. Falck, qui a écrit une notice historique sur cette question, a rappelé que Ronalds, quatorze ans avant M. Voit, avait signalé le soufre organique. M. Ronalds avait montré que le sulfocyanure se décompose pendant l'ébullition, fournit de l'acide carbonique et de l'hydrogène sulfuré ; quand la solution est concentrée on déter-

[1] *Virchow's Archiv*, 1877, t. LXIX, p. 354, et *Sull'essistenza di uno speciale corpo solforato nell'orina, Gazz. med. italiano-lombardia*, 1869, série VI, t. II, p. 147.

[2] *Virchow's Archiv.*, 1877, t. LXX, p. 343 et *Die Gesetze der Ernährung des Fleischfressers*, 1860, p. 343.

mine la formation de l'acide cyanhydrique et de l'acide persulfocyanique. Un acide fort active cette décomposition ; aussi la distillation avec un acide fort d'une urine qui contient un sulfocyanure fait-elle apparaître de l'acide cyanhydrique dans le liquide distillé. Pour réussir dans cette opération, il faut agir sur l'extrait alcoolique du résidu de l'évaporation d'un litre d'urine, reprendre cet extrait par l'eau, précipiter la solution aqueuse par l'acétate neutre de plomb, et décomposer par l'acide sulfurique le précipité contenant le sulfocyanure insoluble dans l'eau. Le liquide séparé du sulfate de plomb contient l'acide sulfocyanique ; on rend ce liquide légèrement alcalin, on l'évapore à une basse température, puis on le distille au bain de sable avec l'acide chlorhydrique. On trouve dans le liquide distillé de l'hydrogène sulfuré, et de l'acide cyanhydrique que l'on transforme en bleu de Prusse.

M. Kuelz (1) opère sur 200 grammes d'urine seulement, il sépare le composé sulfuré à l'état de sel argentique. Il a manifesté la présence du soufre organique dans l'urine de chien, d'homme, de cheval, de bœuf, de veau, de mouton, de lapin, de cochon, de cobaye. En traitant ces diverses urines par le zinc et un acide, il a obtenu un dégagement d'hydrogène sulfuré. Il n'est pas inutile de rappeler ici que l'acide hyposulfureux et la cystine donnent la même réaction, et que M. Schmiedeberg a presque constamment trouvé de l'acide hyposulfureux (2) dans l'urine de chien.

(1) *Sitzungsber. d. Ges. z. Beförderung. d. gest. nat. z. Marburg*, 1875, p. 74.
(2) *Archiv d. Heilkunde*, 1867, t. VIII, p. 429.

M. Baumann (1) a reconnu les acides sulfoconjugués, et signalé tout particulièrement les acides phényl et crésylsulfurique dans l'urine de l'homme et des chevaux.

M. Reinhard von den Velden (2) a constaté un rapport à peu près constant entre l'acide sulfurique des sulfates de l'urine et le même acide à l'état de combinaison organique. 30 expériences ont indiqué le rapport moyen 1 : 0,1045 (extrêmes : 1 : 0,0708 et 1 : 0,1442). Les urines recueillies dans les cas pathologiques les plus divers (albumineuses, sucrées, chargées d'urates, de produits biliaires) ont donné un rendement à peu près constant, à peu près 10 p. 100 d'éthers sulfuriques aromatiques.

Plus récemment M. Gscheidlen (3) a indiqué le sulfocyanure de potassium comme le corps qui donne lieu par sa décomposition à la réaction précédente, et qui produit dans l'urine normale légèrement acidulée par l'acide chlorhydrique une coloration rouge plus ou moins appréciable au contact du perchlorure de fer. Les combinaisons qui contiennent du soufre au nombre de leurs éléments et que M. Baumann a signalées dans l'urine ne donnent pas d'hydrogène sulfuré par une addition d'acide chlorhydrique et de zinc.

Dans 100 c. c. d'urine, M. Gscheidlen (4) a trouvé : $0^{gr},011$, $0^{gr},009$, $0^{gr},012$ de sulfocyanure de sodium.

M. Salkowski constate dans 100 c. c. d'urine humaine du soufre à trois états différents de combinaison :

(1) *Pflüger's Archiv*, t. XIII, p. 285.
(2) *Virchow's Archiv*, t. LXX, p. 343.
(3) *Pflüger's Archiv*, t. XIV, p. 401.
(4) *Jahresbericht d. schlesische Ges. f. vat. Cultur*, 1874.

Sulfates.	Soufre neutre.	Sulfocyanure.
0,656	0,0715	0,025
0,458	0,0770	0,036

D'autres essais colorimétriques de M. Gscheidlen ont montré qu'un litre d'urine normale contiendrait 0,0225 d'acide sulfocyanhydrique, ou 0,0376 de sulfocyanure de potassium. M. Munk a donné des nombres plus élevés [1]. M. Gscheidlen [2] a retiré 0^{gr},1373 de sulfocyanure de plomb de 14 litres d'urine normale.

Quand on enlève les glandes salivaires à un chien, on ne trouve plus de sulfocyanure dans son urine ni dans son sang, et quand on traite l'urine acidulée d'acide chlorhydrique par du zinc, on n'obtient plus d'hydrogène sulfuré.

En faisant prendre du soufre précipité à des chiens, M. Martin Regensburger [3] a constaté une plus grande quantité de soufre dans l'urine ; le poids du soufre passé dans l'urine à l'état d'acide sulfurique était à celui du soufre sous d'autres formes, comme 0,283 : 0,188.

288. *Dosage de l'acide sulfurique à l'état de combinaison organique.* — L'acide sulfurique à l'état de combinaison organique, combiné, par exemple, avec les radicaux organiques, n'est pas précipité par le chlorure de baryum. Il faut donc procéder à la décomposition de la molécule organique, mettre l'acide sulfurique en liberté, avant de faire agir le chlorure de baryum. Le plus ordinairement on chauffe la combinaison organique avec de l'acide chlorhydrique.

[1] *Jahresbericht über Thier-Chemie*, t. VI, p. 139.
[2] *Pflüger Vierteljahrschrift*, 1877, t. CXXXVI.
[3] *Zeitschrift f. Biologie*, t. XII, p. 479.

M. Baumann (1) recommande le mode opératoire suivant : à 50 c. c. d'urine on ajoute de l'acide acétique, puis un égal volume d'eau, enfin du chlorure de baryum en excès. Le mélange est maintenu au bain-marie pendant au moins une demi-heure, pour faciliter la séparation du sulfate de baryum. On recueille ce précipité sur un filtre, on le lave à l'eau distillée, puis à l'acide chlorhydrique (pour dissoudre l'oxalate de chaux, le phosphate de fer), enfin à l'eau distillée. Le précipité peut retenir de l'acide urique. On l'incinère et l'on pèse le sulfate de baryum.

Ce premier traitement a pour but de précipiter l'acide sulfurique à l'état de combinaison avec les bases alcalines ou alcalino-terreuses. L'urine qui en provient et les eaux de lavage sont chauffées avec 1/8 de leur volume d'acide chlorhydrique pur et concentré pendant un temps assez long. Le liquide prend une teinte rouge plus ou moins foncée ; il se produit un nouveau dépôt de sulfate de baryum provenant de la décomposition des sulfates organiques ; on recueille ce précipité de sulfate de baryum, on le lave à l'alcool (pour dissoudre les matières résineuses), puis à l'eau distillée chaude, enfin on le dessèche et on le traite comme il est dit plus haut.

CARBONATES

289. CARBONATE DE CALCIUM, CaO,CO^2. — L'urine humaine récente ne contient pas de carbonate de calcium,

(1) *Pflüger's Archiv.*, t. XIV, p. 401 et *Zeitschrift f. phys. Chemie*, t. I, p. 70.

il s'en dépose quelquefois une petite quantité dans les urines putréfiées. Le carbonate de chaux se rencontre assez fréquemment dans les urines et dans les calculs urinaires des herbivores, ordinairement associé au carbonate de magnésie.

Le carbonate de chaux est aussi le produit constant de la combustion des sels organiques calcaires (urate, oxalate), que l'on a chauffés au rouge sombre ; à une plus haute température on dégagerait tout l'acide carbonique. Ce sel donne lieu à une effervescence vive quand on le met au contact d'un acide. Afin d'éviter de prendre un dégagement de bulles d'air pour de l'acide carbonique, il faut préalablement mouiller complètement avec de l'eau distillée le dépôt avec lequel on veut produire cette réaction. Si l'on opère dans un tube à essai, et que la quantité du gaz dégagé soit assez considérable, en inclinant ce tube au-dessus d'un autre tube à demi rempli d'eau de chaux, on détermine par l'agitation un trouble plus ou moins abondant dû à la précipitation du carbonate de chaux. Si ce gaz est très-abondant, il pourra éteindre une bougie. La solution chlorhydrique du carbonate de chaux (CaCl) rendue neutre par l'évaporation de l'acide en excès n'est pas précipitée par l'ammoniaque pure, exempte de carbonate d'ammoniaque ; elle est précipitée par les carbonates alcalins neutres, et, si elle ne contient pas d'acide en excès, ou si cet acide est préalablement saturé par l'ammoniaque, l'oxalate d'ammoniaque fait naître un précipité d'oxalate de chaux insoluble dans l'eau et dans l'acide acétique, soluble dans les acides minéraux. Les solutions des sels de chaux neutres sont aussi précipitées par une solution saturée de sulfate de potasse ou de soude, mais s'il n'y a que des traces de chaux, il faut ajouter de l'alcool, pour rendre le sulfate de chaux plus insoluble.

290. CARBONATE DE MAGNÉSIUM. — La composition de ce sel varie avec les circonstances qui lui donnent naissance. On n'a, dans les analyses d'urine, à prendre en considération que les deux éléments, acide carbonique et magnésie anhydre, qui le constituent. On ne le rencontre guère à l'état de liberté, c'est-à-dire à l'état de sel amorphe, insoluble dans l'eau exempte d'acide carbonique que dans les urines et les calculs urinaires des herbivores. Il donne lieu à une effervescence vive au contact des acides ; l'acide sulfurique dilué le transforme en sulfate très-soluble. Ce sulfate additionné de chlorhydrate d'ammoniaque en suffisante quantité, puis de phosphate de soude et d'ammoniaque, produit du phosphate ammoniaco-magnésien cristallisé (271). Les sels de magnésium sont précipités par les alcalis caustiques (hydrate de magnésie) et le précipité se dissout dans un grand volume d'une solution de chlorhydrate d'ammoniaque.

291. **Dosage de la chaux et de la magnésie.** — Premier cas. *Les deux bases sont dissoutes dans une liqueur neutre ou alcaline. — Dosage de la chaux.* — Ajoutez d'abord au liquide assez de chlorhydrate d'ammoniaque pour que l'ammoniaque pure ne trouble pas la liqueur, puis une solution d'oxalate d'ammoniaque en grand excès pour faire passer la chaux à l'état d'oxalate

insoluble, et la magnésie à l'état d'oxalate soluble. Couvrez le vase à précipité qui contient l'oxalate calcaire, maintenez-le pendant douze heures dans un endroit un peu chaud pour rendre la précipitation complète, et donner au précipité une cohésion suffisante qui l'empêche de traverser le filtre. Cela fait, versez d'abord le liquide sur un petit filtre de papier Berzélius bien lavé, puis faites tomber peu à peu sur ce filtre le précipité d'oxalate calcaire, lavez ce précipité avec de l'eau distillée, tant que l'eau de lavage donne un résidu par l'évaporation. Desséchez le filtre, détachez du filtre sec le précipité d'oxalate de chaux, incinérez d'abord le filtre dans un creuset ou dans une capsule de platine, puis ajoutez l'oxalate calcaire mis de côté, chauffez-le graduellement au rouge vif, donnez un bon coup de feu pour faire passer à l'état de chaux caustique le carbonate de calcium produit tout d'abord. Le résidu de chaux caustique, mis au contact de l'eau, puis additionné de quelques gouttes d'acide chlorhydrique affaibli, ne doit pas faire effervescence, si tout l'acide carbonique a été dégagé.

Si vous ne disposez pas d'une source de chaleur suffisante pour produire ce résultat, dosez la chaux à l'état de carbonate de chaux ou de sulfate de chaux. Une simple lampe à alcool suffit pour transformer l'oxalate calcaire en carbonate. Le résidu de carbonate humecté d'eau distillée ne devra pas bleuir le papier de tournesol : cet effet indiquerait qu'une partie du carbonate de chaux a été réduite à l'état de chaux caustique. Pour faire passer cette chaux à l'état de carbonate, voici ce qu'il convient de faire : placez sur le résidu calcaire quelques petits fragments de carbonate d'ammoniaque, versez une solution de carbonate d'ammoniaque, laissez en contact, évaporez doucement à siccité au bain-marie ; enfin, chauffez graduellement à la température du rouge naissant. Recommencez cette opération tant que le poids de la capsule augmentera.

Cette méthode repose sur l'insolubilité de l'oxalate de chaux, sur sa décomposition en carbonate de chaux à une température rouge très-faible, et sur sa transformation complète en chaux caustique à une température élevée.

Pour éviter ces tâtonnements il est préférable de transformer le résidu de l'incinération de l'oxalate de chaux en sulfate anhydre. Pour cela, on l'additionne d'eau qui change la chaux caustique en chaux hydratée, puis, après refroidissement, d'acide sulfurique dilué en léger excès, on dessèche à l'étuve à eau bouillante, enfin on chauffe au rouge vif. Le résidu est du sulfate de chaux anhydre. Au lieu d'acide sulfurique étendu on peut se servir d'une solution concentrée de sulfate d'ammoniaque, dont on emploie également un suffisant excès.

100 parties de sulfate de chaux anhydre (CaO,SO^3) correspondent à 107,356 parties d'oxalate de chaux cristallisé $(C^4Ca^2O^8,2HO)$.

100 parties de carbonate de chaux (CaO,CO^2) correspondent à 56 parties de chaux anhydre (CaO) et à 146 parties d'oxalate de chaux cristallisé $(C^4Ca^2O^8,2HO)$.

100 parties de chaux caustique correspondent à 260,715 parties d'oxalate de chaux cristallisé.

100 parties d'oxalate de chaux cristallisé $(C^4Ca^2O^8,2HO)$

contiennent 38,356 parties de chaux anhydre (CaO) ou 70,635 parties de carbonate calcaire (CaO,CO^2).

Corrections. — Quand la magnésie est abondante, le précipité d'oxalate calcaire entraîne toujours un peu de magnésie, ce dont il faut tenir compte dans des recherches précises. Pour cela, après avoir précipité la chaux par l'oxalate d'ammoniaque et abandonné le mélange au repos pendant douze heures, contentez-vous de verser la liqueur seule sur le filtre, par décantation, puis redissolvez le précipité d'oxalate de chaux un peu magnésifère dans l'acide chlorhydrique pur, ajoutez de l'eau distillée, puis un excès d'ammoniaque, enfin de l'oxalate d'ammoniaque. Laissez reposer douze heures dans un endroit chaud, recueillez l'oxalate calcaire exempt de magnésie sur le filtre qui a déjà reçu la première liqueur, et continuez l'opération comme il a été dit précédemment.

292. Deuxième cas. *Le mélange est insoluble dans l'eau.* — Dissolvez peu à peu ce mélange avec de l'acide chlorhydrique étendu, de manière à éviter une effervescence trop vive si ce mélange contient des carbonates, évaporez à siccité pour chasser l'excès d'acide chlorhydrique, ajoutez du chlorhydrate d'ammoniaque pur, puis de l'oxalate d'ammoniaque, et continuez comme précédemment.

Si le mélange contient du phosphate de calcium et du phosphate de magnésium, dissolvez-le avec l'acide chlorhydrique étendu, filtrez pour séparer les matières organiques, lavez le filtre avec de l'eau distillée, ajoutez de l'ammoniaque jusqu'à l'apparition d'un précipité que vous redissoudrez à l'aide de quelques gouttes d'acide acétique, puis versez de l'oxalate d'ammoniaque pour précipiter la chaux à l'état d'oxalate. L'opération se continue comme dans le premier cas. L'oxalate calcaire entraîne de la magnésie, mais comme il n'est pas rigoureusement insoluble dans l'eau chargée d'acide acétique, ces deux effets se compensent assez exactement.

293. Dosage de la magnésie. — Les eaux mères et les eaux de lavage de l'oxalate de chaux provenant de l'une ou de l'autre des opérations précédentes retiennent la magnésie en dissolution. Pour en apprécier la quantité, précipitez-la à l'état de phosphate ammoniaco-magnésien que vous porterez au rouge pour le peser à l'état de pyrophosphate de magnésie. Dans ce but, ajoutez aux eaux mères une solution de phosphate de soude pur, et de l'ammoniaque *en excès*, agitez le mélange à l'aide d'une baguette de verre, et laissez déposer le phosphate ammoniaco-magnésien en vase clos pendant un ou deux jours. Calcinez-le en vous conformant à ce qui a été dit à propos du dosage de l'acide phosphorique.

100 parties de pyrophosphate de magnésie correspondent à 36,04 parties de magnésie et 63,96 parties d'acide phosphorique anhydre.

294. Carbonate de potassium, KO,CO^2, et Carbonate de sodium, NaO,CO^2. — Ces deux sels n'existent point à l'état libre dans l'urine humaine ; on ne les trouve que dans les cendres de l'urine ou des sédiments urinaires ; ils proviennent de la décomposition des sels à acides organiques, des urates alcalins, par exemple. Ces deux sels sont très-solubles dans l'eau ; le sel de potassium est précipité par un excès d'acide tartrique (bitartrate de potassium). Saturé par l'acide chlorhydrique, il est converti en chlorure de potassium précipitable par le bichlorure de platine $(KCl,PtCl^2)$. Ces deux réactions ne se produisent pas avec le sel sodique.

295. Dosage du potassium et du sodium. — Évaporez 200 à 500 grammes d'urine à l'étuve à eau bouillante ou à une tout autre source de chaleur, sans faire bouillir pour éviter les projections, puis carbonisez le résidu. Toute trace de matière organique ayant disparu, versez de l'eau sur le résidu, puis, sans filtrer le mélange, additionnez-le de chlorure de baryum tant que ce sel produira un précipité, puis d'eau de baryte si le liquide n'est pas très-franchement alcalin. Filtrez ce mélange pour séparer le charbon, les divers sels terreux et tout particulièrement le sulfate et le phosphate de baryum, lavez le filtre avec de l'eau distillée pour en extraire tous les sels solubles. Versez dans cette nouvelle liqueur du carbonate d'ammoniaque pur et de l'ammoniaque caustique tant qu'il se produira un précipité. Filtrez de nouveau et lavez bien le précipité.

La nouvelle liqueur ne contiendra plus que les chlorures alcalins et les sels ammoniacaux ; évaporez-la doucement à siccité dans une capsule de platine, chauffez graduellement celle-ci *au rouge faible* pour volatiliser les sels ammoniacaux, en évitant soigneusement une trop haute température qui volatiliserait les chlorures alcalins. Le résidu repris par l'eau cède à ce liquide les chlorures de sodium et de potassium ; filtrez la solution, évaporez-la à siccité après addition d'une ou deux gouttes d'acide chlorhydrique pour lui donner une légère réaction acide, et chauffez graduellement au rouge naissant. Le poids du résidu est celui des deux chlorures alcalins.

Pour doser la potasse, redissolvez ce résidu dans l'eau distillée, versez du bichlorure de platine tant qu'il se produit un précipité et que la liqueur n'est pas jaune ; ajoutez au liquide son volume d'alcool, laissez déposer le précipité de chlorure double de platine et de potassium pendant vingt-quatre heures, recueillez-le au bout de ce temps sur un petit filtre que vous laverez à l'eau alcoolisée, et du poids du chlorure double bien desséché à 100° vous déduirez le poids du chlorure de potassium qu'il renferme. — Ce poids, retranché du poids total des chlorures alcalins, vous donnera le poids du chlorure de sodium.

100 parties de chlorure double de platine et de potassium ($KCl,PtCl^2$) contiennent 30,51 parties de chlorure de potassium. 100 parties de chlorure de potassium contiennent 52,45 parties de potassium et 47,55 de chlore. 100 parties de chlorure de potassium correspondent à 63,17 parties de potasse anhydre (KO).

100 parties de chlorure de sodium contiennent 39,34 parties de sodium, (correspondant à 53,02 de soude anhydre NaO) et 60,66 parties de chlore.

296. Carbonate d'ammoniaque. — L'urine putréfiée est rendue alcaline par le carbonate d'ammoniaque provenant de la décomposition de l'urée. Elle bleuit le papier de tournesol. Chauffée dans un tube de verre elle dégage des vapeurs alcalines, d'odeur ammoniacale, qui bleuissent le papier de tournesol. En condensant ces vapeurs dans une solution d'acide tartrique il se dépose du bitartrate d'ammoniaque peu soluble (il faut opérer en présence d'un excès d'acide); d'autre part une baguette de verre plongée dans l'acide chlorhydrique, puis dans le tube qui renferme les vapeurs ammoniacales, donne lieu à un nuage blanc de chlorhydrate d'ammoniaque.

On peut, à l'aide de l'uréomètre, apprécier la proportion de l'ammoniaque. On dose la quantité d'azote d'un volume déterminé d'urine brute, puis la quantité d'azote d'un égal volume d'urine réduit de moitié par l'évaporation à l'étuve à eau bouillante, de façon à en chasser le carbonate d'ammoniaque. La différence entre les deux volumes d'azote exprime assez exactement le volume de l'azote qui appartient à l'ammoniaque volatilisée.

Sans recourir à un dosage régulier de l'ammoniaque, on peut apprécier l'*alcalinité* à l'aide d'une solution titrée d'acide oxalique (22), ce qui suffit ordinairement aux besoins de la clinique.

297. OXALATE DE CALCIUM, $C^4Ca^2O^8,2HO$ (1).

100 parties $= 2CaO = 38,356$; $C^4O^6 = 49,315$; $2HO = 12,329$.

L'urine ne paraît pas contenir d'acide oxalique libre, mais elle contient fréquemment de l'oxalate de calcium. Il est bien difficile de recueillir ce sel tant la quantité en est faible et d'en apprécier la proportion exacte ; néanmoins c'est avec raison que l'on estime tout au plus à 2 centigrammes le poids maximum de l'oxalate calcaire que renferme l'urine d'un adulte en vingt-quatre heures ; souvent il est impossible d'en constater la moindre trace (FÜRBRINGER) (2).

L'oxalate de chaux constitue des calculs urinaires tout entiers, parfois d'un volume assez considérable.

(1) Précipité à froid de solutions très-étendues, l'oxalate calcaire est un mélange de deux hydrates, l'un à 2 équiv. d'eau, l'autre à 6 équiv. d'eau. Il n'est pas démontré que l'oxalate cristallisé qui se dépose de l'urine soit un oxalate à 6 équiv. d'eau.

(2) *Jahresber. über Fortschritte der Thier-Chemie*, t. VI, p. 145.

Certains aliments végétaux qui contiennent de l'acide oxalique libre ou combiné favorisent l'apparition dans les sédiments urinaires de cristaux d'oxalate de chaux ; l'oseille, le cresson, la tomate, la racine de rhubarbe, apportent à l'urine des cristaux d'oxalate calcaire.

Une longue série d'observations me fait dire que la présence simultanée dans l'urine de l'oxalate de chaux cristallisé et de l'urate de soude est presque toujours l'indication d'un état dyspeptique. Toutes les fois que l'urate de soude et l'oxalate de chaux se sont montrés avec une certaine persistance, la dyspepsie était des mieux accusées par les malades.

L'oxalate de chaux se rencontre fréquemment dans les urines des diabétiques, souvent accompagné de cellules de ferments.

En l'absence de toute trace de glycose la présence simultanée dans l'urine des cellules de ferment (genre Cryptocoque), et de l'oxalate de chaux cristallisé est un indice de dyspepsie.

D'accord avec un grand nombre d'observateurs je ne considère pas l'oxalate de chaux comme un élément pathologique de l'urine, bien que sa présence soit loin d'y être constante. Il est vrai que ce sel apparaît sous sa forme cristalline si caractéristique avec une fréquence exceptionnelle chez certaines personnes ; le régime plus particulièrement végétal n'est pas la seule cause que l'on puisse invoquer. William Roberts (1) partage avec beaucoup de médecins anglais l'opinion que l'oxalate de

(1) *A Practical Treatise on urinary and renal diseases*, 2ᵉ édition, London.

chaux se rencontre surtout chez les personnes amaigries, nerveuses, très-impressionnables, souvent hypochondriaques, se croyant prédisposées à la phthisie. Elles se plaignent de ne pouvoir se livrer à aucune fatigue et se croient incapables de tout effort. Chez quelques-unes on rencontre un peu de fièvre ; la peau de la paume des mains et de la plante des pieds est sèche, surtout le soir. Ces personnes sont d'un tempérament irritable, excitable ; chez les hommes, la force génésique est souvent affaiblie ou nulle ; ils se plaignent de douleurs vives et constantes, de sensations de pesanteur dans la région lombaire, et plus souvent d'irritation du côté de la vessie. Souvent les facultés mentales sont affectées et la mémoire affaiblie.

On attribue l'*oxalurie* à l'abus du sucre et des substances azotées, à l'insuffisance des corpuscules rouges, à une insuffisance d'aération, aux lésions organiques qui gênent la circulation du sang et la respiration. On accuse également de produire l'oxalurie la dépression nerveuse, les troubles des facultés mentales, la présence d'un excès de bases dans le sang, l'état catarrhal de l'intestin.

Ces phénomènes que l'on attribue, à mon avis fort gratuitement, à la présence de 1 ou 2 centigrammes d'acide oxalique dans l'urine me paraissent plus probablement dépendre de causes très-différentes et principalement des mauvaises digestions dues à quelques vices fonctionnels ou organiques du tube digestif.

Quand l'urine est habituellement chargée de cristaux d'oxalate de chaux et que l'on y rencontre en même temps des leucocytes et quelques hématies, on a lieu de craindre la présence d'un calcul d'oxalate de chaux dans la vessie ou dans les reins.

298. *Recherche et caractères de l'oxalate de chaux.* — Bien que l'oxalate de chaux n'existe jamais dans l'urine que dans une proportion excessivement faible sa recherche dans l'urine est facile, car ce sel se dépose cristallisé au fond du vase avec les divers éléments anatomiques en suspension. Pour en favoriser le dépôt j'ajoute quelques gouttes d'acide acétique à l'urine.

Les urines chargées d'oxalate de chaux, rendues limpides par filtration, deviennent légèrement louches quand on les fait bouillir, même en l'absence de tout leucocyte. L'addition de quelques gouttes d'acide acétique concentré au liquide louche ne lui restitue pas sa transparence première.

Les cristaux d'oxalate de chaux (fig. 61) sont caractérisés par leur forme octaédrique; ils appartiennent au système du prisme droit à base carrée; un de leurs axes est plus grand que l'autre, ce qui contribue beaucoup à leur donner l'aspect d'une enveloppe de lettre, vue du côté du cachet.

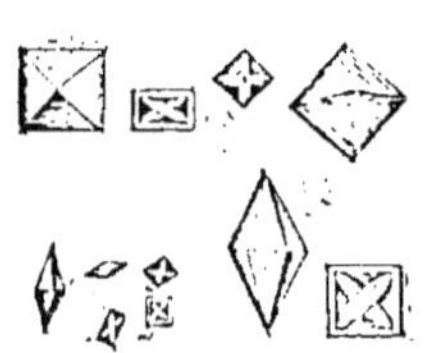

Fig. 61. — Oxalate de chaux.

Les cristaux d'oxalate de chaux réfractent assez fortement la lumière. Ils ne se dissolvent pas dans l'eau, ils sont également *insolubles* dans les alcalis, dans le chlorhydrate d'ammoniaque et dans l'*acide acétique*. Les acides minéraux (chlorhydrique, azotique) les dissolvent rapidement.

Le phosphate neutre de sodium paraît exercer sur l'oxalate de calcium une action dissolvante marquée, aussi je recommande l'addition d'une petite quantité d'acide acétique pour en rendre la séparation plus complète.

Le chlorure de sodium, malgré sa forme cubique et quelquefois octaédrique (système cubique), ne saurait être confondu avec l'oxalate de chaux, parce qu'il est très-soluble dans l'eau. Les cristaux de phosphate ammoniaco-magnésien *sont solubles dans l'acide acétique* et dans les acides minéraux, et leur forme s'éloigne beaucoup de celle de l'oxalate de chaux.

Si l'oxalate de chaux se présentait toujours sous la forme octaédrique, le microscope suffirait à le reconnaître. Mais ce sel est souvent amorphe, dans les calculs par exemple ; voici ce qu'il convient alors de faire.

On peut transformer une partie du produit brut en oxalate cristallisé ; dans ce but, M. Holzner (1) conseille de dissoudre l'oxalate amorphe dans l'acide chlorhydrique ou dans l'acide azotique et de laisser la cristallisation s'effectuer à l'air libre. La solution chlorhydrique laissée sous une cloche de verre dans une atmosphère ammoniacale donne plus vite des cristaux d'oxalate calcaire.

299. Recherche de l'oxalate de chaux amorphe, dans un calcul, par exemple. — Un calcul d'oxalate de chaux pur ne fait pas effervescence au contact des acides ; chauffé au rouge, il noircit d'autant plus qu'il contient une plus grande quantité de matières organiques, et le résidu de carbonate de chaux fait efferves-

(1) *Journ. de Pharm. et de Chimie*, 4ᵉ série, 1874, t. XIX, p. 212.

cence avec les acides ; à une température très-élevée, il ne reste plus que de la chaux caustique qui ne fait plus effervescence avec les acides et manifeste énergiquement ses propriétés alcalines vis-à-vis du tournesol.

Un calcul d'oxalate de chaux pulvérisé traité par l'acide acétique bouillant cède à ce dissolvant le carbonate calcaire et les phosphates. Il ne reste après ce traitement que l'oxalate calcaire mélangé à des traces de matières organiques et à de l'acide urique.

L'acide oxalique se décompose au contact de l'acide sulfurique concentré bouillant en acide carbonique et en oxyde de carbone :

$$C^4O^2, 2HO = 2CO^2 + 2CO + 2HO.$$

Cette réaction est déterminée par l'extrême avidité de l'acide sulfurique pour l'eau. Un oxalate, celui de chaux, par exemple, se décompose de la même façon :

$$C^4Ca^2O^8 + 2(SO^3, HO) = 2CO^2 + 2CO + 2(CaO, SO^3) + 2HO.$$

Un calcul d'oxalate de chaux étant donné, divisez-le en fragments de 1 millimètre de côté environ, mettez 1 ou 2 décigrammes de cette poudre grossière dans un petit matras de verre (fig. 62) de 2 centimètres de diamètre environ. C'est un simple tube à l'extrémité duquel on a soufflé une boule, et que l'on peut d'ailleurs remplacer par un tube de verre ordinaire.

Cela fait, versez 2 grammes environ d'acide sulfurique concentré (par chaque décigramme de poudre,) faites communiquer ce petit matras par un tube de verre recourbé avec une petite cloche à recueillir les gaz. Celle-ci consistera en un tube à essai rempli d'eau que vous aurez renversé dans un verre à expérience. Chauffez la petite boule à l'aide d'une lampe à alcool, doucement d'abord, puis de manière à faire bouillir son contenu. Le mélange d'acide carbonique et d'oxyde de carbone viendra peu à

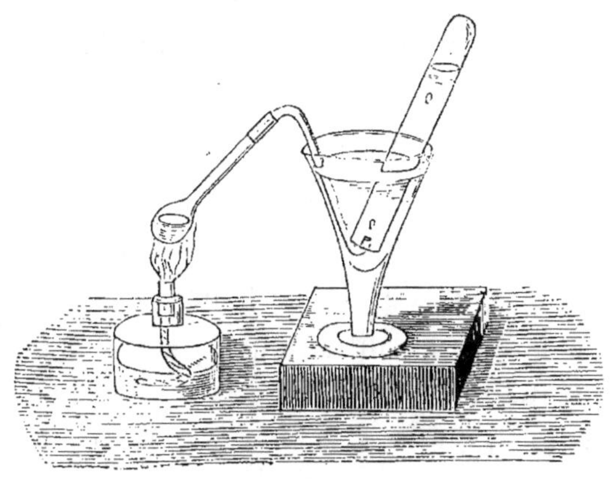

Fig. 62.

peu occuper la petite cloche à gaz. Si vous avez laissé perdre les premières bulles de gaz formées par l'air de l'espace vide du petit matras, vous recueillerez un mélange à peu près pur d'oxyde de carbone et d'acide carbonique. L'opération terminée, tout dégagement de gaz ayant cessé, absorbez l'acide carbonique en faisant passer un fragment de potasse caustique dans le tube, et agitez-le sous l'eau en le tenant exactement fermé avec le pouce. Retournez alors le tube, de manière à amener son orifice supérieur en haut, approchez-en une allumette enflammée au moment où le soufre de celle-ci est totalement brûlé, vous verrez une belle *flamme bleue* accompagnée d'une très-légère détonation; c'est l'oyxde de carbone qui brûle et se transforme en acide carbonique.

Cette réaction est facile à produire ; on peut réduire l'appareil et la prise d'essai à de très-faibles dimensions. Il ne suffirait pas de constater la présence de l'acide carbonique, car le calcul brut pourrait contenir du carbonate de chaux, et dans ce cas il ferait effervescence avec les acides étendus d'eau et froids.

Si, dans l'essai précédent, on ajoutait au mélange d'oxalate et d'acide sulfurique un peu de bioxyde de plomb ou de manganèse, on n'aurait que de l'acide carbonique, sans oxyde de carbone. L'essai serait concluant, mais à la condition que le calcul ne contînt pas de carbonate calcaire, ce que l'on peut obtenir facilement en le traitant tout d'abord par l'acide acétique étendu et bouillant.

M. Chevreul conseille le moyen suivant pour retirer l'acide oxalique cristallisé de l'oxalate de chaux. Une partie de ce sel pulvérisé et desséché à 40°, contenant 2 équivalents d'eau, est mise dans une solution d'azotate d'argent bien neutre contenant, 2,07 parties de ce sel pour 20 parties d'eau. Au bout d'une à trois heures, à une température voisine de 100°, l'oxalate calcaire est transformé en oxalate d'argent, qu'il suffit de laver à l'eau distillée, puis de mettre au contact de l'acide chlorhydrique pour avoir une solution d'acide oxalique, qui cristallise par l'évaporation.

300. Dosage de l'oxalate de chaux. — L'oxalate de chaux des calculs est rarement pur ; le plus souvent il contient des matières d'origine organique et des phosphates. En traitant la masse réduite en poudre fine par l'acide acétique, à l'aide d'une douce chaleur, on dissout les phosphates alcalino-terreux. Le résidu contient l'oxalate, l'acide urique, des substances organiques ; il serait difficile d'en extraire l'oxalate de chaux à l'état de pureté ; aussi en apprécie-t-on la quantité en dosant la chaux qu'il renferme, tantôt à l'état de carbonate, tantôt à l'état de sulfate ou de chaux caustique. Dans ce but, on l'incinère dans une capsule ou dans un creuset de platine pour détruire la matière organique ; quand l'incinération est complète, on agit sur le résidu comme il est dit à propos du dosage de la chaux.

304. FER. — Les réactifs ordinaires des sels de fer ne décèlent point directement la présence de ce métal dans l'urine normale. Il en est de même si l'urine contient du sang ; dans ce cas, pour déceler le fer il faut opérer sur les cendres de ce liquide (qui me paraissent contenir le fer à l'état de phosphate), les redissoudre dans l'acide chlorhydrique pur et chasser l'excès d'acide avant de faire agir les réactifs. La solution contient alors un persel de fer que le ferrocyanure précipite en bleu, et que le sulfocyanure de potassium colore en rouge intense (sulfocyanure ferrique soluble dans l'éther).

Le fer est dissimulé à l'action des réactifs par les matières organiques de ce liquide ; on ignore d'ailleurs d'une façon précise à quel état il existe dans l'urine. Pour le séparer, le meilleur réactif paraît être le sulfhydrate d'ammoniaque qui l'isole à l'état de sulfure noir de fer.

M. Schroff et Hamburger (1) n'ont pas retrouvé de fer dans l'urine après l'administration de petites doses de sel de ce métal. M. Schroff en a constaté la présence dans les cendres de l'urine.

MERCURE. — Le mercure apparaît dans l'urine des individus qui ont le contact de ce métal, de ses vapeurs plus particulièrement (doreurs au mercure, miroitiers), quelquefois de ses solutions acides (apprêteurs de poils de lapins) ou qui sont soumis à l'action des sels mercuriels dans un but thérapeutique.

Le procédé de recherche conseillé par M. Personne, pour le lait, est applicable à l'urine. On fait passer un courant de chlore dans ce liquide

1) *Prager Vierteljahrschrift*, t. CXXX, 1876, p. 147.

pour détruire la plus grande partie des matières organiques, puis on élimine l'excès de chlore par un courant d'acide sulfureux ou par un sulfate alcalin, enfin on précipite le mercure à l'état de sulfure par un courant d'hydrogène sulfuré, en ayant soin d'opérer dans un flacon bouché. Le précipité lavé à plusieurs reprises par décantation est réuni dans une petite capsule, puis desséché au bain-marie. Après quoi, l'on introduit ce précipité dans un tube de verre peu fusible, fermé par un bout, on le recouvre de chaux vive, et l'on étire l'autre extrémité. Ce petit appareil est chauffé au rouge en commençant par la chaux et en finissant par le précipité. Il se dégage des vapeurs mercurielles qui donnent du bi-iodure de mercure au contact de l'iode, et une tache blanche ou grisâtre au contact d'une lame de cuivre bien décapée.

M. Schneider (1) traite l'urine recueillie pendant trois jours au moins par un mélange de chlorate de potassium et d'acide chlorhydrique dans un parfait état de pureté. Puis le liquide concentré au 1/8 environ de son volume est soumis à l'action d'une petite pile de Smée de six éléments, dont le pôle positif est une lame de platine de 4 centimètres de surface et le pôle négatif un fil d'or d'un millimètre terminé en masse d'une épaisseur de 2 millimètres. L'électrolyse, pratiquée dans un vase plus large que haut, est prolongée pendant vingt-quatre heures environ. Si le liquide contient du mercure, le fil d'or s'amalgame; on introduit ce fil d'or amalgamé dans un tube de verre étiré en tube capillaire à l'une de ses extrémités et fermé à l'extrémité la plus large. Ce tube, chauffé graduellement au rouge pendant cinq minutes, donne, dans la partie refroidie, du mercure métallique que l'on transforme en bi-iodure de mercure en faisant agir sur lui des vapeurs d'iode (2).

M. Ludwig chauffe vers 50 à 60° l'urine acidulée avec 2 centimètres cubes environ d'acide chlorhydrique par litre et 10 grammes environ de poudre de zinc ou de cuivre métallique dans un grand état de division. Le mercure se fixe sur le zinc ou sur le cuivre. La poudre métallique se rassemble assez rapidement au fond du vase; on peut alors décanter le liquide qui la surnage, laver la poudre une fois ou deux fois avec de l'eau distillée, puis la recueillir sur un petit filtre, enfin la laver une dernière fois à l'eau chaude. Cela fait, on dessèche cette poudre métallique sur une plaque de verre à la température de 50° environ, puis on la chauffe dans un tube de verre formé de deux parties de diamètres différents. Ce tube a une longueur totale d'environ 40 centimètres; la moitié la plus large est d'un diamètre de 12 millimètres environ, puis vient un petit renflement, enfin un tube d'environ 12 centimètres de longueur et de 1 à 1 1/2 millimètre de diamètre. A

(1) *Sitzungsberichte der K. K. Academie der Wissenschaften*, Vienne, 1860, t. XXIV, p. 239.

(1) Le mémoire de M. Schneider contient de précieuses indications bibliographiques.

l'extrémité du tube de grand diamètre, on a placé un tampon d'amiante, puis une spirale de fil de cuivre de 5 centimètres de longueur, enfin la poudre métallique qui a fixé le mercure et que l'on introduit dans une nacelle métallique maintenue par un fil métallique. On chauffe d'abord le tampon d'amiante, puis peu à peu la partie renflée du tube; les vapeurs mercurielles vont se condenser dans la petite boule qui fait suite au tube de grand diamètre, puis à l'aide d'un courant d'air et du déplacement de la surface de chauffe jusque dans le tube capillaire. On les caractérise par la vapeur d'iode et par l'action qu'elles exercent sur le cuivre métallique bien décapé.

302. QUININE. QUINIDINE. — On a quelquefois besoin de s'assurer de la présence de la quinine dans l'urine des malades qui prennent l'un des sels de cet alcaloïde. Pour cela, versez 10 centimètres cubes d'urine dans un tube à essai, puis 6 centimètres cubes d'éther pur, enfin dix gouttes d'ammoniaque liquide ou d'une solution de soude caustique à 1/6. Agitez vivement, laissez reposer pendant quelques instants, décantez la couche d'éther qui surnage, et évaporez-la dans une capsule de porcelaine. Traitez le résidu de la capsule par de l'eau acidulée d'acide sulfurique de façon à transformer l'alcaloïde libre en sulfate, et dans la solution versez une ou deux gouttes d'eau chlorée, enfin quelques gouttes d'ammoniaque ; à l'instant même il se manifestera une magnifique coloration vert-émeraude caractéristique de la quinine et de la quinidine. On peut remplacer l'eau chlorée par l'eau bromée ou par l'hypochlorite de soude ; un excès de chlore empêcherait la réaction, aussi faut-il opérer prudemment.

On peut encore caractériser la quinine par la réaction suivante. Au résidu laissé par l'évaporation de l'éther on ajoute une goutte d'une solution de cyanoferrure de potassium, puis une ou deux gouttes d'eau chlorée, enfin une trace d'ammoniaque : une magnifique coloration rouge pourpre se manifeste.

A l'aide de ces deux réactions on reconnaît aisément la présence de la quinine dans une urine qui ne contient que 5 centigrammes de sulfate de quinine par litre.

Ce procédé est applicable aux urines putréfiées plus ou moins chargées de pus, et aux urines qui contiennent de la quinidine.

Quand les réactions sont douteuses, on les recommence sur un volume de liquide plus considérable.

M. Personne (1) a reconnu dans l'urine la quinine administrée à l'état de sulfate et non pas la quinidine, comme l'ont dit quelques observateurs plus médecins que chimistes.

Pour isoler des quantités notables de quinine de l'urine, M. Personne s'est servi avec succès de la méthode suivante. Il ajoute à l'urine une solution de tannin privé de matière résineuse, recueille le préci-

(1) *Journal de Pharmacie et de Chimie*, 4ᵉ série, 1878, t. XVIII, p. 354.

pité tannique sur un filtre, puis l'égoutte et le mélange intimement avec de l'hydrate de chaux.

Ce mélange est desséché au bain-marie après une addition suffisante de sable fin pour assurer la porosité de sa masse ; après quoi, cette masse desséchée et réduite en poudre est placée dans une allonge dont le col est garni d'un tampon de coton, puis lessivée avec du chloroforme pur et sec, jusqu'à ce que ce dissolvant ne dissolve plus rien. Enfin la solution chloroformique laisse, après son évaporation, l'alcaloïde impur, souillé de matières résineuses que l'acide sulfurique étendu en isole complètement. L'identité de la quinine extraite de l'urine et de la quinine du commerce peut être constatée régulièrement, même avec la mesure de son action sur la lumière polarisée. Une partie de la quinine administrée à l'état de sulfate passe à l'état de matière résinoïde, l'autre portion passe dans l'intestin, enfin une portion paraît détruite.

303. EAU OXYGÉNÉE OU BIOXYDE D'HYDROGÈNE. — Schönbein a cru à la présence de l'eau oxygénée dans l'urine humaine. Elle est au moins douteuse ; car personne jusqu'à présent n'en a donné une preuve certaine, et d'autres corps que l'eau oxygénée produisent les réactions qui ont été invoquées pour justifier sa présence.

L'addition à l'urine d'une quantité un peu notable d'eau oxygénée en prévient la décomposition spontanée ; même après 9 mois l'urine n'avait pas subi la fermentation putride. L'eau oxygénée empêche aussi la fermentation de l'urine sucrée additionnée de levûre (GUTTMANN) (1).

304. GAZ DISSOUS DANS L'URINE. — Edm. Morin (2) a trouvé expérimentalement dans un litre d'urine récente de la nuit :

Acide carbonique........................ 15^{cc}, 957
Oxygène................................   0,   658
Azote..................................   7,   773

Ces nombres doivent être augmentés de 1/3 environ pour tenir compte de la quantité restée en dissolution.

En comparant les urines du repos à celles de la marche, M. Morin a obtenu les moyennes suivantes :

	Acide carbonique.	Oxygène.	Azote.
Urines du repos...............	11,877	0,493	7,494
Urines de la marche........	22,880	0,466	8,214

M. Freire a indiqué une méthode de dosage de l'oxy-

(1) *Virchow's Archiv*, 1878, t. LXXIII, p. 1-23.
(2) *Journal de Pharmacie et de Chimie*, 3e série, 1864, t. XLV, p. 396.

gène dissous dans l'urine à l'aide de l'acide pyrogallique (1).

SÉDIMENTS URINAIRES.

305. L'urine limpide, provenant d'un individu dans le plus parfait état de santé, abandonnée au repos dans un verre conique, dépose tout au moins un léger nuage formé par des détritus d'une ténuité extrême formés par les débris des cellules épithéliales de la membrane muqueuse qui tapisse les conduits urinaires. Dans l'état pathologique, il s'y joint des produits organisés (hématies, leucocytes, spermatozoïdes, tubes urinaires, etc.) que le microscope peut seul faire reconnaître avec certitude.

Dans le plus grand nombre des cas le sédiment urinaire comprend des cristaux d'acide urique, des urates amorphes ou cristallins, de l'oxalate de chaux, des matières colorantes d'origines diverses lesquelles se fixent comme des produits tinctoriaux sur l'acide urique et les urates. Quand le sédiment est abondant, c'est-à-dire quand les éléments solides qui se séparent peu à peu de l'urine deviennent nombreux, ils se rassemblent plus aisément au fond du verre; ce dépôt s'effectue avec d'autant plus de facilité qu'il est formé d'éléments plus denses, d'acide urique et d'urates principalement; il reste quelquefois en suspension, surtout dans les urines peu denses et faiblement acides, s'il ne renferme que des détritus épithéliaux; dans ce dernier cas, pour en faciliter la réunion

(1) C. R. de l'Acad. des sc., 1875, t. LXXXI, p. 229.

au fond du verre et pouvoir décanter le liquide surnageant sans entraîner le dépôt, je conseille d'ajouter quelques gouttes d'acide acétique à l'urine, de l'agiter vivement, puis de l'abandonner au repos. Cette petite quantité d'acide acétique isole souvent de l'acide urique, lequel s'ajoute au sédiment organique devenu plus compacte; elle aide aussi à la précipitation de l'oxalate de chaux.

Le sédiment des urines très-chargées d'urates alcalins ou de sédiment rosé (§ 88) est d'un examen parfois difficile, qui exige beaucoup d'attention; car les divers éléments de ce sédiment sont assez généralement recouvert d'urates en petits grains qui en masquent les caractères propres. En maintenant l'urine brute dans un milieu d'une température voisine de 40 degrés, on redissoudra les urates, et les éléments anatomiques rassemblés au fond du vase seront plus facilement caractérisés.

306. ÉLÉMENTS CONSTITUTIFS DES SÉDIMENTS URINAIRES. — *a. Corps organisés, produits organiques :*

Hématies, leucocytes, spermatozoïdes, entozoaires, cellules épithéliales, ferments, vibrions divers, tubes ou cylindres rénaux, filaments fibrineux, pigments biliaires, gouttelettes graisseuses, poils provenant de la vessie (1).

b. Corps cristallisés ou cristallisables :

1° *Acide urique*, ordinairement coloré en jaune, en jaune orangé, en rougeâtre, rarement incolore, sous des formes très variées (fig. 11 à 18);

___

(1) Sur les poils provenant de la vessie, consultez un mémoire de P. Rayer inséré dans les *Mémoires de la société de biologie*, 1850-1851, t. II, p. 167 : *Trichiasis des voies urinaires.*

2° *Urate d'ammoniaque* en petites boules, ou en boules plus volumineuses, parfois accouplées, ou hérissées de pointes comme le fruit du *datura stramonium* (fig. 21);

3° *Urate de sodium*, ordinairement en petits grains ou en très-petites boules, souvent de couleur rosée (fig. 23) (Voir *Urine à sédiment briqueté, urate de sodium, uroérythrine*, § 46, 88);

4° *Phosphate de chaux bibasique* cristallisé (fig. 56);

5° *Oxalate de chaux*, sous la forme d'octaèdres, ayant l'aspect d'enveloppes de lettres (fig. 61);

6° *Acide hippurique* (rare à cause de sa solubilité déjà grande), en longues aiguilles ou en prismes taillés en biseaux aux extrémités (fig. 24);

7° *Cystine*, cristallisable en tables hexagonales (fig. 35, 36);

8° *Tyrosine*, en granules grisâtres de structure rayonnée;

9° *Indigotine*, tantôt cristallisée (fig. 10), tantôt amorphe.

c. Sels amorphes : urates alcalins, carbonate de chaux, phosphate tribasique de chaux.

d. Corps étrangers, venus du dehors, apportés par l'air, ou provenant de vases malpropres : fragments de matières textiles, (chanvre, lin, coton, soie, laine), fragments d'insectes, de plumes, poussières de diverses origines, lycopode, fécules, etc. La détermination exacte de ces produits est souvent des plus difficiles, elle est la source d'erreurs fréquentes. Il faut également comprendre dans cette liste les globules huileux que l'on observe si souvent dans l'urine extraite à l'aide d'une sonde.

Dans ce mélange l'acide azotique et l'ammoniaque mettent hors de doute l'existence de l'*acide urique*. Un simple traitement par l'eau bouillante (500 fois environ le poids du sédiment) dissout les urates, et laisse les éléments insolubles. La liqueur filtrée, concentrée, additionnée d'acide acétique, dépose en quelques heures des cristaux d'acide urique.

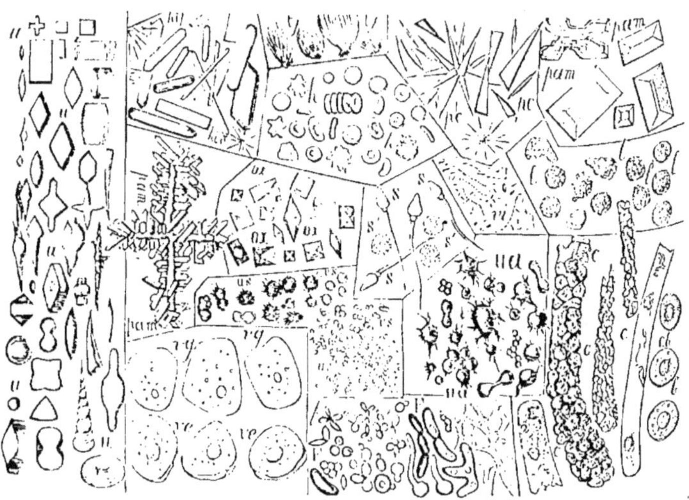

Fig. 63. — Principaux sédiments urinaires.

c, tubes urinaires ; *cb*, cellules épithéliales du bassinet ; *h*, hématies ; *hi*, acide hippurique ; *F*, *f*, ferments divers ; *l*, leucocytes ; *ox*, oxalate de chaux ; *pam*, phosphate ammoniaco-magnésien prismatique ; *pam'*, phosphate ammoniaco-magnésien en étoile ; *pr*, phosphate bicalcique cristallisé ; *s*, spermatozoïdes ; *s'*, sympexions ; *ty*, tyrosine ; *u*, acide urique ; *ua*, urate acide d'ammoniaque ; *us*, urate acide de sodium ; *ve*, épithélium de la vessie ; *vg*, épithélium du vagin ; *vi*, vibrions.

La partie non dissoute par l'eau cède à l'acide acétique les phosphates ; l'oxalate calcaire reste indissous. Si le mélange contenait des *carbonates*, l'acide acétique donnerait lieu à une effervescence, due au dégagement

de l'acide carbonique. L'acide phosphorique des *phosphates* dissous dans l'acide sera mis en évidence à l'aide
des réactions du § 274. La *chaux* et la *magnésie* seront
constatées d'après les données des §§ 289, 290, enfin
l'*oxalate de chaux*, comme il est dit au § 299 et suiv.

307. L'état d'acidité ou d'alcalinité de l'urine exerce une
grande influence sur la composition du sédiment. Laissant de côté les éléments anatomiques proprement dits
on trouve :

Dans l'urine acide :

1° De l'acide urique ; 2° des urates amorphes de sodium et de potassium ; 3° de l'oxalate de chaux cristallisé, enfin et fort rarement de la cystine et quelques éléments accidentels (leucine, tyrosine).

Dans l'urine devenue alcaline par putréfaction, aux produits précédents s'ajoutent :

1° De l'urate d'ammoniaque ; 2° du phosphate amorphe
de chaux ; 3° du carbonate de chaux ; 4° du phosphate
ammoniaco-magnésien cristallisé.

C'est de l'urine à peine acide que se dépose le phosphate de chaux bibasique cristallisé.

Quand l'urine est alcaline au moment où elle sort de
la vessie ou devient alcaline, on n'y trouve pas d'acide
urique libre ; il s'y forme assez souvent des boules de dimensions très-variables d'urate d'ammoniaque (fig. 21).

308. **Tubes ou cylindres urinaires** (*tubuli renales*),
cylindres épithéliaux. — On désigne par ces mots des
éléments anatomiques plus ou moins régulièrement cylindriques qui proviennent du rein et que l'on observe le
plus ordinairement pendant la maladie de Bright.

On en distingue plusieurs sortes (fig. 64) :

1° Les *cylindres hyalins* sont des tubes d'une transparence parfaite, formés par une membrane extrêmement mince, dépourvue totalement ou à peu près totalement de toute trace de granulation graisseuse. Les uns ont leur diamètre à peu près homogène sur toute leur lon-

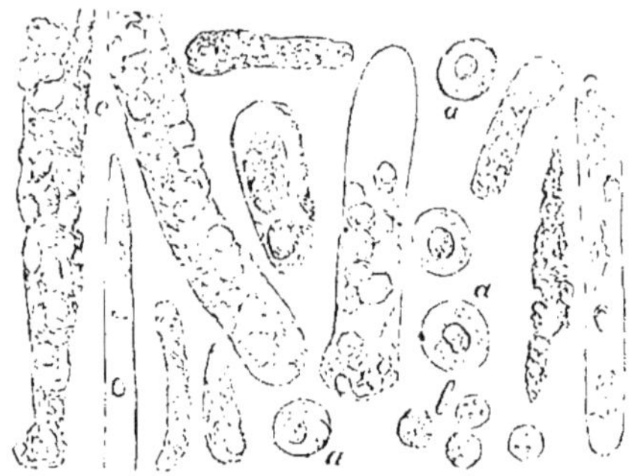

Fig. 64. — Tubes urinaires c,c, avec leucocytes *l*; et cellules épithéliales du bassinet *a*.

gueur, d'autres sont courbés, d'un diamètre inégal. Leur transparence et leur faible pouvoir réfringent les rendent parfois assez difficiles à découvrir dans le champ du microscope ; une goutte d'une solution d'iode (dans l'eau additionnée d'iodure de potassium) facilite leur observation. En projetant un peu d'ombre avec la main sur le porte-objet du microscope on les distingue plus aisément que sans cet artifice.

2° Des cylindres recouverts d'hématies ou de leucocytes, qui leur forment une sorte de gaîne ; on leur donne quelquefois le nom de cylindres du sang, parce qu'on les observe plus particulièrement dans les cas d'hématurie rénale, ou à la suite de l'hématurie. D'autres cylindres sont revêtus de cellules épithéliales, de formes plus ou moins nettes.

On rencontre souvent et parfois en grand nombre une troisième espèce de *cylindres granuleux*, de dimensions et de formes irrégulières, constituées par une matière jaunâtre, ordinairement granuleuse, quelquefois amorphe. On peut les considérer comme un mélange d'exsudat fibrineux et de granulations graisseuses. Le nom de cylindre appliqué à ces produits est souvent inexact, car ils prennent souvent la forme de fuseaux, ou bien ils sont très-volumineux à l'une de leurs extrémités et effilés à l'autre extrémité ; enfin leur section transversale est loin d'être toujours un cercle.

C'est à tort que l'on a considéré la présence des tubes urinaires de diverses formes comme un signe certain de la maladie de Bright. Le plus ordinairement les urines albumineuses, même chargées d'une proportion déjà considérable d'albumine, sont absolument exemptes de tubes urinaires. Et l'on rencontre ces divers éléments en dehors de la maladie de Bright, en vérité fort rarement et en très-petit nombre (1).

309. **Fibrine.** — En même temps qu'elle dépose des hématies, l'urine peut contenir des traînées fibrineuses, provenant d'un sang récemment sorti de ses vaisseaux. L'agitation vive du liquide suivie d'un repos prolongé, facilite le dépôt des flocons fibrineux. Ceux-ci sont transparents, allongés, sans structure proprement dite. On a signalé dans quelques cas, tout particulièment à l'Ile-de-France, un exsudat de plasma sanguin, sans hématies,

(1) Sur ce sujet, consultez les *Leçons sur les humeurs* de M. Ch. Robin.

analogue à celui qui se rassemble dans la cavité thoracique dans les cas de pleurésie aiguë ; je n'ai pas eu l'occasion d'observer une seule urine de ce genre. L'absorption de la cantharidine des vésicatoires, provoque quelquefois une cystite et l'apparition de filaments de fibrine.

310. **Kyestéine**. — On nommé kyestéine (κύησις, accouchement) la pellicule ou le simple nuage blanchâtre qui apparaît peu à peu à la surface de l'urine des femmes enceintes. Ce trouble s'observe bien dans un tube de verre, après un à trois jours, suivant la température. On y trouve des globules de matières grasses, des vibrions, des cristaux de phosphate ammoniaco-magnésien, une substance amorphe mucilagineuse qui semble le résultat de la dissolution des détritus épithéliaux. Il n'y a d'ailleurs aucun principe particulier dans cet état de l'urine qui ne saurait servir à diagnostiquer une grossesse, puisqu'on le rencontre assez fréquemment dans l'urine de l'homme.

311. **Cellules épithéliales de la vessie et du vagin.** — Les dépôts urinaires contiennent fréquemment des débris de cellules épithéliales provenant des reins, ou de l'urèthre. Ces éléments sont très-nombreux quand les membranes dont ils proviennent sont le siège d'une inflammation aiguë ou chronique. La présence d'un calcul est une cause continue d'irritation qui rend cette détermination rapide. Dans les derniers temps de la grossesse, l'urine est ordinairement chargée d'une quantité.considérable de cellules épithéliales.

Ces deux épithéliums ont une grande ressemblance,

néanmoins avec un peu d'habitude il est assez facile de les distinguer l'un de l'autre. La chose est importante, puisqu'il est infiniment probable que la cellule épithéliale du vagin ne se trouve que dans une urine de femme. Il se présente aussi un assez grand nombre de cas où l'épithélium caractéristique du vagin fait absolument défaut dans une urine de femme, précisément quand il n'existe aucun état catarrhal. La distinction de ces deux épithéliums n'est pas toujours aussi nette que l'indique la figure 65, tantôt parce que ces épithéliums ont trop longtemps séjourné dans l'urine, tantôt parce que l'urine est alcaline ou trop profondément modifiée dans ses qualités. La cellule épithéliale du vagin B est assez généralement plus mince, à contours plus fins et surtout *à noyau plus petit* que la cellule épithéliale de la vessie (A. fig. 65).

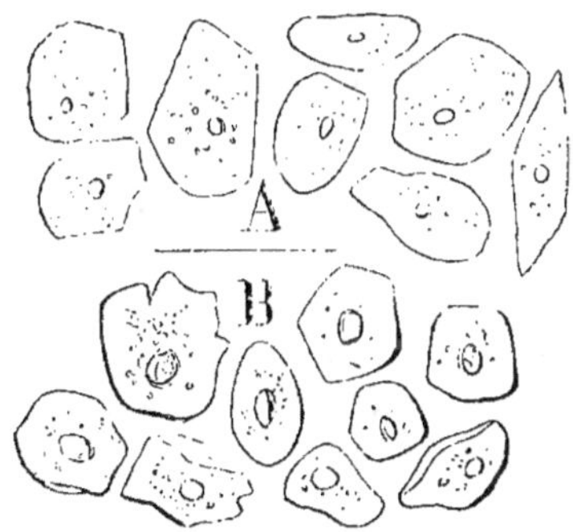

Fig. 65. — A. Épithélium du vagin. — B. Épithélium de la vessie.

Si cette indication peut dans une foule de cas aider à distinguer l'urine d'une femme de l'urine d'un homme, *il ne faut user de ce caractère qu'avec la plus extrême prudence.* Par contre, on peut rencontrer des spermatozoïdes dans une urine de femme sans qu'il soit besoin que j'en explique ici la cause toute naturelle.

312. **Polype du trigone vésical.** — L'urine d'un malade renfermait en grand nombre les éléments anatomiques de la figure 66. Ces éléments (des cellules épithéliales) sont ceux d'un polype que l'on n'observe que dans le trigone vésical. L'extraction de ce polype fut facile et n'occasionna aucun accident (1).

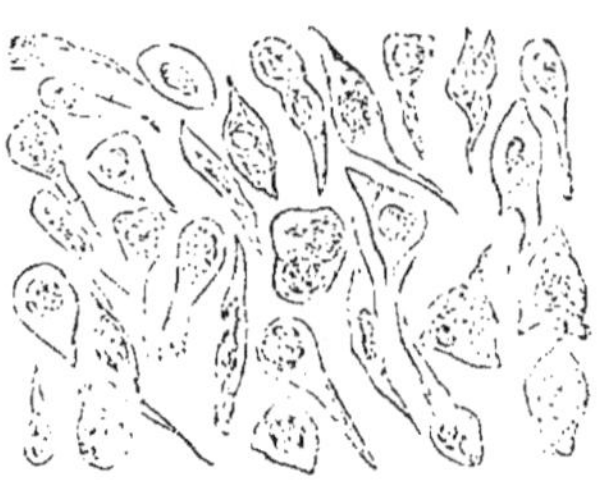

Fig. 66. — Cellules épithéliales d'un polype du trigone vésical.

313. **Matières grasses.** — Le microscope révèle quelquefois la présence de globules graisseux, le plus souvent mélangés à des éléments organiques de diverses origines. Ces globules graisseux proviennent du rein. Dans des cas plus fréquents, l'urine renferme des globules huileux provenant du graissage de la sonde ; il faut dans ce dernier cas prendre garde de leur attribuer une origine rénale. Les urines qui contiennent des globules graisseux sont ordinairement albumineuses, sanguinolentes, purulentes ; elles appartiennent plus particulièrement à la dernière période de la maladie de Bright (Voir *Urines chyleuses, urines laiteuses*).

(1) Consultez sur ce sujet: *Leçons sur les humeurs*, par M. Ch. Robin, 2e édit., Paris, 1874, p. 817-851.

Quelques urines contiennent des fragments graisseux provenant du prépuce.

314. Sperme. — L'élément caractéristique du sperme est le *spermatozoïde*.

Le spermatozoïde de l'homme se compose d'une tête aplatie ou partie élargie, et d'un appendice ou queue qui de la tête va en s'amincissant jusqu'à l'autre extrémité. La longueur du spermatozoïde est de 5 centièmes de millimètre, celle de la tête est à peu près le 1/10 de celle du corps ou de 5 millièmes de millimètre. Dans quelques taches spermatiques, comme aussi dans les liquides qui renferment des spermatozoïdes (urine, hydrocèle enkystée de l'épididyme), il n'est pas rare de rencontrer des spermatozoïdes brisés *b*, à queue courte ou nulle.

Le sperme n'est pas seulement composé d'une solution de spermatine et de spermatozoïdes ; on y trouve aussi des sympexions (*s*, *fig*. 67), des leucocytes (*l*) ordinairement très-peu nombreux, parfois même quelques hématies, des cellules épithéliales de l'urèthre, enfin de fines granulations graisseuses.

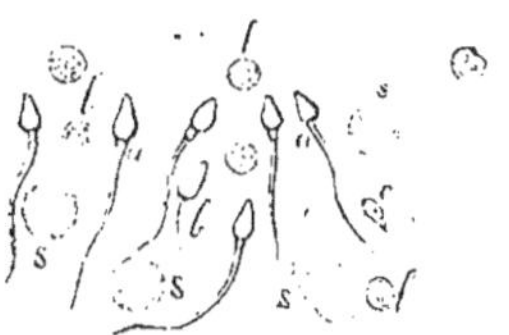

Fig. 67. — *a*, spermatozoïdes ; *s*, sympexions ; *l*, leucocytes.

Quand une urine contient du sperme, elle n'est pas ou n'est que peu troublée ; si on l'abandonne au repos dans un verre conique, les spermatozoïdes se déposent peu à peu : après dix heures de repos, en examinant le sédiment au microscope on y reconnaît les spermatozoïdes dénués de tout mouvement, les sympexions et les cellules épithéliales diverses qui les accompagnent. On facilite la précipitation en ajoutant quelques gouttes d'acide acétique au liquide.

L'urine qui contient du sperme louchit par la chaleur comme celle qui contient des traces de pus, mais elle ne donne pas de flocons albumineux (à moins que l'urine ne soit elle-même albumineuse). La présence des spermatozoïdes permet de distinguer nettement l'urine spermatifère de l'urine purifère. La présence des leucocytes en petit nombre dans le sperme est d'ailleurs si fréquente qu'on la considère comme normale.

315. Bilharzia hœmatobia (COBBOLD), *Distoma hœmatobium* (BILHARZ), *Schistosoma hæmatobium* (WEINL.) — *Thecosoma hœmatobium* (MOQUIN-TANDON) (1).

Cet entozoaire est fréquent en Égypte où Griesinger l'a rencontré 117 fois sur 363 autopsies. Il vit dans les branches de la veine porte, dans les veines des reins, des uretères et de la vessie. Le mâle est épais, d'une longueur de 7 à 9 millimètres ; il présente sur sa partie antérieure une sorte de canal, dans lequel la femelle vient se loger pour être fécondée (*canal gynécophore*). La femelle est effilée, plus petite que le mâle ; son corps n'est pas divisé en deux parties distinctes comme celui du mâle. Moquin-Tandon pense que l'on a confondu les sexes et pris le mâle pour la femelle.

Le *Bilharzia hœmatobia* produit dans les voies urinaires des désordres beaucoup plus graves que dans l'intestin. La vessie se couvre de taches ecchymotiques de dimensions parfois assez considérables, tapissées par un

(1) Consultez: WILLIAM ROBERTS: *A practical Treatise on urinary and renal Diseases including urinary deposits*. London, 1872.

enduit visqueux, d'un jaune grisâtre, ou par un exsudat sanguinolent dans lequel on trouve une grande quantité d'œufs. Dans une période plus avancée les taches sont plus étendues, décolorées, marquées de taches de pig- ment à surface lisse et ressemblant à du cuir, d'autrefois molles, friables, incrustées d'un mélange d'acide urique, de sang et d'œufs. Dans quelques cas, les taches prennent la forme de nodules ou de condylomes sous lesquelles la membrane muqueuse reste tantôt intacte, tantôt s'é- paissit et s'injecte. Dans l'uretère le Bilharzia amène des rétrécissements, lesquels s'opposant à l'écoulement de l'urine, provoquent finalement la distension parfois énorme du bassinet, et une pyélite. Les affections calcu- leuses amenées à la suite de ces lésions sont assez com- munes en Égypte.

Le docteur P. Sonzino, qui a étudié ce ver en Égypte, a décrit (1) les lésions nombreuses qu'il produit dans l'in- testin, les uretères, les vésicules séminales. Les œufs existent en nombre très-considérable à des états de dé- veloppement des plus variés ; parfois ils sont complète- ment vides, d'autres sont incrustés de carbonate calcaire (ou de phosphate ?) D'après Bilharz et M. Sonzino, on rencontre deux variétés d'œufs, l'une à épine terminale, (la seule que j'aie vue et figurée), l'autre fort rare à épine latérale; c'est surtout dans les tissus du rectum que l'on observe cette dernière variété.

Le Bilharzia a été observé dans le sud de l'Afrique, au cap de Bonne-Espérance. Il est peut-être la cause des

(1) *Archives générales de Médecine*, juin 1876 : *la Bilharzia hæmatobia et son rôle pathologique en Égypte* (avec figures).

hématuries de quelques autres contrées, tout particulièrement de l'île Maurice.

La présence des œufs du Bilharzia dans l'urine es
l'indice certain de l'existence de cet entozoaire dans le
parois des conduits urinaires. Presque toujours on observe avec ces œufs à divers états de développement de
leucocytes, des hématies et une proportion assez variable d'albumine.

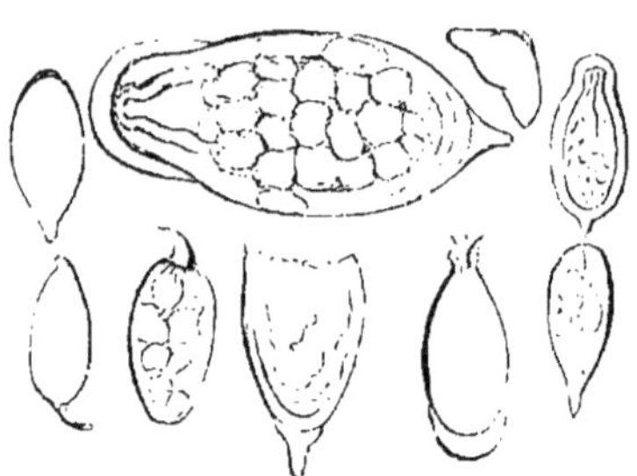

Fig. 68. — OEufs du *Bilharzia hœmatobia* observés dans l'urine.

La figure 68 montre les œufs de ce ver tels que je
les ai vus, à Paris, dans l'urine d'un Français fort anémique et qui revenait du Caire. Cette urine, de densité
normale, était trouble; elle était rendue chaque jour dans
la proportion ordinaire. Elle contenait de l'albumine (la
proportion s'en est élevée jusqu'à 3^{gr},52 par kilogramme),
des hématies et des leucocytes. Les globules rouges
étaient presque méconnaissables et en grande partie dépouillés de leur matière colorante. J'ai examiné cette
urine à trois reprises, à un mois d'intervalle; la proportion de l'albumine tombait à 0^{gr},19 après que le malade
eût pris de l'iodure de potassium à dose assez élevée, en

même temps que les œufs du *Bilharzia* devenaient très-rares dans l'urine.

L'emploi de l'iodure de potassium en injection dans une infusion de bois de quassia amara dans les cas où la maladie paraît surtout limitée à la vessie et à la prostate a donné de bons résultats. On a prescrit, à l'intérieur, l'iodure de potassium, l'essence de térébenthine, l'huile éthérée de fougère mâle, et comme prévention l'usage d'une eau pure en boisson.

L'hématurie en Amérique (Brésil) a été attribuée à la *filaire hématique*.

316. Spiroptère. — Le genre *Spiroptera* comprend un grand nombre d'espèces qui vivent dans le corps des animaux. Le *Spiroptera hominis* (Rud.) a été seul rencontré dans le corps de l'homme. C'est un entozoaire de 8 à 10 millimètres de longueur, de couleur blanchâtre, cylindrique, légèrement atténué à ses extrémités. L'extrémité antérieure est tronquée et garnie de papilles. L'extrémité caudale du mâle présente deux prolongements ailés, minces, membraneux, entre lesquels se trouve placé un spicule pointu. L'extrémité caudale de la femelle est très-courte, obtuse. Le mâle atteint une longueur de 8 millimètres et la femelle de 10 millimètres. Ce ver est parfois expulsé avec l'urine (1).

317. Strongle rénl. — Le strongle rénal se rencontre dans le rein, dans le tissu cellulaire périnéphrétique et quelquefois dans l'urine quand il est encore dans un état incomplet de développement. Sa longueur varie de 15 à 80 centimètres et même au delà : il est presque régulièrement cylindrique, de la grosseur d'une plume à écrire, à peine annelé, de couleur rosée ou rouge. Son extrémité antérieure présente une petite ouverture buccale circulaire, entourée de six nodules arrondis disposés en rosette. A cause de ses dimensions parfois plus considérables que celles qui viennent d'être indiquées, le strongle rénal est appelé strongle géant. *Eustrongylus gigas*, Diesing.

Ce ver est unisexué ; le mâle est de plus petites dimensions que la femelle ; chez le mâle, l'extrémité caudale porte une ventouse au centre de laquelle on distingue une vésicule renflée qui porte deux spicules filiformes, ressemblant à deux poils raides et effilés. La femelle n'a

(1) W. Roberts, p. 591, nie l'existence de ce ver.

pas de ventouse caudale ; son extrémité caudale est un peu recourbée. L'orifice génital est en avant vers le milieu de la longueur du corps.

Le strongle géant est rarement observé dans l'espèce humaine, il produit des désordres graves dans les reins, lesquels entraînent souvent la mort.

On connaît une autre espèce de strongle fort rare, décrite par M. Diesing sous le nom de *Strongylus longevaginatus*, ou strongle à longue gaîne. Le mâle a une longueur de 8 à 15 millimètres et la femelle environ 55 millimètres.

Consultez sur ce sujet : DAVAINE : *Traité des Entozoaires*, 2° édit. 1877, p. 295, 297, 943. MOQUIN-TANDON : *Éléments de Zoologie médicale.*

318. **Sarcine.** — On désigne sous le nom de sarcine (*Sarcina ventriculi*, Goodsir, *Merismopœdia ventriculi*, Ch. Robin), une algue consistant en masses cubiques ou prismatiques composées de 8, 16, 64 cellules cubiques dont chaque face est ordinairement divisée en quatre saillies par deux lignes disposées en croix. Les angles sont un peu mousses, et l'aspect général est celui de la figure 69. J'ai dessiné celle-ci à un assez faible grossissement (120 diamètres) ; je l'avais rencontrée dans un liquide encéphalo-rachidien, écoulé par le nez à la suite de la déchirure de l'ethmoïde. On en observe parfois des quantités assez considérables dans les fèces des diarrhées chroniques. On peut la rencontrer dans l'urine (où je ne l'ai jamais vue). Il faut prendre garde de confondre l'urate de soude (fig. 20) avec la sarcine.

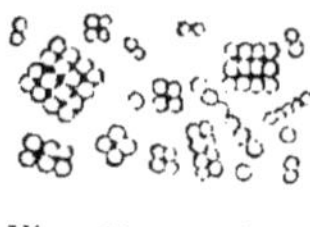

Fig. 69. — Sarcine.

Lire sur ce sujet : MOQUIN-TANDON, *Botanique médicale*; CH. ROBIN, *Leçons sur les humeurs.*

319. Ferments. — Dans quelques urines non sucrées on observe des cellules de ferment, de forme sphérique ou ellipsoïdale, d'une transparence parfaite, que l'on ne distingue souvent avec netteté qu'en projetant un peu d'ombre sur le porte-objet du microscope. Tantôt ces cellules sont isolées, tantôt et le plus souvent elles sont placées bout à bout, en nombre variable. Ces mêmes cellules se rencontrent dans les urines sucrées, souvent à peine sucrées ; assez fréquemment on constate en même temps de nombreux cristaux d'oxalate de chaux. Ces cellules appartiennent au genre Cryptocoque (*Cryptococcus*).

Quand ces cellules se montrent dans des urines qui ne contiennent ni glycose ni inosite, elles se développent et prennent les diverses formes de la figure 70; l'urine reste acide pendant plusieurs jours, et le développement régulier de ces cellules cesse dès que l'urine se putréfie et devient ammoniacale. Avant que l'alcalinité se manifeste, l'urine est recouverte par une couche blanche, où l'on trouve les divers éléments de la figure 72. Vient-on à prendre une mince parcelle de cette couche mycodermique et à la porter sur une urine exempte de ces spores, elle donne lieu à un développement de cellules semblables à celles

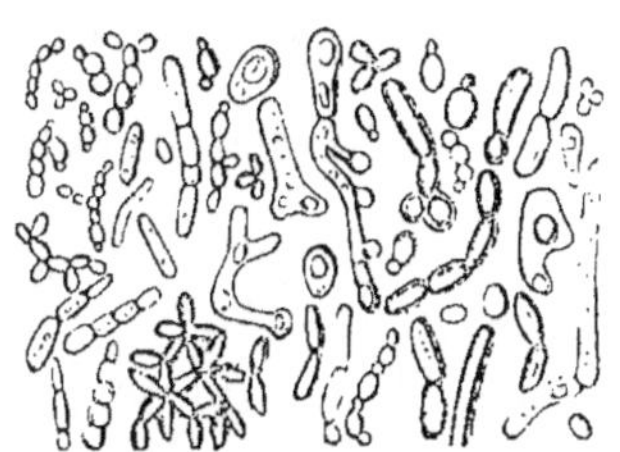

Fig. 69. — Ferment urinaire.

de l'urine mère. L'examen de la figure montre des éléments variés que je considère comme autant de formes diverses d'un même germe, variables avec la composition du liquide dans lequel elles se développent et la température ambiante (1).

L'urine d'un certain nombre d'individus dyspeptiques, souvent désignés sous le nom d'hypochondriaques, contient ces cellules de ferment arrondies ou ellipsoïdales, transparentes, de volumes variés, placées bout à bout et disposées en ramifications variées. Et malgré les recherches les plus minutieuses on n'arrive pas à trouver dans ces liquides la moindre parcelle de glycose.

(1) Cette transformation des cellules de ferment n'est pas admise par M. Pasteur; elle est soutenue par MM. Turpin, Trécul, Tulasne. Ch. Robin. Consultez : *Comptes rendus de l'Académie des sciences*, 1878, t. LXXXVI, p. 52, 54, 56, 90, 435.

Mais souvent l'urine de ces personnes a contenu de la glycose à une époque plus ou moins éloignée, et des cellules de ferment en même temps que de la glycose. Cette dernière a disparu sous l'influence d'un traitement approprié, et les cellules de ferment ont persisté à se reproduire. Je suis très-convaincu qu'elles se reproduisent dans la plupart des cas dans la vessie elle-même. Chez les diabétiques principalement, le prépuce chez l'homme, et l'orifice vulvaire chez la femme, sont vivement irrités par le contact de l'urine sucrée chargée de vibrions et de cellules de ferment de forme ellipsoïdale ou arrondie. Cette irritation du prépuce survit bien au delà de la complète disparition de la glycose, et la réapparition de la glycose redevient une cause d'exacerbation manifeste. On conçoit dès lors comment l'urine acide se charge à la fois de vibrions et de cellules de ferment au contact de ces surfaces irritées, sans qu'il soit besoin d'admettre la présence de ces cellules dans la vessie elle-même.

Pendant les temps les plus froids de l'hiver, l'urine chargée de cellules de ferment n'offre jamais que la forme arrondie ou ellipsoïdale. En été, au contraire, on y observe les formes diverses de la figure 72; c'est surtout pendant les temps les plus chauds que l'on constate ces longues cellules à parois doublées, la plupart remplies de noyaux à parois minces.

Quand les cellules de ferment ont leur forme primordiale, celle de cellules sphériques ou ellipsoïdales, elles sont parfois confondues (si elles sont isolées) avec des leucocytes ou des hématies déjà gonflées. Un examen attentif évitera cette erreur; d'une part, ces cellules sont généralement plus petites que les éléments anatomiques précédents ; d'autre part, elles sont incolores, brillantes, sans dépression centrale ni noyau ; à quelques-unes d'entre elles on voit accolée une jeune cellule sphérique de plus petite dimension. Quand les cellules sont placées bout à bout en grand nombre, le doute n'est plus possible.

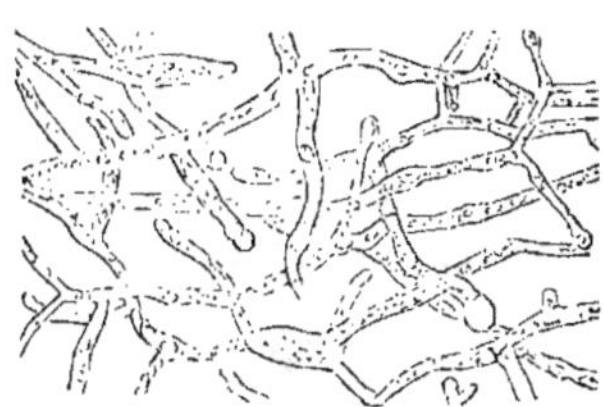
Fig. 71. — Ferment urinaire.

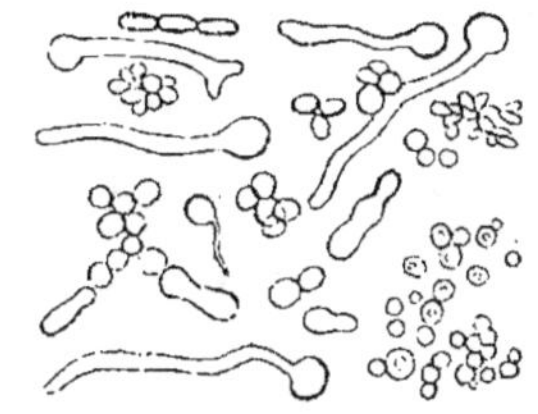
Fig. 72. — Ferment d'urine sucrée.

J'ai rencontré dans quelques urines le mycélium (fig. 71); transporté dans une urine exempte de toute production analogue, je l'ai vu se transformer et donner lieu à tous les éléments de la figure 70. Parmi ceux-ci, il faut remarquer des cellules allongées, placées bout à bout, à parois très-épaisses, paraissant constituées par une double membrane dont l'extérieure est la plus épaisse, lesquelles ne se produisent guère qu'au troisième ou au quatrième jour.

La figure 72 est le ferment observé plus particulièrement dans les urines diabétiques. Pendant l'été, il se multiplie avec une prodigieuse rapidité, l'urine sucrée en est surchargée au bout d'un petit nombre d'heures. Ces cellules décomposent le sucre, le transforment en alcool et en acide carbonique ; si le flacon est fermé depuis quelques heures et la température assez élevée, le bouchon est projeté au loin, et la distillation du liquide donne de l'alcool. Vient-on à semer ce ferment dans une urine normale, il donne les formes de la figure 70.

320. Quand une urine devient spontanément ammoniacale parce que l'urée qu'elle renferme se transforme en carbonate d'ammoniaque, elle contient un ferment que l'on peut isoler à l'état brut par le procédé qu'a indiqué M. Musculus. De préférence on se servira de l'urine filante provenant de personnes atteintes de cystite calculeuse ou autre, et l'on séparera le ferment brut par une addition d'alcool. Le précipité est desséché sur le filtre à la température ordinaire; ce papier devient un véritable réactif de l'urée, puisqu'il provoque sa décomposition complète en douze heures, à une température de 35 à 40°. Au contact de l'eau acidulée d'un millième d'acide chlorhydrique ce papier perd son action, alors même que l'on a neutralisé le liquide avec de la soude après quinze minutes de séjour dans le liquide acide. Une température de 80° détruit ce ferment.

321. MARCHE A SUIVRE DANS L'EXAMEN D'UNE URINE. —

1° Constater ses qualités physiques : sa *consistance* (2), son *odeur* (3), sa *transparence* (4), sa *densité* (5), sa *coloration* (23), sa *réaction* au papier de tournesol (14);

2° Déterminer le *poids des éléments fixes* à la température de 100° C. et *celui des sels minéraux anhydres* (9-12);

3° Rechercher dans une partie de l'urine filtrée l'*albumine* (185), la *glycose* (216), l'*inosite* (240). Doser ces principes s'il en est besoin;

4° Rechercher les *pigments biliaires* proprement dits (31), l'*urobiline* (36), les *acides biliaires* (34), l'*indicane* (54);

5° Les *acides phénique* (106), *salicylique* (109), *hippurique* (97), l'*iode* (255), le *fer* et le *brome* (256), le *mercure*, (301), la *quinine* (302), sont l'objet de recherches particulières;

6° Laisser en repos une partie du liquide pour avoir une suffisante quantité de sédiment ; on y recherchera : acide urique, urates, hématies, leucocytes, spermatozoïdes, épithéliums divers, oxalate de chaux cristallisé, phosphates, pigments divers, matières grasses, champignons ou ferments.

CALCULS URINAIRES.

322. Les *pierres*, les *calculs* (*calculus*, petit caillou), les *graviers* que l'on trouve dans la vessie, les reins, les uretères, l'urèthre, la prostate, le prépuce, ont une composition chimique variable, mais toujours ils sont formés par les éléments naturels ou pathologiques de l'urine, comme les sédiments de l'urine. Ils ne sont, en effet, le plus souvent que des agglomérations des dépôts urinaires, par conséquent toujours constitués par les éléments les moins solubles de l'urine. Si l'on y rencontre, en effet, des traces de chlorure de sodium et de phosphate sodique, c'est parce que les calculs ou graviers ont baigné dans l'urine; de simples lavages à l'eau pure font disparaître ces sels.

Souvent très-petits, comme des grains de sable; ils sont rejetés avec l'urine sans douleur et en nombre plus ou moins considérable; d'autres fois plus volumineux comme des graviers, ils sortent encore spontanément, mais en causant une douleur vive, produite par la déchirure des voies urinaires. Enfin, ils sont si volumineux qu'ils ne peuvent plus être extraits qu'au moyen d'opérations chirurgicales, la taille et la lithotritie. Quelques calculs pèsent plus d'un kilogramme. Les calculs de 5, 10, 15 grammes sont quelquefois réunis en assez grand nombre dans la même vessie, dans le même rein, avec de nombreux graviers beaucoup plus petits.

L'apparition de quelques graviers dans l'urine doit faire craindre pour l'avenir la production de calculs; la connaissance de la nature chimique de ces graviers guide le médecin sur le choix du traitement qui en préviendra la formation.

Les calculs urinaires sont assez fréquents dans le jeune âge, puis dans la période avancée de la vie. C'est pendant la période moyenne de la vie (de 15 à 45 ans) qu'on les observe le plus rarement. Les hommes en sont beaucoup plus souvent atteints que les femmes.

L'affection calculeuse est fort rare dans certains pays, en Suède et en Norwège par exemple.

La couleur des calculs est variée, elle ne saurait non plus que la forme indiquer leur nature chimique. Les matières colorantes du sang, de la bile et les produits de leur altération viennent s'ajouter aux matières colorantes de l'urine. En général, les calculs blancs à l'intérieur sont formés par des phosphates, les rouges, les jaunâtres par de l'acide urique et par des urates; ceux qui sont très-légèrement jaunes, demi-translucides, par de la cystine;

enfin ceux d'un gris verdâtre ou bruns, par de l'oxalate de chaux. Les couches de couleurs variées qui forment la plupart de ces concrétions sont quelquefois de même nature chimique, mais souvent aussi leur dureté et leur nature chimique varient à chaque couche.

Les calculs ont ordinairement un noyau, c'est-à-dire un corps solide qui a servi de point de départ aux dépôts successifs qui les ont formés. Tantôt ce noyau est un gravier d'acide urique venu du rein, tantôt un caillot fibrineux, ou un dépôt urinaire quelconque.

Quelques calculs ont plusieurs noyaux; ils semblent s'être développés d'abord isolément, puis une enveloppe commune souvent formée par des couches hétérogènes est venue les réunir en une seule masse.

Des corps étrangers introduits volontairement ou accidentellement dans la vessie sont aussi devenus l'origine de calculs; c'est ainsi qu'on a vu des débris de sonde, des étuis, des grains de blé, des aiguilles, des épingles à grosse et à petite tête, des crayons, des tuyaux de porte-plume, des bougies de petit diamètre se recouvrir d'une enveloppe minérale et donner lieu à de volumineux calculs. J'ai extrait d'un calcul de phosphates provenant d'un homme, une épingle à cheveux, à deux branches, semblable à une pince à feu. Le noyau peut souvent être énucléé et analysé à part.

Quelques calculs sont creux à l'intérieur, à la façon des pierres d'aigle; ils ont eu pour origine un caillot sanguin qui s'est résorbé, ou une toute autre substance organique dont la dissolution consécutive a laissé un vide au centre du calcul.

La description des formes variées des calculs a un grand intérêt pour le chirurgien, puisqu'elle lui indique souvent la nature de l'opération et le choix de l'instrument, mais elle est sans importance pour le chimiste qui n'a à s'occuper que de la nature et de la proportion des éléments. D'ailleurs, si les qualités extérieures, la couleur, la forme, la dureté, la structure d'un calcul, décèlent quelquefois sa nature chimique à un homme très-habitué à voir ces concrétions, l'analyse régulière est seule capable de déterminer avec exactitude la nature de leurs éléments constitutifs et leurs proportions.

Les calculs sont rarement composés d'une seule substance chimique, ils sont le plus ordinairement un mélange de plusieurs substances, tantôt séparées par couches concentriques, tantôt confondues sans que l'œil armé d'une loupe puisse distinguer les éléments qui les composent. On désigne ordinairement un calcul par le nom de la substance qui en est l'élément le plus important.

Ils ont souvent une forme ellipsoïdale, quelques-uns sont arrondis, d'autres sont hérissés d'aspérités comme le fruit de la mûre (oxalate de chaux), d'autres enfin sont de formes très-irrégulières.

Quand les calculs sont nombreux dans la même poche, ils s'usent par leur frottement réciproque, ils prennent alors des formes polyédriques dont les arêtes sont arrondies, émoussées, et plus particulièrement celle de tétraèdres. Souvent aussi la vessie contient de nombreux calculs dont aucun n'a revêtu la forme polyédrique.

323. Les conditions qui prédisposent à la formation

des calculs sont : 1° un excès d'acidité de l'urine, d'où résulte un moindre pouvoir dissolvant de ce liquide pour l'acide urique et les urates, et leur séparation sous la forme de grains sablonneux, lesquels deviennent les noyaux de graviers plus volumineux puis de calculs; 2° l'alcalinité de l'urine, déterminée par la paralysie de cet organe, par un obstacle à l'écoulement du liquide (tumeurs de la prostate, rétrécissement de l'urèthre). Quand cette alcalinité est à peine marquée, il se sépare du phosphate de chaux, puis l'alcalinité devenant plus grande amène le dépôt de phosphate ammoniaco-magnésien; 3° la présence de fragments de la vessie détachés pendant des opérations sur cet organe, de caillots sanguinolents (tous les corps étrangers peuvent servir de noyaux à des calculs); 4° l'usage continu de certaines eaux très-chargées de sels calcaires.

L'analyse des calculs est assez complexe, parce qu'ils sont le plus ordinairement des mélanges; mais le nombre des éléments qui entrent dans leur composition est en somme assez restreint pour qu'un peu d'habitude et des soins minutieux rendent ces analyses bien plus exactes assurément que ne l'exigent les besoins de la chirurgie, alors même que l'on opère sur une minime quantité de matière.

Les calculs noircissent à peu près tous quand on les chauffe sur une lame de platine, sur la lampe à alcool; il en est bien peu qui soient assez dépourvus de matières organiques pour ne pas produire cet effet.

324. Il est assez difficile de fixer avec précision la nature chimique d'un calcul de la vessie d'après le seul

état de l'urine. En général, si l'urine a conservé son acidité franche, on a affaire à un calcul d'acide urique ou d'oxalate de chaux, souvent aussi à un mélange de ces deux substances, ou à des couches alternatives de l'une et de l'autre. L'urine refroidie déposera de l'acide urique et de l'oxalate de chaux ; il faut prendre garde que ce dernier ne soit qu'accidentel, aussi l'observation du dépôt urinaire sera répétée pendant plusieurs jours, en évitant l'usage des végétaux riches en oxalates.

Les calculs d'acide urique sont plus fréquents que ceux d'oxalate calcaire ; on les observe plutôt que ces derniers chez les personnes goutteuses.

L'urine peut être franchement acide en présence de calculs de cystine ou de xanthine et même de phosphate bicalcique.

L'urine neutre ou légèrement alcaline mais non ammoniacale, dépose du phosphate de chaux, du phosphate de magnésie, ou un mélange de ces sels. Chez les herbivores, elle donne aussi des calculs où le carbonate de chaux occupe une large place.

L'urine ammoniacale détermine la formation de calculs de phosphate et surtout de phosphate ammoniaco-magnésien. Le temps qu'a duré la maladie, le degré d'alcalinité et de fétidité de l'urine peuvent faire conclure approximativement à l'épaisseur plus ou moins considérable de la couche du triple phosphate qui revêt un noyau de composition variable.

325. On a classé les calculs urinaires en *calculs primaires* et *calculs secondaires*.

Dans le premier groupe on a rangé les calculs suivants :

1° acide urique; 2° urates; 3° oxalate calcaire; 4° cystine; 5° xanthine; 6° urostéalithe; 7° phosphate bicalcique; 8° carbonate de chaux. Ces calculs se déposent sans que la composition de l'urine soit modifiée; elle reste acide ou tout au moins à peu près neutre.

Le second groupe comprend : les calculs de phosphate ammoniaco-magnésien et de phosphate tricalcique; ils se forment presque exclusivement dans la vessie au milieu de l'urine devenue alcaline.

A ces divers éléments s'ajoutent des traces de sang, de pus, de détritus épithéliaux, ou les produits de leur décomposition putride.

Souvent un calcul primaire, formé dans les reins, arrive dans la vessie où il continue de s'accroître et finalement s'y recouvre d'une croûte épaisse de phosphate ammoniaco-magnésien en petits cristaux brillants.

Il est plus difficile d'expliquer pourquoi un calcul est formé de couches alternatives de substances différentes, d'acide urique et d'oxalate de chaux, par exemple.

Les calculs rénaux sont presque toujours formés par une seule substance (acide urique, oxalate de chaux); les calculs vésicaux sont le plus souvent de composition complexe, leurs couches externes diffèrent souvent des parties centrales.

326. **Calculs d'acide urique.** — Ce sont de beaucoup les plus communs; il n'existe d'ailleurs qu'un petit nombre de calculs absolument exempts d'acide urique; — la plupart des noyaux des calculs contiennent de l'acide urique.

Les graviers d'acide urique que certains malades rendent spontanément et parfois en nombre considérable ont un volume tantôt bien inférieur à celui d'un grain de moutarde, tantôt égal à celui d'un pois. Ils sont donc généralement arrondis, de couleur jaune ou rougeâtre, parfois brune. Leur surface est rarement lisse, le plus ordinairement elle est hérissée de petites élevures, les unes arrondies, d'autres coniques. On les observe surtout chez les goutteux.

327. Calculs d'oxalate calcaire ou calculs mûraux. — Ces calculs ne sont pas rares. On les désigne quelquefois sous le nom de calculs mûraux, parce que fréquemment ils sont verruqueux, tuberculeux à leur surface, de couleur brunâtre et qu'ils ressemblent au fruit du mûrier (*Morus nigra*). Ils sont durs, mais se laissent assez facilement briser en éclats nombreux et anguleux, car ils sont rarement d'une composition homogène.

On en rencontre dans les reins, parfois en nombre considérable; alors ils sont lisses, d'une couleur grisâtre ou gris-verdâtre comparable à celle de la graine de chènevis; ils offrent des surfaces plates dues à leur frottement réciproque et à la gêne que leur contact apporte à leur développement.

Assez fréquemment les calculs d'oxalate de calcium sont formés de couches alternatives d'acide urique et d'oxalate; très-souvent leur noyau est d'acide urique. On observe rarement des petits graviers d'oxalate. Ils prennent naissance dans une urine acide, assez généralement chez des individus soumis à une alimentation irrégulière, capricieuse.

328. Calculs de carbonate de chaux. — Assez fréquents chez les herbivores; on les observe très-rarement chez l'homme, ils sont quelquefois expulsés en très-grand nombre à l'état de sable ou de grains arrondis d'un très petit volume, avec des urines ammoniacales et chargées de pus, plus particulièrement dans certaines affections de la prostate (W. Roberts).

Normalement l'urine des herbivores dépose du carbonate de chaux. J'ai représenté (fig. 73) le sédiment de l'urine d'un cobaye. Le premier dépôt consiste tout particulièrement en boules ou en haltères de carbonate de chaux; leur centre est brillant. Après que ce dépôt s'est formé on voit peu à peu apparaître des cristaux en formes de fuseaux ou de cônes consti-

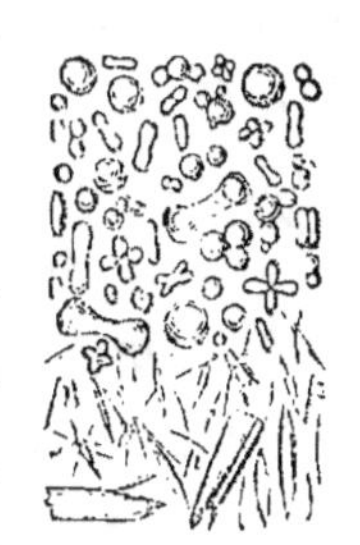

Fig. 73. — Carbonate de chaux et phosphate bibasique de chaux de l'urine d'un cobaye.

tués par du phosphate neutre de calcium ou phosphate bicalcique.

329. **Calculs de phosphate bicalcique.** — Ils ont rarement un gros volume; presque tous ceux que j'ai observés avaient un noyau d'acide urique et des couches d'acide urique dans leurs couches les plus centrales. Extérieurement ils sont presque blancs, assez denses ; ils sont fusibles au chalumeau laissant une perle d'un blanc mat (pyrophosphate de calcium), laquelle ne se redissout que dans les acides minéraux, à l'aide de la chaleur (§ 265).

330. **Calculs de phosphate de magnésie.** — De même que l'on rencontre des calculs de phosphate bical-cique, fusibles au chalumeau, provenant d'une urine faiblement acide, on observe aussi mais plus rarement

des calculs de phosphate de magnésium exempts ou à peu près exempts de phosphate calcaire.

J'ai eu l'occasion d'examiner un calcul de ce phosphate extrait de la vessie d'un enfant de deux ans. Ce calcul était remarquable par sa blancheur et par sa légèreté.

Le phosphate de magnésie le plus souvent à l'état de mélange avec le phosphate calcaire constitue des calculs volumineux que l'on rencontre tout particulièrement dans l'intestin des herbivores.

La plupart des calculs intestinaux de l'homme contiennent une assez forte proportion de phosphate magnésien, ou de phosphate ammoniaco-magnésien.

331. Calculs de phosphate tricalcique et de phosphate ammoniaco-magnésien. — L'urine acide ou à peu près neutre ne dépose que du phosphate bicalcique. Quand la vessie est malade depuis longtemps et qu'elle renferme une urine alcaline, elle dépose du phosphate tricalcique et du phosphate ammoniaco-magnésien. Quelques calculs sont presque uniquement formés de phosphate ammoniaco-magnésien.

On conçoit qu'il se sépare d'une urine très-acide un grain d'acide urique ou d'oxalate calcaire, lequel s'accroît graduellement dans la vessie, devient une cause continue d'irritation pour cet organe; l'urine y devient neutre, puis bientôt alcaline, ammoniacale, fétide. Ce premier dépôt sert de noyau à un calcul volumineux dont les couches moyennes contiennent des phosphates bicalcique et tricalcique et les couches les plus externes du phosphate ammoniaco-magnésien.

Souvent aussi l'état de paralysie de la vessie ou diverses causes prédisposantes, particulièrement la présence de corps étrangers introduits dans la vessie sont l'origine d'un calcul de phosphate de chaux et de phosphate ammoniaco-magnésien.

Le calcul de phosphate tricalcique n'est pas fusible au chalumeau. Le phosphate ammoniaco-magnésien chauffé à une température élevée laisse un résidu de pyrophosphate de magnésium fusible au chalumeau en une perle d'un blanc mat après refroidissement.

332. Calculs de la prostate. — J'ai eu plusieurs fois l'occasion d'examiner des calculs de petites dimensions, de formes irrégulières, de couleur brune, extraits de la prostate sur des cadavres. Je les ai trouvés composés de phosphate tribasique de chaux.

On rencontre quelquefois dans la prostate un très-grand nombre de calculs formés par une matière albumineuse soluble dans l'acide acétique ; ces calculs sont entièrement combustibles contrairement aux précédents, ils paraissent un produit de sécrétion de la glande qui se serait concrété. On donne à tort le nom de calculs prostatiques à des calculs vésicaux qui se sont engagés au fur et à mesure de leur développement jusque dans le tissu de la prostate.

333. Calculs de cystine. — Les calculs de cystine sont rares ; en général, ils sont formés de cystine presque pure, laissant à peine quelques centièmes d'éléments minéraux quand on les incinère. Ils sont presque toujours granuleux ou rugueux à la surface, de couleur légèrement jaune, d'une faible translucidité ; ils sont plus friables que les calculs d'acide urique ; leur cassure offre une structure rayonnée, due à l'accolement d'aiguilles imparfaitement cristallines d'un éclat cireux, disposées autour d'un centre commun. L'ongle raie assez aisément les calculs de cystine.

Ces calculs sont quelquefois rendus spontanément quand leur volume ne dépasse pas celui d'un pois, ils sont à demi translucides et d'une couleur qui rappelle celle du miel peu coloré. Quelques rares calculs de cystine ont atteint un volume considérable.

Exposés à la lumière, ces calculs perdent ordinairement leur teinte jaune habituelle et deviennent jaune verdâtre.

On a observé plusieurs fois des calculs de cystine chez les membres d'une même famille.

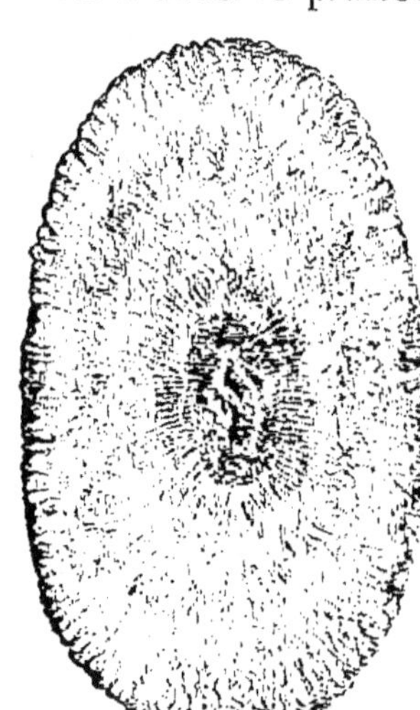

Fig. 74. — Calcul de cystine (grandeur naturelle).

L'urine qui contient de la cystine est ordinairement pâle, elle a souvent une odeur sulfhydrique et ammoniacale. Ces caractères peuvent faire soupçonner la présence de la cystine dans le sédiment et de calculs dans la vessie (W. Roberts).

Le calcul de cystine que je représente ici de grandeur naturelle (fig. 73) a pesé 128 grammes ; il fait partie de la collection de l'hôpital Necker. M. Fabre dit qu'en 1859 il avait une teinte jaune ; aujourd'hui (1879) sa coloration est d'un vert assez marqué ; il est encore doué d'une certaine translucidité. En 1862, cette teinte verte n'était pas perceptible.

334. **Calculs de xanthine**. — Ces calculs sont extrêmement rares. En 1817, Marcet reconnut dans un calcul la présence d'une matière qu'il crut identique à celle extraite du guano par Unger et qui avait reçu le nom de xanthine. Depuis cette époque, on a désigné sous le nom de guanine la substance isolée du guano par Unger parce qu'elle est distincte de la xanthine.

En général, ces calculs ont un très petit volume ; Taylor a signalé dans le Musée du Collège des chirurgiens de Londres un calcul de xanthine du poids de $5^{gr},5$ environ. Il provenait d'un musulman indien âgé de quatre ans.

En 1829, Laugier (1) décrivit trois calculs de xanthine d'un très-petit volume.

Dulk, de Königsberg, a extrait de l'urèthre d'un petit garçon un calcul de xanthine pesant 45 centigrammes (2).

335. **Calculs fibrineux**. — Je n'en ai jamais observé. Je ne crois pas que l'on doive donner ce nom à un caillot sanguin plus ou moins dépouillé d'hématies. J'ai eu l'occasion d'analyser un de ces prétendus calculs fibrineux ; je l'ai reconnu composé d'un assez volumineux débris de colonne de la vessie tout pénétré et recouvert de cristaux de phosphate ammoniaco-magnésien. Ce calcul, desséché à l'air, à la température ordinaire, brillait au soleil d'un assez vif éclat.

(1) *Journal de Chimie médicale*, 1re série, t. V.
(2) In WILLIAM ROBERTS : *A practical Treatise on urinary and renal Diseases*, p. 88. London, 1872.

A la suite d'hématurie, on a signalé la présence de concrétions fibrineuses dans la vessie des enfants, les caillots sanguins trouvant un difficile passage dans un urèthre de petit calibre (1).

336. Calcul d'indigo. — Le docteur Bloxam (2) a trouvé, à l'autopsie d'une femme d'âge moyen, au niveau du bassinet du rein droit, un calcul de couleur brun foncé, dont les trois quarts de l'une des faces étaient recouverts d'une couche bleuâtre, épaisse, granuleuse et d'aspect mat. Cette matière laissait sur le papier une trace bleuâtre; chauffée dans un creuset de platine, elle dégageait une vapeur épaisse, une odeur voisine de celle de la plume, de la suie et de l'indigo qui brûlent, et laissait un résidu de phosphate de chaux.

Le microscope y fit reconnaître une substance d'un rouge brun, au milieu de laquelle apparaissaient une matière fibreuse et cristalline, deux cristaux d'hémine et du pigment bleuâtre. M. Ord qui a fait l'examen chimique et microscopique n'y a pas trouvé de pigment sanguin. Une partie de ce calcul fut broyée avec une quantité égale de sodium, puis traitée à l'ébullition par l'acide acétique cristallisable, enfin lentement refroidie. La liqueur chaude était d'un bleu magnifique; en refroidissant elle a déposé des cristaux d'éclat cuivreux que l'on a pu sublimer comme ceux de l'indigotine.

La solution de ces cristaux a été examinée au spectroscope; les lignes caractéristiques de l'indigotine ont été nettement reconnues.

(1) *Prager Vierteljahrschrift*, t. CXXXI, p. 63.
(2) *Berliner Klinische Wochenschrift*, 1879, n° 25.

En résumé, ce calcul était un mélange d'indigo et de phosphate de chaux bicalcique cristallin.

337. **Calculs d'urostéalithe.** — **Calculs de matières grasses.** — On conserve dans le Musée des chirurgiens de Londres deux calculs vésicaux dont la partie centrale est constituée par des matières grasses saponifiées, revêtues d'une couche épaisse de phosphates alcalino-terreux. On suppose qu'une solution de savon injectée dans la vessie du malade a été l'origine de ces calculs.

Deux très-petits calculs du Dr Moore (1), de couleur brun foncé et de consistance de cire molle, ont été reconnus pour une combinaison de chaux et de matière grasse.

En 1845, Heller avait décrit (2) sous le nom d'*urostéalithe* des concrétions de la grosseur d'un pois, rendues par un homme de vingt-quatre ans. Récentes, elles étaient molles et élastiques, à la façon du caoutchouc; desséchées, elles étaient dures, friables, semblables à de la cire. La potasse caustique les dissolvait en formant un savon. Elles étaient très-solubles dans l'éther et moins aisément dissoutes par l'alcool; elles se ramollissaient dans l'eau chaude sans s'y dissoudre. Chauffées, elles brûlaient avec une flamme jaune brillante répandant une odeur voisine de celle du benjoin et de la résine laque, et laissant une forte proportion de phosphates terreux après leur incinération complète.

(1) *Dublin Quaterly Journal of medical Science*, t. XVII, p. 473.
(2) Heller's *Archiv*, 1844, p. 97 et 1845, p. 1. Lire sur ce sujet: Franz Simon; *Animal Chemistry*, t. II, p. 452. William Roberts: *A practical Treatise on urinary and renal Diseases*.

338. M. Vidau (1) a analysé un de ces calculs. Le noyau était une masse graisseuse, molle, ayant la consistance du suif, saponifiable par les alcalis; son enveloppe dure consistait presque exclusivement en phosphate bibasique de calcium. J'ai possédé une partie de ce calcul; la matière grasse que j'en avais extraite par l'éther a été conservée pendant plus de deux ans; elle était devenue jaune, elle exhalait une très-forte odeur de rancidité. J'ai fondu assez aisément au chalumeau une partie de l'enveloppe, produisant ainsi une perle de pyrophosphate de calcium. Ce calcul avait été trouvé à une autopsie, dans une vessie saine, dont le contenu était acide; de là l'absence du phosphate tribasique de calcium et du phosphate ammoniaco-magnésien.

De ces faits, il résulte que le nom d'urostéalithe n'est pas appliqué à un principe défini, mais à des mélanges de corps gras mal déterminés et de phosphates terreux. Quelques-uns de ces produits semblent avoir été introduits par l'urèthre, ils ont subi des tranformations au contact de l'urine plus ou moins altérée.

339. **Calculs biliaires dans la vessie humaine.** — Un calcul biliaire trouvé dans la vessie et analysé par M. Schultzen mesurait 2 centimètres de longueur, $1^{cm},5$ de largeur; il pesait 13 grammes.

Un autre calcul décrit par M. Liebreich (2) a donné de la bilirubine cristallisée.

La voie suivie par le calcul biliaire pour arriver à la

(1) *Journal de Pharmacie et de Chimie*, 4ᵉ série, 1877, t. XXV, p. 122.
(2) *Berl. Klin. Wochen.*, 1871, n° 49. Divers autres cas sont indiqués ou décrits: *Virchow's Archiv*, t. LXV, p. 410, t. LXVI, p. 126-273.

vessie n'a pas pu être déterminée avec précision dans tous les cas. Pour l'étude chimique des calculs biliaires, consultez mon *Traité de chimie médicale appliquée aux recherches cliniques.*

340. **Analyse des calculs. — Dosage de l'eau.** — Les calculs récemment extraits (ceux de phosphate surtout, à cause de leur porosité plus grande), conservent pendant un temps très-long une partie du liquide où ils ont pris naissance. Lourds au moment de leur extraction, ils deviennent peu à peu très-légers, et perdent jusqu'à la moitié de leur poids. Dans une analyse quantitative exacte, cette considération doit primer toutes les autres ; il faut donc opérer l'analyse sur la substance pulvérisée parfaitement desséchée à 100° ; il est même convenable de faire précéder cette dessiccation d'un lavage à l'eau distillée froide, pour enlever les éléments solubles empruntés à l'urine. Il est rarement possible de faire séparément l'analyse de chacune des couches qui constituent un calcul : ces diverses couches sont souvent très-ondulées, la section du calcul les montre presque polyédriques et tellement adhérentes qu'elles sont à peu près inséparables. C'est alors que l'on cherche la composition moyenne du calcul. Quand la pierre est volumineuse, on la perce à l'aide d'un perforateur que l'on fait agir à la façon d'une vrille, de manière à détacher un cône, sur un point qui ne modifie pas l'aspect général si le calcul doit prendre place dans une collection.

Dans quelques cas, on scie le calcul transversalement, et l'on conserve la sciure pour l'analyse ; cette opération ne réussit bien qu'avec des calculs suffisamment compactes ; on s'expose à briser les calculs surtout s'ils sont récemment extraits et humides.

La poudre obtenue est broyée dans un mortier pour la rendre plus fine et plus homogène, puis desséchée à l'étuve, à 100°. La différence du poids de la poudre brute d'avec celui de la poudre sèche indique la perte d'eau. Il se perd toujours une assez notable quantité d'ammoniaque quand le calcul contient de l'urate d'ammoniaque ou du phosphate ammoniaco-magnésien.

341. MARCHE A SUIVRE POUR RECONNAÎTRE LES ÉLÉMENTS PRINCIPAUX QUI COMPOSENT UN CALCUL URINAIRE (1). — *Premier cas.* — *a.* Une petite prise d'essai est pulvérisée et placée dans une petite capsule de porcelaine ou de platine, on verse sur elle une ou deux gouttes d'eau, de façon à la mouiller complètement, puis une ou deux gouttes d'acide acétique. S'il se produit une effervescence, c'est l'indice que le calcul contient un carbonate accusé par un dégagement d'acide carbonique. Cela fait, on verse quelques gouttes d'acide azotique, on chauffe, on évapore à siccité en étalant la matière autant que possible, et si l'on obtient une teinte rouge que l'ammoniaque rend beaucoup plus intense, on conclut à la présence l'acide urique (70).

b. Le résidu de cette opération est chauffé au rouge vif, jusqu'à disparition de toute trace de charbon ; s'il ne reste rien, c'est que la matière essayée ne contenait pas de substances minérales.

---

(1) A défaut d'indication d'origine d'un calcul, il faut penser que ce calcul peut être salivaire, biliaire, et, dans ce dernier cas, contenir de la cholestérine et des pigments biliaires.

Si l'on a déterminé le poids de la prise d'essai du paragraphe précédent *a*, on pourra peser le résidu de l'opération *b* et conclure à la proportion des matières minérales anhydres. Ce résidu minéral est ensuite étudié au point de vue de sa composition.

c. Ce calcul ne contient pas de matière minérale ; il est formé par une ou plusieurs des matières suivantes :

Acide urique,	Matières fibrineuses, grasses
Xanthine,	ou colorantes, détritus épi-
Urate d'ammoniaque,	théliaux.
Cystine,	

d. Le premier essai *a* indique s'il y a de l'acide urique, mais l'urate d'ammoniaque donne également de la murexide, il faut donc s'assurer sur une autre prise d'essai que le calcul dégage de l'ammoniaque quand on le chauffe avec de la soude caustique liquide (78).

L'urate d'ammoniaque est d'ailleurs plus soluble dans l'eau bouillante que l'acide urique ; aussi, en traitant une prise d'essai par l'eau bouillante, on peut obtenir dans quelques cas, par le refroidissement, des cristaux d'urate d'ammoniaque en aiguilles fines disposées en rayon autour d'un point central.

Souvent le phosphate ammoniaco-magnésien est accompagné par de l'acide urique, peut-être et c'est très-probable à l'état d'urate d'ammoniaque ; il est bien difficile de dire dans ce cas, assez commun, quelle est l'origine de l'ammoniaque que les alcalis et la chaleur dégagent de ce mélange avec une si grande facilité.

e. L'essai par l'acide azotique et l'ammoniaque n'a pas décelé d'acide urique ; le résidu du traitement par l'acide azotique est jaune-citron, il ne devient pas rouge quand on l'arrose d'ammoniaque, mais il passe au rouge orangé par la potasse ou par la soude caustique, on en conclut que le calcul est formé par de la *xanthine*.

f. Le calcul ne contient ni acide urique ni xanthine, recherchez la cystine. Pour cela, traitez le calcul pulvérisé par l'ammoniaque caustique, filtrez, laissez évaporer lentement l'ammoniaque, et si vous obtenez des tables hexagonales microscopiques, vous n'aurez plus qu'à vérifier sur elles les réactions de la *cystine* (165).

g. Le calcul chauffé sur la lame de platine dégage l'odeur de la corne brûlée, comme toutes les matières albuminoïdes. Il se dissout dans la potasse caustique, il est précipité de sa dissolution par l'acide acétique. Un grand excès de cet acide redissout le précipité, et le cyanoferrure de potassium détermine dans cette solution un précipité qui est une combinaison de cyanoferrure avec la matière albumineuse. Ce calcul est formé par de la *fibrine* ou par une matière analogue. Les calculs fibrineux sont fort rares.

Deuxième cas. — Le calcul, soumis à l'action de l'acide azotique et de l'ammoniaque, enfin incinéré, laisse sur la lame de platine un résidu minéral ; il peut contenir un ou plusieurs des sels suivants :

Urates de soude, de magnésie, de chaux ;
Oxalate de chaux ;
Phosphate de chaux, de magnésie ;
Phosphate ammoniaco-magnésien ;
Carbonate de chaux, de magnésie .

h. Si l'action successive de l'acide azotique et de l'ammoniaque a donné la coloration rouge-pourpre de la murexide, le calcul contient de *l'acide urique*. Si le calcul est simplement composé d'urate, il n'y a plus qu'à déterminer les bases fixes. Pour cela, chauffez l'urate au rouge de manière à détruire toute la matière organique, reprenez par l'eau qui dissout les carbonates de potassium et de sodium et laisse les carbonates de calcium et de magnésium à l'état insoluble. Le liquide contient-il un carbonate alcalin, il bleuit le papier de tournesol ; une goutte d'acide acétique dégage l'acide carbonique et occasionne une légère effervescence. Si cet alcali est la *soude*, une goutte du liquide portée dans une flamme incolore (la lampe à alcool et mieux encore à esprit de bois) donne une flamme jaune. Si cet alcali est la *potasse*, le liquide concentré donne par le bichlorure de platine un précipité jaune de chlorure double de platine et de potassium insoluble dans l'eau alcoolisée.

i. Le résidu de la combustion des urates ne contient ni soude ni potasse, recherchez-y la chaux et la magnésie. Dans ce but, dissolvez-le dans l'acide acétique faible, il y a effervescence, ajoutez du chlorhydrate d'ammoniaque, puis de l'oxalate d'ammoniaque ; s'il se fait un précipité d'oxalate de chaux, c'est que *l'urate de chaux* existait primitivement dans le calcul. L'oxalate de chaux séparé, versez dans la liqueur du phosphate de soude ammoniacal et un grand excès d'ammoniaque : la formation d'un précipité cristallin de phosphate ammoniaco-magnésien décèle la présence de la magnésie, par conséquent celle de *l'urate de magnésie* dans le calcul. Il faut attendre plusieurs heures, s'il n'y a qu'une trace de magnésie.

j. Le calcul a donné ou n'a pas donné d'acide urique, on recherche l'*oxalate de chaux*. Tout calcul qui ne fait pas effervescence avant d'être chauffé au rouge faible, et qui fait effervescence après cette opération, contient un acide organique (acide urique, hippurique, oxalique). Si le calcul contenait de l'acide urique, il a donné de la murexide par l'acide azotique et l'ammoniaque. Mais l'oxalate de chaux peut être mélangé à l'urate; pour les séparer, il faut traiter le mélange par l'acide chlorhydrique étendu, filtrer pour séparer l'acide urique indissous. L'oxalate calcaire précipité de sa solution chlorhydrique par l'ammoniaque est recueilli sur un filtre, puis lavé à l'acide acétique bouillant pour le dépouiller des phosphates qu'il pourrait encore contenir, et l'on vérifie sur lui toutes les propriétés de l'oxalate de chaux.

Il est encore plus simple, surtout si l'on dispose d'une quantité suffisante de matière, de produire de l'oxyde de carbone en se conformant aux données de la page 329.

Si le résidu de la combustion du calcul, après avoir été lavé à l'eau distillée, ne donnait pas lieu à une effervescence, c'est qu'il n'y avait pas dans ce résidu de carbonate calcaire ou magnésien, par conséquent le calcul ne contenait ni urate, ni carbonate, ni oxalate de chaux ou de magnésie, et l'action des réactifs décelant la chaux et la magnésie devrait être rapportée à la présence des phosphates et non pas à celle des carbonates. L'eau bouillante en grande masse dissout les urates alcalins assez facilement, mais elle dissout si peu les urates de chaux et de magnésie que l'on doit renoncer le plus souvent à se servir de ce véhicule pour les extraire.

k. Ces éléments reconnus ou non, recherchez l'*acide phosphorique*. Prenez le calcul brut, chauffez-en quelques centigrammes au rouge sur une lame de platine, sur la lampe à alcool, afin de détruire la matière organique ; ajoutez, s'il est nécessaire, une goutte d'acide azotique et chauffez encore pour faire disparaître les dernières traces de charbon. Reprenez le résidu minéral par quelques gouttes d'acide azotique, chauffez et versez la dissolution dans un tube contenant la solution de molybdate d'ammoniaque. La présence de l'acide phosphorique est prouvée par le précipité jaune dont les propriétés sont décrites. Il faut quelquefois aider la réaction par une douce chaleur (§ 274, *b*).

On peut faire servir à ce résultat le résidu de la réaction de l'acide azotique sur la première prise d'essai *a* (recherche de l'acide urique) ; on l'incinère, puis le résidu minéral dissous dans l'acide azotique dilué, à chaud, est essayé comme il vient d'être dit. Pour peu que le calcul contienne d'acide phosphorique, on peut être certain de le mettre en évidence par ce procédé.

Un calcul phosphaté fusible au chalumeau en un émail incolore pendant la fusion, blanc et opaque après le refroidissement, indique le phosphate ammoniaco-magnésien ou le phosphate bicalcique.

Il faut donc s'assurer de la nature de la base (magnésie, chaux) et de la présence ou de l'absence de l'ammoniaque. On conçoit d'ailleurs que l'on ait à traiter un mélange de phosphate tribasique de chaux et de phosphate ammoniaco-magnésien, ou d'un mélange de ce dernier corps avec de l'oxalate de chaux ou de l'urate de chaux. Dans ces derniers cas, l'incinération du produit laisse du carbonate de chaux ou de la chaux caustique qui diminue considérablement la fusibilité du pyrophosphate magnésien et l'empêche tout à fait dans les conditions ordinaires pour peu que la proportion de la chaux soit assez élevée.

Le phosphate tribasique de chaux ne fond pas au chalumeau ; bibasique, il est fusible et donne une perle de pyrophosphate calcaire d'un blanc mat. Une analyse complète peut seule faire connaître les proportions de l'acide phosphorique, la nature et les proportions des bases alcalino-terreuses.

l. Si un calcul contenait du *carbonate de chaux* ou du *carbonate de magnésie*, ce qui arrive rarement chez l'homme, et fréquemment chez les herbivores, le contact d'un acide, de l'acide acétique par exemple, dégagerait l'acide carbonique en donnant lieu à une effervescence. Il est bien entendu que ce résultat sera obtenu sur le calcul brut et non pas sur le produit de sa calcination, parce que les oxalates, les urates, en un mot tous les sels alcalins ou terreux à acides organiques, chauffés au rouge faible, donnent un résidu de carbonates. La séparation et le dosage de la chaux et de la magnésie sont décrits (§ 291, 293).

Un calcul contient à la fois des carbonates et des phosphates. Dans ce cas, le calcul fait effervescence quand on le dissout dans l'acide chlorhydrique étendu, l'addition de l'ammoniaque ne précipite de la solution chlorhydrique que les phosphates, car le chlorure de calcium produit par la dissolution du carbonate calcaire n'est pas précipité par l'ammoniaque pure exempte de carbonate. On peut donc, en recueillant sur un filtre le précipité de phosphates, constater par l'oxalate d'ammoniaque, la présence de la chaux dans la liqueur. Le précipité d'oxalate calcaire isolé par la filtration, la liqueur se trouble par le phosphate de soude ammoniacal s'il reste de la magnésie en dissolution (§ 293).

La potasse et la soude ne constituent jamais une partie bien notable du poids des calculs lavés à l'eau distillée; ces deux alcalis se retrouvent à l'état de carbonates après la carbonisation ou l'incinération des urates au rouge.

Il n'est pas toujours possible d'indiquer rigoureusement le mode de groupement des éléments dont la présence a été constatée par l'analyse. L'action des dissolvants peut aider à cette détermination : l'eau bouillante (500 fois le poids du calcul pulvérisé) dissout l'acide urique et les urates ; l'acide acétique agissant ensuite dissout les carbonates et les phosphates, et l'ammoniaque pure précipite les phosphates de cette dissolution ; l'acide acétique laisse l'oxalate de chaux indissous, il enlève leurs bases aux urates et laisse l'acide urique. Le mucus, la fibrine, la xanthine, la cystine sont toujours l'objet de recherches spéciales.

L'oxalate de chaux est soluble dans l'acide chlorhydrique, ce qui permet de le séparer des matières organiques insolubles dans ce réactif et en particulier de l'acide urique. L'addition lente de l'ammoniaque à cette solution détermine la précipitation de l'oxalate de chaux quelquefois avec ses formes caractéristiques.

Si l'on traite un calcul brut par l'acide chlorhydrique étendu de deux ou trois fois son volume d'eau (1), on dissout les phosphates, les carbonates, l'oxalate calcaire et les bases des urates. Il reste à l'état insoluble l'acide urique et les autres matières organiques. L'ammoniaque pure sépare de la solution chlorhydrique les phosphates et l'oxalate calcaire ; il ne reste en dissolution que la chaux et la magnésie provenant des sels à acides organiques (acide urique).

RÉSUMÉ

DE L'HISTOIRE CHIMIQUE DES CALCULS URINAIRES.

Éléments organiques : Acides urique et oxalique, cystine, xanthine, détritus organiques (sang, pus, etc.).

Éléments minéraux : Eau, acide carbonique, acide phosphorique, soude, potasse, chaux, magnésie, silice, oxyde de fer.

Eau.

L'eau provient de l'imbibition du calcul ou de la cristallisation des sels. A 100°, l'eau de cristallisation du phosphate ammoniaco-magnésien, par exemple, n'est pas complètement dégagée. Au rouge vif, toute l'eau a disparu.

Acide urique.

Caractérisé par la production de la murexide par l'action successive de l'acide azotique et de l'ammoniaque (§ 70). Il ne laisse pas de résidu

(1) Les concrétions d'urates des goutteux doivent être considérées, au point de vue de leur analyse, comme des calculs urinaires. On les dessèche à 100° pour fixer la proportion de l'eau, on traite le résidu par l'acide chlorhydrique étendu qui dissout les phosphates et les bases des urates, et laisse indissous l'acide urique. L'évaporation de la solution chlorhydrique peut donner des cristaux de chlorure de sodium ; on y recherchera l'acide phosphorique, la chaux, la magnésie, etc.

quand on le chauffe au rouge, et ne dégage pas d'ammoniaque quand on le chauffe avec une solution faible de potasse caustique.

Urates.

Ils donnent de la murexide comme l'acide urique.

Ils ne font pas effervescence au contact des acides minéraux (avant leur calcination).

Urate d'ammoniaque. — Entièrement volatil au rouge; il perd de l'ammoniaque quand on le chauffe avec une solution faible de soude caustique; il cède de l'ammoniaque à l'acide chlorhydrique, et la liqueur évaporée laisse du chlorhydrate d'ammoniaque cristallisé que l'on peut sublimer, et que le bichlorure de platine précipite en jaune. Le sel platinique chauffé dans un tube donne un sublimé de chlorhydrate d'ammoniaque.

Urate de sodium. — Jaunit la flamme du chalumeau. Sa solution chlorhydrique n'est pas précipitée par le bichlorure de platine. Au rouge, il laisse du carbonate de sodium effervescent au contact des acides minéraux.

Urate de potassium. — Colore en violet la flamme du chalumeau s'il est pur, mais la présence d'un sel de soude masque la coloration. Il cède de la potasse à l'acide chlorhydrique, et le chlorure de potassium ainsi produit est précipitable par le bichlorure de platine.

Urate de calcium. — Chauffé au rouge, il laisse du carbonate de chaux, non alcalin, insoluble dans l'eau. Voir CARBONATES (289).

Urate de magnésium. — Chauffé au rouge, il laisse du carbonate de magnésium, non alcalin, insoluble dans l'eau. Voir CARBONATES (290).

Phosphates.

Les phosphates terreux sont solubles dans les acides acétique, chlorhydrique et azotique. La solution azotique ou chlorhydrique versée dans la solution azotique de molybdate d'ammoniaque donne un précipité jaune, surtout à chaud, caractéristique de l'acide phosphorique. Ils contiennent souvent de l'oxalate de chaux et des urates.

Phosphate de calcium. — Sa solution dans l'acide acétique est précipitée par l'oxalate d'ammoniaque.

Phosphate de magnésium. — Sa solution acétique n'est pas précipitée par l'oxalate d'ammoniaque.

Phosphate ammoniaco-magnésien. — Souvent cristallin, brillant, léger; il perd de l'ammoniaque quand on le chauffe seul ou dans une solution faible de soude caustique. Au rouge vif, il laisse du pyrophosphate de magnésie, insoluble dans l'eau et dans l'acide acétique, soluble surtout à chaud dans l'acide chlorhydrique. Accompagne souvent l'oxalate calcaire et l'urate d'ammoniaque.

Oxalate de chaux.

Insoluble dans l'eau, dans l'ammoniaque et l'acide acétique; très-soluble dans l'acide chlorhydrique. Au rouge faible, il se change en carbonate de chaux; au rouge vif, il se transforme en chaux caustique. Il donne des volumes égaux d'acide carbonique et d'oxyde de carbone quand on le chauffe avec de l'acide sulfurique concentré.

Carbonates.

Ils font une effervescence vive au contact de l'acide acétique ou de l'acide chlorhydrique, due au dégagement de l'acide carbonique.

Carbonate de calcium. — Sa solution dans l'acide chlorhydrique n'est pas troublée par l'ammoniaque pure (exempte de carbonate d'ammoniaque); elle est précipitée par l'oxalate d'ammoniaque (il faut opérer sur une liqueur à peu près neutre). Au rouge vif, il perd son acide carbonique et se transforme en chaux caustique.

Carbonate de magnésium. — Sa solution chlorhydrique, additionnée de chlorhydrate d'ammoniaque, n'est pas précipitable par l'ammoniaque, mais une solution de phosphate d'ammoniaque ou de phosphate de soude additionnée d'ammoniaque précipite du phosphate ammoniaco-magnésien, insoluble dans un excès d'ammoniaque. Au rouge vif, il perd son acide carbonique et se transforme en magnésie calcinée.

Cystine.

Insoluble dans l'eau, l'acide acétique et le carbonate d'ammoniaque. Soluble dans l'ammoniaque caustique et cristallisable par évaporation. Soluble dans les carbonates alcalins et dans l'acide chlorhydrique. Elle brûle avec une flamme bleuâtre, avec une odeur désagréable; à cause du soufre qu'elle contient, elle noircit l'argent quand on la fond avec de la potasse caustique; elle noircit également la solution d'oxyde de plomb dans la potasse caustique, en produisant du sulfure de plomb.

Xanthine.

Soluble, mais non cristallisable dans l'ammoniaque. Donne, avec l'acide chlorhydrique, une combinaison cristallisable et peu soluble. Résidu jaune quand on la chauffe avec de l'acide azotique, ne devenant pas rouge par l'ammoniaque, mais rouge violacé par la potasse caustique. Sa solution azotique se combine avec l'azotate d'argent et donne un composé cristallisé.

Je n'ai pas compris, dans ce court résumé, le sang, le pus, les détritus épithéliaux, l'oxyde de fer, le sulfate de chaux, etc., qu'on ne trouve généralement pas ou dont on ne rencontre que des traces dans les calculs urinaires. Je renvoie aux articles spéciaux de ce livre. Tout calcul est imbibé d'urine, il renferme par conséquent des traces de tous les éléments solubles de l'urine ; de simples lavages à l'eau distillée l'en débarrassent.

OBSERVATIONS GÉNÉRALES.

Le feu volatilise ou brûle : *Eau, ammoniaque, acide carbonique et toutes les matières organiques* (acide urique, acide oxalique, cystine, xanthine, sang, pus, détritus organiques).

Le feu laisse : Les matières minérales anhydres :

1° *Des carbonates* (si la température n'a pas été trop élevée) de calcium, de magnésium, de potassium, de sodium et les oxydes de ces métaux à une température très-élevée ;

2° *Des phosphates de chaux et de magnésie* (à l'état de pyrophosphates dans quelques cas, si la température a été assez élevée).

DISSOLVANTS.

L'eau *en très-grande proportion dissout* (surtout à chaud) l'acide urique et les urates ; bouillante, elle dégage une partie de l'ammoniaque de l'urate d'ammoniaque et du phosphate ammoniaco-magnésien. Elle enlève une partie des éléments organiques accidentels (sang, pus).

L'acide acétique : 1° *Dissout avec effervescence* les carbonates ;

2° *Dissout sans effervescence* les phosphates de calcium et de magnésium ;

3° *Décompose les urates* et isole l'acide urique;

4° *Laisse intacts* l'oxalate de chaux et l'acide urique.

L'acide chlorhydrique *dissout :* Les carbonates et les phosphates terreux, enfin l'oxalate de chaux.

Il laisse indissous : L'acide urique.

L'ammoniaque *dissout :* La cystine et la xanthine.

Laisse indissous : L'acide urique et ses sels, les phosphates et les carbonates terreux, l'oxalate de chaux, certains détritus organiques.

FIN.

TABLE ALPHABÉTIQUE DES MATIÈRES

FIN DE LA TABLE ALPHABÉTIQUE DES MATIÈRES.

8427-79. — CORBEIL, TYP. ET STÉR. CRÉTÉ.